U0396755

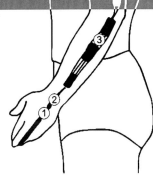

实用壮医筋病学

韦英才　编著

广西科学技术出版社

·南宁·

图书在版编目（CIP）数据

实用壮医筋病学 / 韦英才编著. —南宁：广西科
学技术出版社，2016.9（2024.1重印）

ISBN 978 - 7 - 5551 - 0613 - 5

Ⅰ. ①实… Ⅱ. ①韦… Ⅲ. ①壮族—民族医学—
经筋—研究 Ⅳ. ①R291.8

中国版本图书馆CIP数据核字（2016）第 064599 号

实用壮医筋病学
SHIYONG ZHUANGYI JINBINGXUE

韦英才　编著

项目策划运作：广西南宁品智营销策划有限责任公司

责任编辑：李　媛　　　　　　　　　　责任校对：夏晓雯

封面设计：韦娇林　　　　　　　　　　责任印制：韦文印

出 版 人：卢培钊

出版发行：广西科学技术出版社

社　　址：广西南宁市东葛路 66 号

邮政编码：530022

网　　址：http://www.gxkjs.com

印　　刷：北京虎彩文化传播有限公司

开　　本：787 mm×1092 mm　1/16

字　　数：430 千字

印　　张：20.5

版　　次：2016 年 9 月第 1 版

印　　次：2024 年 1 月第 2 次印刷

书　　号：ISBN 978 - 7 - 5551 - 0613 - 5

定　　价：138.00 元

《实用壮医筋病学》编委会

主 任 委 员：韦英才

副主任委员：梁树勇　梁子茂　吕计宝

主　　　编：韦英才

副　主　编：梁树勇　梁子茂

编　　　委（按姓氏笔画排序）：

王凤德　韦　达　韦英才

吕计宝　朱迎春　吴　飞

谷振飞　罗珊珊　郑春莉

黄运福　黄琳婷　梁子茂

梁树勇　蒙宸尢

本书的编写得到广西新世纪十百千人才工程项目资金的支持和资助

特此致谢！

主编简介

韦英才，壮族，主任医师，教授，硕士研究生导师，广西名中医，著名壮医经筋学学术带头人和筋骨病临床专家。现任广西中医药大学壮医药学院副院长（正处长级）。曾任广西民族医药研究所副所长、培训部主任、附属医院院长等职务，2014年任广西民族医药研究院院长兼广西壮医医院院长。兼任中华中医药学会推拿分会副主任委员、中国民族医药学会执行会长、世界手法医学联合会常务副主席、广西人才学会副会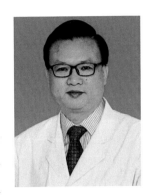长、广西骆越文化研究会执行会长、广西民族医药协会执行会长兼壮医经筋专业委员会主任委员。曾任中国民族医药学会壮医分会会长、广西反射疗法保健协会会长、广西壮族自治区科学技术协会第六、七届常委，自治区政协第九、十、十一、十二届委员会委员等职。

先后主持"十一五""十二五"国家科技支撑计划课题、自治区重大研发项目等10多项；获中国首届民族医药科学技术进步奖一等奖2项、二等奖1项，广西科学技术进步奖二等奖2项，广西科学技术进步奖三等奖1项，国家发明专利4项；主编《中国壮医外科学》《壮医经筋学》《壮医养生学》等专著9部，发表论文40多篇；入选2006年度广西"新世纪十百千人才工程"；2008年荣获"广西优秀青年中医"称号，2014年荣获第九届"中国医师奖"，2017年被评为"广西名中医"，2018年、2020年分别荣获"全区政协履职提质增效先进个人"称号，2022年入选"桂派中医大师"培养项目。

长期致力壮医经筋疗法的理论发掘和临床应用研究，首次提出肌肉解利生理学、横络盛加病因学、因结致痛病理学、摸结查灶诊断学、松筋解结治疗学、拉筋排毒养生学等6个学术观点。擅长采用壮医经筋解结疗法诊治常见难治症，手到病除，效果显著。多次应邀到我国北京、深圳、香港、台湾等地区和美国等国家讲学与看病，获得学员和患者的高度好评。中央电视台、新华社、广西电视台、《广西日报》等多家新闻媒体多次对其进行宣传报道，并给予较高评价。

副主编简介

梁树勇，主任医师，教授。中国民族医药学会推拿分会执行会长，中国民族医药学会疼痛分会副会长，中国民族医药学会壮医药分会常务理事，中华中医药学会整脊专业委员会常务理事，广西民族医药协会壮医经筋疗法专业委员会副主任委员、秘书长。国家临床重点专科推拿科科主任，广西中医药重点学科（壮医经筋推拿学）带头人，广西国际壮医医院名医。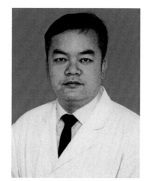
从事临床工作30余年，致力壮医理论的发掘整理和临床研究，擅长运用壮医经筋疗法结合针刀治疗颈椎病、肩周炎、腰椎间盘突出症、腰椎滑脱症、青少年脊柱侧弯、肌筋膜炎等病症。独立承担多项研究课题，发表论文30余篇，获首届民族医药学会科学技术进步奖一等奖、广西科学技术进步奖二等奖。

梁子茂，副主任医师，中医学博士，硕士研究生导师。广西壮瑶医骨干人才，广西民族医药协会壮医经筋专业委员会副主任委员，中国民族医药协会风湿病分会常务理事，北京汉章针刀医学研究院广西学术部常务委员。师从韦英才教授，长期从事壮医经筋理论的发掘整理和临床研究，采用独特的壮医经筋疗法、壮医方药、壮医针灸、壮医针刀、壮医刮痧等治疗各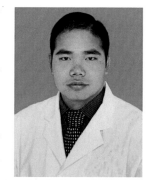
种肿瘤、三道两路病、颈肩腰腿痛及进行中风康复、慢性病调理，结合中医体质学说与壮医养生理论开展疾病预防和养生工作。主持及参与省部级课题2项、厅级课题2项，参编著作2部，获批发明专利1项、实用新型专利1项；发表论文20余篇。

序

　　中医经络学包括经脉和经筋两个系统。经筋是十二经脉的附属部分，是十二经脉之气"结、聚、散、络"于筋肉、关节的体系。经筋具有联络四肢百骸、主司关节运动的作用。经筋学与经脉学并为系，是祖国针灸学的重要理论基础，但两者无论是在理论上，还是在临床上都有着本质的区别。正如中医经典《灵枢经》云："经皆有筋，经筋有病，病各有治。"马蒔《灵枢·注证发微》云："各经皆有筋，而筋又有病，及各有治法。"在历史上，经筋疗法治疗筋病，方法独特，疗法显著，但由于种种原因，古老的经筋疗法只流传于民间，濒于失传。自20世纪90年代以来，以著名壮医专家黄敬伟为杰出代表的老一代壮医人，在继承古典十二经筋理论的基础上，结合壮族民间理筋医术，总结出了以"摸结诊病"和"解结治病"为诊疗原则，以"经筋手法＋经筋针刺＋拔罐"为治疗方法的壮医经筋疗法。近年来，以韦英才主任医师为代表的新一代壮医人，又在继承古人"治以燔针劫刺，以知为数，以痛为腧"治疗经验的基础上，大胆创新，总结出了以"火针消结"为主的壮医经筋疗法，使千年绝技重放光彩。

　　《实用壮医筋病学》一书，是韦英才等年轻壮医学者多年临床治疗筋病的实践总结。本书提出6个新的学术观点，即肌肉解利生理学、横络盛加病因学、因结致痛病理学、摸结定位诊断学、松筋解结治疗学和拉筋排毒养生学，将筋病学作为一门独立学科。该学科具有理论新、方法特的特色，疗效优、副毒低、费用廉的优势。治疗疾病种类多达200种，以治疗常见病、疑难病见长，如各种痛症（头痛、颈椎病、肩周炎、腰椎间盘突出症、椎管狭窄、膝关节炎、腹痛、痛经等）、神经衰弱、消化性溃疡、肋端综合征、乳腺增生、子宫肌瘤、卵巢囊肿等妇科病，以及亚健康、中风后遗症、不明原因瘫软、慢性疲劳综合征等疑难杂症。该学科

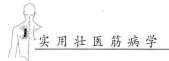

既填补了古典经筋"有经无穴"的历史空白，也传承了《黄帝内经》中记载的"燔针劫刺"的独门技术，扩展了经络学说的理论内涵和临床应用新领域，丰富了壮医"龙路、火路"的临床实践，开辟了一条壮医诊疗筋病的新途径。

壮医药经过30多年的挖掘整理研究，已经形成了比较完善的理论体系和医、教、研体系，成为国家批准开展执业医师资格考试的民族医药之一。在全民创新的新形势下，壮医药也在不断地发展，我很高兴看到新一代的壮医学者，在继承前人理论经验的基础上，善于学习，勤于总结，大胆实践，勇于创新，使壮医经筋疗法从乡间陋室登上了大雅之堂，成为又一项可以在临床上推广应用的独特疗法。真是可喜可贺！

希望该书的出版，能在中医药、壮医药的理论研究和临床实践中起到积极的推进作用，并为提升中医药、壮医药的临床服务能力做出应有的贡献。

是为序。

黄汉儒

2016 年 4 月 23 日于南宁

（序作者系中国民族医药学会副会长、中国民族医药协会副会长、广西民族医药协会终身名誉会长，主任医师，教授，博士生导师，全国名中医，桂派中医大师，全国名中医药专家学术经验继承工作指导老师）

前言

——身体健康，从筋开始

广西壮乡是祖国针灸的发祥地，从武鸣马头乡出土的商周时代青铜针就有力地佐证了《黄帝内经》关于"九针从南方来"的历史记载。《灵枢·经筋》提出的"燔针劫刺"针法则开创了火针治疗筋病的先河。然而千百年来，该独特疗法却濒于失传。自20世纪90年代以来，以著名壮医专家黄敬伟为杰出代表的一代壮医人，独具慧眼，继古开今，努力探索人体经筋的奥秘，让被遗忘已久的经筋医学得以发扬光大。

壮医把"筋"称为"吟"，把"骨"称为"夺"，把"肉"称为"诺"，认为筋、骨、肉构成人体的框架和外形，通过筋的传导产生肢体的运动，而气血通过"三道两路"供养躯体和脏腑，达到三气同步，维持人体的生理健康。而人体的运动功能，需要人脑（巧坞）通过经筋（火路）传递信息来完成。因此，"筋"在人体运动中起主导作用。《说文解字》记载："筋，肉之力也。"会意筋从肉、从力、从竹（节）。关于"筋"，从《易经》到《黄帝内经》均有记载，所谓的筋，就是除了骨之外的所有组织，包括皮下组织、肌肉、肌腱、韧带、椎间盘、神经、血管等。《杂病源流犀烛》上说："筋也者，所以束节络骨，绊肉绷皮，为一身之关纽，到全身之运动……人身之筋，到处皆有，纵横无算。"这也说明了筋的分布纵横交错，无处非筋，无处不连，筋主束骨，筋之于骨，好比土壤之于花，养骨者先养筋。中医认为，肾主骨，肝主筋，肝肾好则筋骨强，所谓筋长一寸，命寿十年也。古人将筋概括为十二经筋。十二经筋是附属于十二经脉的筋肉系统，但十二经筋与十二经脉之间存在本质的差别。《灵枢·经脉》中所谓"脉为营，筋为刚"说明了两者的根本区别。经脉理论以循环流注运行血气、联络脏腑为主，而经筋理论则是以机体的信息传导组织为主。在临床上，筋病以肢体疼痛和功能障碍为主要表现，是骨伤科疾病和神经系统疾病的重要组成部分。

壮医筋病学是在古典十二经筋理论的指导下，以构建人体平衡结构观念为原则，以壮族民间理筋医术为手段，以"摸结诊病"和"解结治病"为诊治方法的一门新兴学科。该学科首次提出肌肉解利生理学、横络盛加病因学、因结致痛病理学、摸结定位诊断学、松筋解结治疗学、拉筋排毒养生学等 6 个学术观点，具有理论新、方法特、疗效优、副毒低、费用廉的特色与优势。该学科既填补了古典经筋"有经无穴"的历史空白，又传承了《黄帝内经》中记载的"燔针劫刺"的独特技术，扩展了经络学说的理论内涵，开拓了临床应用的新领域，开辟了一条治疗筋病的新途径。其适应病症达 200 种以上，均为临床的常见病、多发病、难治病。

医海无涯，学无止境。传统筋病学是一门高深莫测的大学问，也是一门价值无量的新学科，需要我们不断地去挖掘，去感悟，去升华……只有这样，才能真正触摸到古老经筋睿智的灵魂，用新的视觉诠释"身体健康，从筋开始"的生命意义。

编者
2015 年 12 月

目 录

上编　总论

第一章　筋病的概论 ·· 3

　　第一节　古典"筋"解 ··· 3

　　第二节　现代"筋"解 ··· 5

　　第三节　壮医"筋"解 ··· 6

第二章　经筋结构 ·· 9

　　第一节　经筋构成 ·· 9

　　第二节　十二经筋 ··· 14

　　第三节　十二经别 ··· 21

　　第四节　十二皮部 ··· 22

第三章　经筋的生理功能 ··· 23

第四章　筋病的病因病机 ··· 26

　　第一节　筋病的病因 ··· 26

　　第二节　筋病的病机 ··· 32

第五章　筋病的诊断 ··· 34

　　第一节　筋结的诊断 ··· 34

　　第二节　摸结诊病 ··· 41

第六章　筋病的治疗 ··· 45

中编　经筋腧穴

第一章　手太阳经筋 ······················· 53

第二章　手阳明经筋 ······················· 58

第三章　手少阳经筋 ······················· 62

第四章　手太阴经筋 ······················· 66

第五章　手厥阴经筋 ······················· 68

第六章　手少阴经筋 ······················· 71

第七章　足太阳经筋 ······················· 73

第八章　足少阳经筋 ······················· 81

第九章　足阳明经筋 ······················· 89

第十章　足太阴经筋 ······················· 94

第十一章　足厥阴经筋 ····················· 97

第十二章　足少阴经筋 ····················· 100

下编　各论

第一章　头颈部筋病 ······················· 105

　第一节　头皮下静脉丛炎 ················· 105

　第二节　颞动脉炎 ······················· 106

　第三节　颞下颌关节炎 ··················· 107

　第四节　偏头痛 ························· 108

　第五节　筋性眩晕 ······················· 109

　第六节　颈椎病 ························· 110

　第七节　颈椎间盘突出症 ················· 115

　第八节　枕部神经卡压综合征 ············· 117

　第九节　落枕 ··························· 119

第十节　寰枢关节错缝 ……………………………………… 121

　　第十一节　颈肌筋膜炎 ……………………………………… 123

　　第十二节　臂丛神经损伤 …………………………………… 124

　　第十三节　颈肩综合征 ……………………………………… 126

　　第十四节　肌性斜颈 ………………………………………… 128

第二章　肩背部筋病 …………………………………………… 131

　　第一节　胸腔出口综合征 …………………………………… 131

　　第二节　胸椎小关节紊乱症 ………………………………… 133

　　第三节　胸椎棘突炎 ………………………………………… 135

　　第四节　肋软骨炎 …………………………………………… 137

　　第五节　肋间神经痛 ………………………………………… 138

　　第六节　斜方肌损伤 ………………………………………… 140

　　第七节　肩峰下滑囊炎 ……………………………………… 141

　　第八节　肩周炎 ……………………………………………… 143

　　第九节　劳损性肩胛背部软组织疼痛综合征 ……………… 144

　　第十节　肩胛上神经卡压症 ………………………………… 146

　　第十一节　肩背部肌筋膜炎 ………………………………… 147

　　第十二节　肩胛骨周围肌筋劳损 …………………………… 148

　　第十三节　肩胛肋骨综合征 ………………………………… 149

　　第十四节　肩胛下肌损伤 …………………………………… 151

　　第十五节　肩锁关节挫伤 …………………………………… 152

　　第十六节　菱形肌损伤 ……………………………………… 153

　　第十七节　冈下肌损伤 ……………………………………… 155

第三章　上肢筋病 ……………………………………………… 157

　　第一节　肱二头肌长头肌腱炎 ……………………………… 157

　　第二节　肘关节扭挫伤 ……………………………………… 158

　　第三节　肘管综合征 ………………………………………… 159

　　第四节　尺骨鹰嘴滑囊炎 …………………………………… 161

第五节　肱骨内上髁炎 ·· 162

第六节　网球肘 ··· 163

第七节　旋前圆肌综合征 ·· 165

第八节　桡侧伸腕肌腱周围炎 ·· 166

第九节　桡管综合征 ··· 167

第十节　桡骨茎突狭窄性腱鞘炎 ··· 169

第十一节　腕关节扭挫伤 ·· 170

第十二节　腕关节背侧腱鞘囊肿 ··· 172

第十三节　腕管综合征 ·· 172

第十四节　腕部尺神经卡压综合征 ··· 174

第十五节　三角纤维软骨损伤 ·· 176

第十六节　弹响指 ··· 178

第四章　腰臀部筋病 ·· 180

第一节　腰椎间盘突出症 ·· 180

第二节　腰椎椎管狭窄 ·· 183

第三节　腰肌劳损 ··· 186

第四节　腰骶肌筋膜炎 ·· 187

第五节　腰段棘上韧带损伤 ·· 189

第六节　腰肋韧带损伤 ·· 191

第七节　腰三横突综合征 ·· 192

第八节　腰骶关节韧带损伤 ·· 194

第九节　关节突间关节滑膜嵌顿 ··· 196

第十节　骶髂筋膜脂肪疝 ·· 197

第十一节　骶髂关节错缝 ·· 199

第十二节　髂胫束损伤 ·· 201

第十三节　梨状肌综合征 ·· 203

第十四节　坐骨神经盆腔出口综合征 ··· 205

第十五节　臀上皮神经损伤 ·· 206

第十六节　臀肌下滑囊炎 ·· 208

第十七节　臀大肌损伤 ·· 209

第十八节　臀中肌损伤 ·· 210

第十九节　腰椎骨质增生症 ·· 212

第二十节　急性腰扭伤 ·· 213

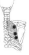

第二十一节　腰大肌损伤 ·· 216

第五章　下肢筋病 ··· 218

第一节　弹响髋 ·· 218

第二节　髋关节炎 ·· 219

第三节　股骨大转子滑囊炎 ·· 221

第四节　股外侧皮神经卡压综合征 ·· 223

第五节　股四头肌损伤 ·· 225

第六节　膝关节髌上滑囊炎 ·· 227

第七节　膝关节创伤性滑膜炎 ··· 229

第八节　髌下脂肪垫损伤 ·· 231

第九节　髌骨软化症 ··· 233

第十节　膝关节滑膜皱襞综合征 ··· 235

第十一节　膝关节内侧副韧带损伤 ·· 237

第十二节　膝关节骨性关节炎 ··· 238

第十三节　闭孔神经卡压综合征 ··· 240

第十四节　隐神经痛综合征 ·· 242

第十五节　腓总神经卡压综合征 ··· 243

第十六节　胫骨粗隆骨骺炎 ·· 244

第十七节　胫前综合征 ·· 245

第十八节　股内收肌损伤 ·· 247

第十九节　腘肌损伤 ··· 248

第二十节　腘绳肌损伤 ·· 250

第二十一节　跖管综合征 ·· 252

第二十二节　踝关节扭伤 ·· 253

第六章　其他筋病 ··· 255

第一节　慢性疲劳综合征 ·· 255

第二节　神经衰弱 ·· 256

第三节　假性近视 ·· 257

第四节　周围性面瘫 ··· 258

第五节　不明原因下肢软瘫 ·· 260

第六节　中风后遗症 ··· 261

第七节　小儿脑瘫 ·· 263

第八节　筋性腹痛 ·· 264

第九节　心脏神经症 ·· 265
第十节　高血压 ··· 267
第十一节　痛风性关节炎 ··· 268
第十二节　筋性梅核气 ··· 270
第十三节　筋性胃痛 ·· 271
第十四节　颈胃综合征 ··· 272
第十五节　筋性肾绞痛 ··· 273
第十六节　肋端综合征 ··· 274
第十七节　筋性冷症 ·· 275
第七章　经筋保健 ··· 277
　第一节　拉筋疗法 ·· 277
　第二节　拍筋疗法 ·· 279
参考文献 ··· 283

附录

一、经筋疗法科研课题成果汇总 ·· 287
二、经筋疗法相关论文汇总 ··· 289
三、附图 ··· 293
　（一）经筋疗法示范 ·· 293
　（二）拉筋疗法示范 ·· 294
　（三）教学示范与学术交流 ·· 300
　（四）获奖情况及证书 ·· 303
　（五）社会团体任职情况 ·· 310

上编
总论

第一章　筋病的概论

第一节　古典"筋"解

一、"筋"之名

从古至今，关于"筋"的名词不少，如"筋节""筋膜""筋骨""经筋"等。《辞海》中对"筋"的解释可以总结为以下几个方面：①附在骨上的韧带，引申为肌肉的通称；②静脉的俗称，如青筋暴露；③植物中呈脉络状的组织，如叶筋；④可联络关节、肌肉，专司运动的组织，即中医学所说的经筋，统指大筋、小筋、筋膜等，包括现代医学所称韧带、肌腱、筋膜等是像筋的东西，如钢筋、铁筋、橡皮筋等。由此可见，筋是生物形体的组成部分，呈阡陌交错状分布于生物体内，具有联络组织的作用。中医的"筋"是人体结构的重要组成部分，在人体正常的生命活动中发挥重要的作用，具有一定的生理功能和病理特性。

二、"筋"之义

"筋"一词最早见于《易经》，其义有四：一是指经络。《周易·系辞》云："筋乃人身之经络，骨节之外，肌肉之内，四肢百骸，无处非筋，无处非络，联络周身，通行血脉而为精神之外辅。"可见最初的"筋"是指广泛分布于身体各部位的经络。二是属五体。《灵枢·经脉》言："骨为干，脉为营，筋为刚，肉为墙，皮肤坚而毛发长。"即把筋归于"五体"之一，为构成人身形体的重要组成部分。三是主骨节。《说文解字》从字面上对筋进行解释："筋者，肉之力也。"筋，从竹、从月、从力，意为筋乃关节动力之源。四是指宗筋。《黄帝内经》中的"宗筋"有狭义和广义之分，狭义者为前阴之代称，广义者指诸筋所聚之处。《素问·厥论》所言"前阴者，宗筋之所聚，太阴阳明之所合也"，即指狭义的宗筋。《素问·痿论》云"阳明者，五脏六腑之海，主润宗筋，宗筋主束骨而利机关也"，此为广义的宗筋。五是筋荣在爪。《素问·五脏生成》云："肝之合筋也，其荣爪也。"这是指头面躯干病征信息通过经筋网络汇集于指端的爪甲。脏腑荣枯，气血盛衰，皆可由经筋的传导引起指甲的变化，因此有"爪为筋之余"之说。由此可见，中医之"筋"，一字多义，内涵丰富。

三、"筋"之源

筋病与脉病一样，在祖国医学中具有悠久的历史。早在公元前13世纪甲骨文卜辞中就有"手病、臂病、关节病"的记载。公元前11世纪，《周礼·天宫》有"以酸养骨，以辛养筋，以咸养脉，以甘养肉"等论述，首次提出了筋病的疗养用药原则。直至公元前7世纪到公元前5世纪的竹帛古医书《阴阳十一脉灸经》《足臂十一脉灸经》问世，才首次提出"经络"和"经筋"的概念。从两书记载的"十一脉"循行走向及不隶属脏腑的特点来看，与《灵枢·经筋》记载的十二经筋的特点极为相似，很可能这两本古医书所述的"十一脉"既包含"经脉"又包含"经筋"，是经络学、经筋学的鼻祖。

从文献记载来看，首次记载"经筋"的是《灵枢·经筋》，该著作是我国现存最早的经筋学论著，其中详细记载了十二经筋的循行、生理、病理、治法。如在生理方面，古人把经筋分为长筋、短筋、大筋、小筋、片筋、膜筋等。《灵枢·经脉》云"人始生，先成精，精成而脑髓生，骨为干，脉为营，筋为刚，肉为墙，皮肤坚而毛发长"，《素问·五脏生成》云"诸筋者皆属于节"及《素问·痿论》云"宗筋主束骨而利机关也"，这些说明骨间形成的关节之联结，主要依赖筋性组织加以包裹约束。筋通过对骨骼的约束，附在骨上收缩与弛张，产生屈伸和旋转运动。筋属肝，筋须得肝血濡养，方能发挥生理功能。如《灵枢·五色》所言"肝合筋"，说明筋禀肝气而为用。《素问·宣明五气篇》云"肝主筋"，进一步论述了肝与筋的生理关系。此外，筋为五体之一，筋与皮、肉、骨共同组成躯壳，维持人体形态，保护五脏六腑免受外来压力或冲击而造成损伤，故经筋还有内安脏腑之功。在病因病理方面，《黄帝内经》对筋病的论述也相当精辟，如《素问·宣明五气篇》云"五劳所伤，久视伤血，久卧伤气，久坐伤肉，久立伤骨，久行伤筋"，《素问·长刺节论》云"病在筋，筋挛节痛，不可以行，名曰筋痹"，《素问·刺要论》云"筋伤则内动肝，肝动则春病热而筋弛"，又云"风寒湿三气杂至，合而为痹……在于筋则屈不伸"。故《灵枢·经筋》也将十二经筋之病候统称为筋痹，如足太阳之筋名曰"仲春痹"，足少阳之筋名曰"孟春痹"，足阳明之筋名曰"季春痹"，等等。将足三阳筋病统称为"春痹"，足三阴筋病统称为"秋痹"，手三阳筋病统称为"夏痹"，手三阴筋病统称为"冬痹"，说明筋痹与春、夏、秋、冬四季气候变化有关。晋代皇甫谧所著的《针灸甲乙经》虽然全面介绍了经筋的循行和病候，但是内容与《灵枢经》基本一致；隋代巢元方撰著的《诸病源候论》中曾有"此由伤绝经筋，荣卫不得循行也"的记载，金代成元己在《伤寒明理论》和唐代王焘在《外台秘要》中对经筋病候也有阐述，但深入研究的较少。明清时期，对经筋的认识和治法有所发展，如明代张景岳在《类经》中提到了"十二经筋刺法"和李中梓的《病机沙象》中亦有"经筋所过，皆能为痛"的描述。经筋的主干或分支有病，会出现转筋、肿痛、痉挛、脊反折、项筋急、肩不举、颈项不可左右摇、腰背不能俯仰、卒口僻、目不合等，并对筋病诊治进行了指导性的论述。在治法上如"治从燔针劫刺，以知为数，以痛为腧"。吴谦在《医宗金鉴·正骨心法要旨》中指出"十二经筋之罗列序属，又各不同，故必素知其体相，识其部位，一旦临证，机触于外，巧生于内，手随心转，法从手出"，对经筋手法的原则进行了高度概括。清代以来，又有《易筋经图说》《金图易筋经》问世，为中医学提供了新的经筋理论，这些著作力求通过改变或改善人体的筋与经的状态，达到筋壮者强、筋舒者长、筋劲者刚、筋和者康的理想功效。但是，由于《黄帝内经》在叙述十二经筋生理、病理、治法时，没有像叙述十二经脉那样注明治疗腧穴，在取穴上只是简单提到"以痛为腧"，在治法上也只是简单提到"燔针劫刺"，因此后人多为熟悉经脉而疏远经筋，在各个版本的中医基础理论及中医针灸学的教科书中，关于十二经筋的内容也非常少，使很多中医学专业的学生不知道什么是经筋。

近年来，长期湮没在民间的经筋疗法又获得了新生，如李佩弦的《易筋经》、黄绍滨的《灵枢易筋经点穴推拿疗法》及葛长海的《捏筋拍打疗法》相继出版。最具有代表性的经筋专著首推黄敬伟的《经筋疗法》，该书全面系统地阐述了经筋病候的生理、病因、病理、诊断、治疗等，是一部内容比较全面的经筋临床专著。韦坚、韦贵康编著的《经筋疗法》重点介绍了各种筋病的治疗手法。薛立功从研究筋痹入手，对经筋进行了深入的探讨和发挥，创立了长圆针疗法，并出版了专著《中国经筋学》，为临床治疗筋痹、痛症提供了一种新的针法。台湾学者黄国松等以古典十二经筋为纲，着重对经筋手疗法进行研究，并发表了相关论著。总之，近年来，在世界返璞归真、回归自然潮流的推动下，经筋疗法这一古老而神奇的技法，越来越受到学者们的重视，并得到系统的发掘、整理和研究。

第二节　现代"筋"解

现代的"筋"是指人体筋肉系统的总称，包括人体全身皮肤、肌肉、肌腱、韧带、筋膜、骨膜、神经、血管、软骨等。首先，从组织结构上来看，"筋"包括肌肉及其附属组织，肌肉包括平滑肌和骨骼肌，以及其附属组织肌腱、韧带等。人体中的运动不但包括骨骼肌的自主运动，而且还包括平滑肌的自律运动，这与"筋为肉之力"的功能是一致的。其次，"筋"包含神经，神经作为人体最快速的信息传递通道，与筋主动的特性是统一的。神经功能正常，机体方可完成各项运动，当神经传导出现异常，机体相应的组织器官会出现不动等病变。考《灵枢·经筋》，部分经筋循行走向与现代解剖学的神经分布及反射路图十分相似，如《灵枢·经筋》中云："手太阳之筋，起于小指之上，结于腕，上循臂内廉，结于肘内锐骨之后，弹之应小指之上，入结于腋下。"而尺神经在腋窝中由臂丛神经分出内侧束，沿肱二头肌内侧沟下降，至臂中部转向后，经过肱骨内上踝后方的尺神经沟进入前臂，在前臂内侧下行到小指及无名指。尺神经在尺神经沟中位置比较表浅，敲击时有麻木感传到小指处，古人对尺神经的观察描述符合神经的循行。又如"手太阴之筋……出缺盆……下结胸里，散贯贲，合贲下，抵季胁"，膈（贲）神经是颈丛的一个重要分支，沿前斜角肌前面进入胸腔，在心包两侧

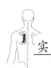

过肺根前方下降，分布于膈，右侧膈神经的感觉纤维还分布到肝的被膜和胆囊处。另外，《素问·生气通天论》中云："有伤于筋，纵，其若不容。汗出偏沮，使人偏枯。"据考证，汗出异常是自主神经的常见症状，此处的"筋"当指自主神经。在临床上，运动神经元疾病属于"筋惕肉瞤"的范畴，这是因为周围性面神经麻痹为风寒邪气入袭面部阳明、太阳经筋所致。其次，筋还包括筋膜（即结缔组织），《素问·痿论》云"肝主身之筋膜"，筋膜即筋聚成薄膜状。现代解剖学认为，中胚层的间质细胞中未分化部分发育成筋膜，该系统的组织学结构成为结缔组织，解剖学结构为全身的筋膜支架。筋具有"固外安内"的保护内脏的生理功能，这与现代医学中筋膜的作用不谋而合。现代医学已证明，肌肉、内脏、神经、血管等均有筋膜（结缔组织）包围，如血管外膜对血管有保护、支持，调节内分泌等作用。人体筋膜随着年龄的衰老而功能逐渐减退，这与"肝主筋""肝虚则筋急"是相符的。

第三节　壮医"筋"解

壮医称"筋肉"为"伊"与"诺"，称"骨头"为"骆"，经筋相当于壮医的"火路"。壮医认为人体就像一座高楼大厦，骨头是大厦的钢筋支架，筋肉就是大厦的水泥和砖，钢强墙才稳，筋柔骨才顺，筋与骨关系十分密切。在生理方面，一方面经筋网络全身，形成许多"网结"，为"巧坞"（大脑）向全身传递信息，达到"天人地"三气同步的健康状态；另一方面经筋攀骨附节，外应天序，内护脏腑，保证机体平衡和趋翔运动。在病理方面，壮医认为，经筋失衡，外感风寒湿毒邪，筋结形成，横络盛加，阻塞三道两路，使三气不得同步是导致筋病的主要原因。壮医对"筋骨"的认识主要体现在治疗上，壮族民间的各种"松筋整骨"术和药物治疗方法历史悠久，别具特色。

考古证明，壮族先民自古就居住在祖国西南地区山险林密、猛兽出没的丘陵山地，在生产生活中，跌碰损伤，与野兽搏伤，时常发生，其中包括大量的外伤性伤筋及骨折。在新石器时期的桂林甑皮岩人骨骼化石中，就有许多带有外伤骨折的病理特征。由于生存和止痛的需要，壮族先民很早就通过触摸结、手法松筋和针灸、药物治疗来防治筋骨病。

在手法方面，壮族先民学会顺筋摸结，寻找痛点。壮族先民最早对穴位的认识，来源于"顺藤摸瓜，顺筋摸结"的生产实践和医疗总结。壮医称穴位为"网结病灶"。壮医认为，穴位是龙路、火路网络在人体体表的网结或反应点，壮医的捏筋术、绞筋术、拍筋术、揉筋术、拿筋术及灯心草灸、针刺、针调、药罐、放血等外治法，都是通过作用于一定穴位而达到治疗效果。据考证，壮医对穴位的认识已有很长的历史，但由于壮族没有自己的文字记载，许多关于壮医穴位的记载散落在历代书籍中，如宋

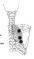

代周去非在《岭外代答》中记载了壮族先民挑草子，在上下唇、头额、足后横缝中取穴的方法。民国时期的《恭城县志》《宁明州志》记载了壮族先民以穴位刺血治疗中暑患者的经验。黄谨明等主编的《壮医药线点灸疗法》记述，壮医用穴有三个方面，一为壮医经验穴，二为中医穴位，三为与中医穴位定位相同，但主治病症不同。近20年来，广西在进行壮族医药普查的过程中，收集到不少记载有壮医穴位的民间手抄本，收集到有名称的壮医穴位近100个，还有相当部分只有穴位图而没有名称，也没有定位的文字说明。主要的手抄本有《童人仔灸疗图》（马山县），其附穴位图150多幅，均无穴位名称、文字说明、穴位定位，未说明如何取穴、配穴，无具体的操作规范及注意事项。《祖传风针密穴集图》（象州县）中记载了23种病症的正面和背面穴位图共46幅，绝大部分只有图示，无穴位名称、定位说明和应用说明。《痧症针方图解》（德保县）附有90多种病症、150多幅挑针用穴图，并有简单的定位说明。《壮医针灸图》（大新县）附有治疗内科、外科、妇科、儿科疾病穴图136幅，均仅有图示，无文字说明。《壮医针挑疗法》（黄贤忠）介绍了针挑治疗各科疾病的挑点。《壮医掌针疗法》（覃保霖）附掌针穴位88个，其中分布于掌面44个穴位，掌背44个穴位。总之，由于历史的原因，壮医对穴位的记载比较零散，认识也比较粗浅。但壮医这种古老的"以结为腧"的"顺筋摸结"方法，对于今天的筋病临床摸结诊断和解结治疗仍具有较重要的指导意义。

在针法方面，壮族先民发明了针具，创导了针疗。据古籍记载，"微针"是出自南方壮族先民越人之手，先于九针的一种细型少刺针具。"微针"一词首载于《黄帝内经》。《素问·异法方宜论》曰："南方者，天地所长养，阳之盛处也。其地下，水土弱，雾露之所聚也。其民嗜酸而食胕。故其民皆致理而赤色，其病挛痹，其治宜微针，故九针者亦从南方来。"历代医家对《黄帝内经》倡导的南方多"其病挛痹"的筋肉病，治宜微针，故针九亦从南方来之观点，多予重视、推崇，历代发挥论者不乏其人，其中以张志聪的描绘最为详细。他明确指出，此针浅刺主要用于治疗筋病"南方之气，浮长于外，故宜微针以刺皮，……微针者，其锋微细，浅刺之针也"（《古今图书集成·医部全录》卷七）。广西南宁市武鸣区出土的西周末年的青铜针和广西贵港出土的西汉初期银针当属"微针"之列，这说明壮族先民运用微针治疗筋病的历史悠久。

在药物方面，壮族先民内服外用壮药治疗筋病。据考证，在秦汉时，壮医已用肉桂、肉桂酒等治疗筋骨疾病。到晋代，筋骨疾病的方药治疗知识又增加不少，如记载有许多岭南壮医药经验的《肘后方》，其收录的壮医伤筋骨折药就有滑石、桂心、越布灰、樟根等10多种，它们组成了外敷内服的单方。唐宋时期，壮医治筋疗骨药物疗法的内容更加充实，据《新修本草》《证类本草》记载，有关药物有自然铜、无名异、骨碎补、苏木、石斛、肉桂、郁金、莪术、槟榔、石药、熏陆香、蛤蚧、山龟、虎骨、龙眼等30多种，应用水煎、酒煮或酒渍、榨汁、灸熟、煮羹等多种内服法，还有生捣外敷、水煮外洗、醋摩外搽、加热外摩等数种外治法。如今，由这些药物组成的一些壮医复验方，壮医仍在沿用的有槟榔散、接骨草方、自然铜、无名异等，在《仙授理伤续断方》《太平圣惠方》中得到传承与发展。明清时期，在文化的交流促进和自身的深入挖掘过程中，壮族先民对伤筋骨折治疗的方药研究达到一个高峰。据1513年林富修的《广西通志》所载统计，涉及壮医跌打伤筋骨折的治疗药达90种以上，其中既有中药续断等药物，也有接骨草、万枪草、都果、金不换、山羊血、田七、千年健、山獭骨、马熊胆等特色壮药。如龙眼核末方，肉桂狗头牡蛎糯米接骨散，苏木、千年健、过江龙、田七、寻骨风所组成的酒医跌打接骨末药方等诸多古壮医的验单方被《普济方》《跌打妙方》《验方新编》等书籍收载的数量比唐宋时期的多了数倍，在对症治疗的范围上也已经完备，治疗方法富有民族特色。如壮族先民运用最早最多的肉桂、田七和益母草等植物，如今被证实具有凉血止血、行气化瘀、消肿止痛、接骨续筋等作用。

在方剂方面，壮族先民也积累了不少治筋疗骨的秘方、验方。据统计，从民国时期开始，壮族地区的各类地方志所载的治筋疗骨药达150种以上，除了前面提及的，还增加了叠加草、仙桃草、打不死、血鸡、万太丝、螽虫等90种新发掘的地方药，并对天南星、杜仲等外来药大量吸收运用，在药物的数量与内容结构方面都有了新的发展。中华人民共和国成立后，壮医方剂生产快速发展，仅《广西本草选编》统计就有469种治筋疗骨药，其中大部分为壮医植物药。一些动物药（如三角、斑鱼等）是从《广西药用动物》等书籍整理出来的。方剂的大量涌现，其中壮医治筋疗骨系列方，如三兜蜡别影（壮音，汉译为骨折八味散）也被整理并载入有关药典。在方药内容基础构成不断改变的同时，挖掘整理、研究工作也全面开展起来，加大了壮医治筋疗骨药物疗法的前进深度与广度。如韦炳智在《民间医药秘诀》整理研究和阐述了壮族民间外伤性伤筋、骨折和与他病合用药的系列问题；张超良在《广西少数民族常见病便方选》整理研究了壮医血肉有情之品的对位配伍疗伤系列病症的问题；《广西中药资源名录》对壮医伤折药等进行了现代分类鉴别；《中国民族药志》研究记录了壮族与其他民族同药异用的情况。此外，还有不少壮药产品，如正骨水、云香精、肿痛灵、云南白药喷剂、武打将军酒等都已形成产业，广泛应用于筋骨病的临床治疗，表明壮医筋骨病药物疗法已取得长足的发展。

壮医治筋，历史悠久，方法众多。在取穴上，采用壮医民间独特的摸结诊病方法，根据筋病筋结形成、横络盛加、阻塞三道两路的机理，采用顺筋摸结的方法，以痛为腧，找到病因、病位。在治法上，以采用经筋手法、经筋针法、拔火罐为主，配合壮药内服外洗、壮医刮痧排毒、小针刀治疗，具有简、便、验、廉、捷的特色与优势。

第二章　经筋结构

第一节　经筋构成

经筋学说是研究经筋体系构成分布、生理功能、病因病理及其与脏腑筋骨相互关系的理论学说。经筋学说源远流长，是中医基础理论的重要组成部分。早在两千年前的《黄帝内经·灵枢》中就专立有"经筋"篇，充分体现了"经筋"的独立地位和各自相应的学术体系和应用范围。其中，"经"在《说文解字》中云"经者，织也""织者，从系"，"系"是丝织的交织线，"经"是主干和纵长者。古人用"经"总结筋的分布，是指筋中的纵行主干线之意。《说文解字》中对"筋"的解释："筋者，肉之力也。"筋，从竹（节）、从月（肉）、从力，意为筋乃关节产生动力之肌肉神经组织。故古之"经筋"是指人体筋肉系统的总称，包括人体全身皮肤、肌肉、肌腱、韧带、筋膜、骨膜、神经、血管、软骨等。

一、皮肤

皮肤指身体表面包在肌肉外面的组织，是人体最大的器官，主要承担着保护身体、排汗、感觉冷热和压力的功能。皮肤覆盖全身，使体内各种组织和器官免受物理性、机械性、化学性和病原微生物的侵袭。高等动物的皮肤由表皮、真皮、皮下组织三层组成，属于十二皮部范畴。十二皮部位居人体的最外层，是机体的卫外屏障，有保卫机体、抗御外邪的功能。当机体卫外功能失常时，病邪可通过皮部深入络脉、经脉以至脏腑。正如《素问·皮部论》所说："邪客于皮则腠理开，开则邪入客于络脉，络脉满则注入经脉，经脉满则入合于脏腑也。"反之，当机体内脏有病时，亦可通过经脉、络脉而反映于皮部，根据皮部的病理反应而推断脏腑病证。十二皮部的分布区域是以十二经脉在体表的循行分布范围为依据的，所以各经皮部就是该经在皮肤表面的反应区和该经濡养的皮肤区域，正如《素问·皮部论》所说："欲知皮部，以经脉为纪者，诸经皆然……凡十二经络脉者，皮之部也。"

二、肌肉

肌肉主要由肌纤维组成。肌细胞的形状细长，呈纤维状，故肌细胞通常称为肌纤维。中医理论中，肌肉指身体肌肉组织和皮下脂肪组织的总称，属于肌筋范畴，有束骨而利关节的作用，司全身运动。脾主肌肉，肌肉的营养从脾的运化水谷精微而得。人体的肌肉按结构和功能的不同可分为平滑肌、心肌和骨骼肌三种，按形态又可分为长肌、短肌、阔肌和轮匝肌。平滑肌主要构成内脏和血管，具有收缩缓慢、持久、不易疲劳等特点；心肌构成心壁，两者都不随人的意志舒缩，故称不随意肌。骨骼肌分布于头、颈、躯干和四肢，通常附着于骨。骨骼肌收缩迅速、有力、容易疲劳，可随人的意志舒缩，故称随意肌。骨骼肌在显微镜下观察呈横纹状，故又称横纹肌。

骨骼肌是运动系统的动力部分，在神经系统的支配下，骨骼肌收缩时，牵引骨产生运动。人体骨骼肌共有 600 余块，分布广，约占体重的 40%，每块骨骼肌不论大小如何，都具有一定的形态、结构、位置和辅助装置，并有丰富的血管和淋巴管分布，受一定的神经支配。因此，每块骨骼肌都可以看作是一个器官。头肌可分为面肌和咀嚼肌两个部分。躯干肌可分为背肌、胸肌、腹肌和膈肌。下肢肌按所在部位分为髋肌、大腿肌、小腿肌和足肌，均比上肢肌粗壮，这与支持体重、维持直立及行走有关。

肌肉的辅助装置有筋膜、滑膜囊和腱鞘等。它们具有协助肌肉的活动，保持肌肉的位置，减少运动时的摩擦和保护等功能。滑膜囊为封闭的结缔组织小囊，壁薄，内有滑液，多位于腱与骨面相接触处，以减少两者之间的摩擦。有的滑膜囊在关节附近和关节腔相通。滑膜囊炎症可影响肢体局部的运动功能。腱鞘是包围在肌肉腱外面的鞘管，存在于活动性较大的腕、踝、手指和足趾等处。腱鞘分纤维层和滑膜层两个部分，纤维层又称腱纤维鞘，它位于外层，为深筋膜增厚所形成的骨性纤维管道，对肌肉腱起滑车和约束作用；滑膜层又称腱滑膜鞘，位于腱纤维鞘内，是由滑膜构成的双层圆筒形的鞘。腱滑膜鞘分为脏层和壁层，脏层包绕肌肉腱，壁层紧贴腱纤维鞘的内面。脏与壁两层之间含少量滑液，所以肌肉腱能在鞘内自由滑动。若手指不恰当地做长期、过度而快速的活动，可导致腱鞘损伤，产生疼痛并影响肌肉腱的滑动，临床上称为腱鞘炎，为常见多发病之一。腱滑膜鞘在骨面移行到肌肉腱的两层滑膜部分，称为腱系膜，其中有供应肌腱的血管通过。

肌肉的血液供应丰富，与肌肉的代谢旺盛相适应。每块肌肉均有自身的血液供应，主要血管多与神经伴行，沿肌肉间隔、筋膜间隙走行，分支从肌肉门入肌肉，在肌肉内反复分支，最后在肌肉内膜形成包绕肌肉纤维的毛细血管网，由毛细血管网汇入微静脉、小静脉出肌肉。根据肌肉的血供来源、位置、粗细、支数和主次等，可将肌肉的血供分为以下 4 种类型。①单支营养动脉型：由 1 支管径较粗的动脉供应整块肌肉，动脉从肌肉的近端入肌肉，如阔筋膜张肌、腓肠肌肉内、外侧头等。②双支营养动脉型：该肌肉有 2 支管径相近的营养动脉供应，如臀大肌、腹直肌、股直肌等。③主要营养动脉加次要营养动脉型：该肌肉有 1 支粗大营养动脉和一些较小的次要动脉供应，如斜方肌、背阔肌等。④节段营养动脉型：肌肉由数支较细的动脉供应，由肢体的动脉干从肌肉的起点到止点之间不同平面发支入肌，呈节段性分布，如缝匠肌、胫骨前肌、趾长伸肌等。肌腱的血供较少，血液供应的来源有以下途径：一是经肌—腱连接处延续至肌腱的束间结缔组织内的纵行血管；二是来自间隙血管发出的众多细小分支；三是肌腱止点处来自骨和骨膜的血管。

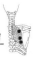

　　肌肉的淋巴回流始于肌肉的毛细淋巴管，它们位于肌肉外膜的肌肉束膜内，离开肌肉后沿途伴随静脉回流，并汇入较大的深淋巴管中。

　　支配肌肉的神经支称为肌肉支。除腹部和背部深层肌肉为节段性神经支配外，其余大多数肌肉多受单一的神经支配。肌肉的神经来源、走行和入肌肉部位，较血管要恒定，变异要少，与肌肉的主要营养血管伴行，入肌部位也基本相同。支配肌肉的神经通常含有感觉和运动两种神经纤维。前者传递肌肉对疼痛、温度的感觉和本体感觉，后者主要感受肌肉纤维的舒缩变化，在肌肉活动中起重要的调节作用。运动神经主管肌肉纤维的收缩和保持肌肉张力，其末梢和肌肉纤维之间建立突触连接，称运动终板或神经肌肉连接。神经末梢在神经冲动到达时，释放乙酰胆碱，引起肌肉纤维的收缩。此外，神经纤维对肌肉纤维也有供给营养的作用，由末梢释放某些营养物质，促进糖原、蛋白质的合成。神经损伤时，肌肉神经支配受影响，肌肉内糖原合成减慢，蛋白质分解加速，肌肉逐渐萎缩，称为营养性肌肉萎缩。此外，还有些交感神经纤维随肌肉的血管进入肌肉，分布到血管平滑肌。

三、肌腱

　　肌腱是肌腹两端的索状或膜状致密结缔组织，便于肌肉附着和固定。一块肌肉的肌腱分附在两块或两块以上的不同骨骼上，在肌腱的牵引作用下使肌肉收缩带动不同的骨骼运动。每一块骨骼肌分成肌腹和肌腱两个部分，肌腹由肌纤维构成，色红质软，有收缩能力；肌腱由致密结缔组织构成，色乳白较硬，没有收缩能力。肌腱使骨骼肌附着于骨骼。长肌的肌腱多呈圆索状；阔肌的肌腱阔而薄，呈膜状，又叫腱膜。此处的肌腹即为一些人口中所说的红肌，而肌腱即为白肌，分别控制肌肉的力量、爆发力和耐力。

　　肌腱由纵行排列的胶原纤维及散在分布的梭形腱细胞构成。胶原纤维呈线形、螺旋形或交叉方式走行，由纤维细胞基质—腱内膜分隔成束，其浅层被覆一单层细胞—腱鞘，与肌腱的血管系膜或腱系膜相融合，在腱系膜中有动脉存在。在胯关节活动弧的凹侧，腱鞘纤维滑车防止肌腱收缩时偏移运动中心轴线，以产生更大的活动度，滑车有时可呈不同程度的纤维软骨化生，产生硫酸黏多糖，并可见与关节软骨内排列方式相似的散在分布的许多小胶原纤维。肌腱是连接骨骼肌肌腹与骨骼的单轴致密胶原纤维结缔组织束，是弹性小、血管少的组织，用于传导肌腹收缩所产生的力，牵引骨骼使之产生运动。肌腱本身不具有收缩能力，但具有很强的耐压抗张力和抗摩擦的能力，起到保护肌肉并与肌肉共同完成束骨而利关节的作用。

四、韧带

　　韧带属于致密结缔组织，主要可分为两类：弹性结缔组织和胶原纤维彼此交织成的不规则的致密结缔组织。弹性结缔组织是以弹性纤维为主的致密结缔组织。粗大的弹性纤维或平行排列成束，如项韧带和黄韧带。韧带中白色带状的结缔组织，质坚韧，有弹性，能把骨骼连接在一起，并能固定某些脏器（如肝、脾、肾等）的位置。韧带连接骨与骨，相对肌腱连接的是骨和肌肉。韧带来自于胶原，若韧带超过其生理范围弯曲（如扭伤），可以导致韧带的延长或断裂。韧带包括关节周围囊外韧带或关节腔内囊内韧带，其走向平行，抗拉伸力强，并具有一定的弹性。位于关节囊外的韧带或与关节囊分开，或为其局部纤维的增厚，或为肌腱附着的延续位于关节囊内的韧带均有滑膜包绕。韧带的功能为加强关节活动能力，维持关节在运动中的稳定，并限制其超越生理范围的活动。当遭受暴力时，产生非生理性活动，韧带被牵拉而超过其耐受力时，即发生损伤。韧带部分损伤而未造成关节脱位趋势者称为捩伤。韧带本身完全断裂，也可将其附着部位的骨质撕脱，从而形成潜在的关节脱位、半脱位和完全脱位。

五、筋膜

筋膜分为浅筋膜和深筋膜两种。

浅筋膜又称皮下筋膜，位于真皮之下，包被全身各部，由疏松结缔组织构成。浅动脉、皮下静脉、皮神经、淋巴管行于浅筋膜内，有些局部还可有乳腺和皮肌。浅筋膜对位于深部的肌肉、血管和神经有一定的保护作用，如手掌和足底的浅筋膜均较发达，能对加压起缓冲作用。

深筋膜又称固有筋膜，由致密结缔组织构成，位于浅筋膜的深面，包被体壁、四肢的肌肉和血管神经等。深筋膜与肌肉的关系非常密切，随肌肉的分层而分层。在四肢，深筋膜伸入肌肉群之间，并附着于骨，构成肌肉间隔；与包绕肌肉群的深筋膜构成筋膜鞘；深筋膜还包绕血管、神经形成血管神经鞘；还可提供肌肉的附着或作为肌肉的起点。

六、骨膜

骨膜是骨表面除关节外所被覆的坚固的结缔组织包膜。在骨端和肌腱附着部位，非常致密地附着在骨上。骨膜由两个部分构成，外层由胶原纤维紧密结合而成，富有血管、神经，有营养和感觉作用；内层也称形成层，胶原纤维较粗，并含有细胞。生长中的骨膜在其内面有成骨细胞整齐排列，具有造骨细胞的功能，参与骨的增粗生长，对骨的生长和增生断裂愈合有着重要作用。

七、神经

神经由神经元构成，由整个神经元构成的系统就叫神经系统。神经元就是神经系统的基本结构单位。神经元是生理层次的物质，即特殊的细胞，称为神经细胞。撇开脑神经元、脊髓神经元、自主神经元的具体差别来看，神经元由细胞体和突起构成。神经细胞突起分为轴突和树突。神经元较长的突起被髓鞘和神经膜包裹，构成神经纤维。神经纤维纵横交错，是构成神经元网络的必要条件，其具有信息采集与发送功能，表现为心理层面的刺激与反应；神经细胞体是神经元中基本的信息存储与处理单元；经过初步处理的信息，通过神经纤维按层次传递，直至达到脑神经，进行最后的总处理，然后将处理的结果返回给神经元，最终通过效应器或腺体执行，产生生理反应。

　　神经元结构包括细胞体、树突、轴突、髓鞘、施旺细胞、郎飞氏结等。施旺细胞出现在周围神经系统，形成髓鞘以将周边神经系统的神经元所伸出的轴突进行绝缘包覆。髓鞘不会包覆整个轴突，施旺细胞间会留有间隙，被称之为"兰氏结"，以跳跃式传导的方式使得神经信号的传导速度得以加快。施旺细胞具有吞噬能力，可清除细胞残渣，提供神经元重生的空间。包绕在神经元的轴突外部的物质，每隔一段距离便有中断部分，形成一节一节的形状，中断的部分称为"兰氏结"。髓鞘是由施旺细胞及其他类型的神经支持细胞形成的，一般只出现在脊椎动物的轴突。髓鞘的功能有三个方面：一是提供轴突与周围组织，如相邻的轴突之间的电气绝缘，以避免干扰；二是通过一种称为"跳跃式传导"的机制来加快动作电位的传递；三是在一些轴突受损的情况下引导轴突的再生。

八、血管

　　血管是生物运送血液的管道，依运输方向可分为动脉、静脉与微血管。动脉从心脏将血液带至身体组织；静脉将血液自组织间带回心脏；微血管则连接动脉与静脉，是血液与组织间物质交换的主要场所。各种生物拥有的血管形态各不相同。开放式循环生物（如昆虫），只有动脉，血液自动脉流出直接接触身体组织，再由心脏上的开孔回收血液。闭锁式循环生物（如哺乳类、鸟类、爬虫类、鱼类），则由动脉连接微血管再接至静脉，最后回归心脏。血管属于经脉范畴，是运行气血的主要通道。经是直线和主干之意，与络相对而言。《灵枢·本藏》记载："经脉者，所以行血气而营阴阳，濡筋骨，利关节者也。"血管具有灌注气血濡养全身的作用。

九、软骨

　　软骨由软骨组织及其周围的软骨膜构成，软骨组织由软骨细胞、基质及胶原纤维构成。根据软骨组织内所含纤维成分的不同，可将软骨分为透明软骨、弹性软骨和纤维软骨三种，其中以透明软骨的分布较广，结构也较典型。软骨是具有某种程度硬度和弹性的支持器官。在脊椎动物中非常发达，一般见于成体骨骼的一部分和呼吸道等的管状器官壁、关节的摩擦面等。初期骨骼的大部分一度由软骨构成，后来被骨组织所取代。软骨鱼类的成体大部分骨骼也是软骨。在无脊椎动物中，软体动物的头足类的软骨很发达。软骨的周围一般被覆纤维结缔组织的软骨膜，它在软骨被骨取代时转化为骨膜。

　　经筋是庞大的软组织结构平衡体，是一个大系统。经筋内藏经络、神经、血管、淋巴等系统，其功能运作良好，身体就能保持健康。经筋具有络缀形体、著藏经络、通行气血，沟通上下、内外，应天序、护脏腑，联属关节，主司运动的功能，体现生命体的正常生理功能活动。《类经·十二经筋结支别》："十二经脉之外而复有经筋者，何也？盖经脉营行表里，故出入脏腑，依次相传。经筋联缀百骸，故维络周身，各有定位。虽经筋所盛之处，多与经脉相同，然其所结之处则唯四肢溪谷之间为最，以筋会于节也。筋属木，其华在爪，故十二经筋皆起于四肢指爪之间，而后盛于辅骨，结于肘腕，系于关节，联于肌肉，上于颈项，终于头面，此人身经筋之大略也。"当经筋性结构受创或慢性劳损后，经筋性组织保护性挛缩、扭转、牵拉和位移，或失去平衡时，经筋性组织内部就会产生一系列挤压、挛缩、积聚、粘连、瘢痕等病理性改变，迫使经筋性内循环系统产生阻碍，导致筋路受阻、气血瘀滞、营养不良、神经传导不畅及紊乱，形成恶性循环，是导致临床各类经筋性病症的主要因素。古人有云"有诸内，必行于外""病藏于内，证形于外"。薛己《正体类要·序》指出："肢体损于外，则气血伤于内，营卫有所不贯，脏腑由之不和。"这说明形体内外之间，在生理上是相互联系、相互协调的，在病理上是相互转变、互相影响的。经筋性病症会影响内脏功能活动，内脏病变也会反映到体表经筋之上，这就是筋性内脏病产生的重要机制。

第二节　十二经筋

经筋具有约束骨骼、屈伸关节、维持人体正常运动功能的作用，包括十二经筋、十二经别、十二皮部三个部分。十二经筋是十二经脉之气濡养筋肉骨节的体系，是十二经脉的外周连属部分，其包括手三阳经筋（手太阳经筋、手少阳经筋、手阳明经筋）、手三阴经筋（手太阴经筋、手少阴经筋、手厥阴经筋）、足三阳经筋（足太阳经筋、足少阳经筋、足阳明经筋）、足三阴经筋（足太阴经筋、足少阴经筋、足厥阴经脉），是古人运用当时解剖学知识，按照十二经脉循行分布划分的全身 12 个肌筋群。《说文解字》云："筋者，肉之力也。"筋肉的动力来源依赖经络运行气血以滋养，故手得血则能握，足得血则能行，所以才依经络而命名经筋。

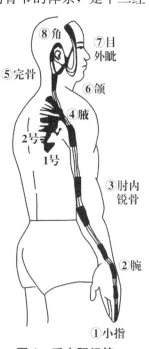

图 1　手太阳经筋

一、十二经筋循行

手太阳经筋：起于手小指上边，结于腕背，向上沿前臂内侧缘，结于肘内锐骨（肱骨内上踝）的后面，进入并结于腋下，其分支向后走腋后侧缘，向上绕肩胛，沿颈旁出走足太阳经筋的前方，结于耳后乳突。分支进入耳中；直行者，出耳上，向下结于下颌，上方连属目外眦。还有一条支筋从颌部分出，上下颌角部，沿耳前，连属目外眦，上额，结于额角。（图 1）

手少阳经筋：起于手无名指末端，结于腕背，向上沿前臂结于肘部，上绕上臂外侧缘上肩，走向颈部，合于手太阳经筋。其分支自下颌角处进入，联系舌根；另一分支从下颌角上行，沿耳前，连属目外眦，上额，结于额角。（图 2）

手阳明经筋：起于食指末端，结于腕背，向上沿前臂外侧，结于肩髃。其分支绕肩胛，挟脊旁。直行者，从肩髃部上颈；分支上面颊，结于鼻旁；直行的上出手太阳经筋的前方，上额角，络头部，下向对侧下额。（图3）

手太阴经筋：起于手大拇指上，结于鱼际后，行于寸口动脉外侧，上沿前臂，结于肘中；再向上沿上臂内侧，进入腋下，出缺盆，结于肩髃前方，上面结于缺盆，下面结于胸里，分散通过膈部到达季胁。（图4）

手厥阴经筋：起于手中指，与手太阴经筋并行，结于肘内侧，上经上臂内侧，结于腋下，向下散布于胁的前后。其分支进入腋内，散布于胸中（贲），结于膈。（图5）

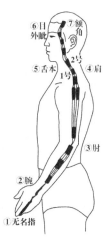

图2　手少阳经筋

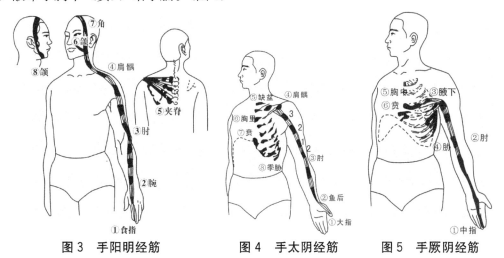

图3　手阳明经筋　　　　图4　手太阴经筋　　　　图5　手厥阴经筋

手少阴经筋：起于手小指内侧，结于腕后锐骨（豆骨），向上结于肘内侧，再向上进入腋内，交手太阴经筋，行于乳里，结于胸中，沿膈向下，系于脐部。（图6）

足太阳经筋：起于足小趾，向上结于外踝，斜上结于膝部，在下沿外踝结于足跟，向上沿跟腱结于腘部。其分支结于小腿肚（腨外），上向腘内侧，与腘部另支合并上行结于臀部，向上挟脊到达项部。分支入结于舌根。直行者，结于枕骨，上行至头顶，从额部下，结于鼻。分支形成"目上纲"（即上睑），向下结于鼻旁，背部的分支从腋行外侧结于肩髃。一分支进入腋下，向上出缺盆，上方结于耳行乳突（完骨）。另一支从缺盆出，斜上结于鼻旁。（图7）

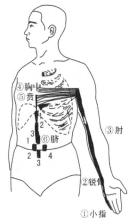

图6　手少阴经筋

15

足少阳经筋：起于第四趾，向上结于外踝，上行沿胫外侧缘，结于膝外侧。其分支起于腓骨部，上走大腿外侧，前边结于"伏兔"，后边结于骶部。直行者，经季胁，上走腋前缘，系于胸侧和乳部，结于缺盆。直行者，上出腋部，通过缺盆，行于太阳经筋的前方，沿耳后，上额角，交会于头顶，向下走向下颌，上结于鼻旁。分支结于目外眦，成"外维"。（图8）

足阳明经筋：起于中三趾（第二趾、第三趾、第四趾），结于足背；斜向外上盖于腓骨，上结于膝外侧，直上结于髀枢（大转子部），向上沿胁肋，连属脊椎。直行者，上沿胫骨，结于膝部。分支结于腓骨部，并合足少阳经筋。直行者，沿伏兔向上，结于股骨前，聚集于阴部，向上分布于腹部，结于缺盆，上颈部，挟口旁，会合于鼻旁，下边结于鼻，上边与足太阳经筋相合为"目上纲"（上睑）；阳明为"目下纲"（下睑）。另一条分支从面颊部分出，结于耳前。（图9）

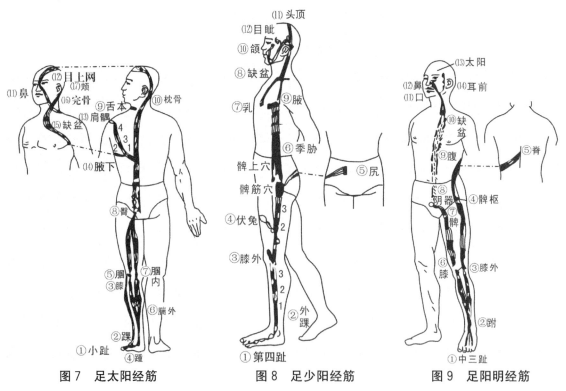

图7　足太阳经筋　　　　图8　足少阳经筋　　　　图9　足阳明经筋

足太阴经筋：起于大趾内侧端，向上结于内踝。直行者，络于膝内辅骨（胫骨内踝部），向上沿大腿内侧，结于股骨前，聚集于阴部，上向腹部，结于脐，沿腹内，结于肋骨，散布于胸中；其在里者，附着于脊椎。（图10）

足少阴经筋：起于小趾的下边，同足太阳经筋并斜行内踝下方，结于足跟，与足太阳经筋会合，向上结于胫骨内踝下，同足太阴经筋一起向上，沿大腿内侧，结于阴部，沿脊里，挟膂，向上至项，结于枕骨，与足太阳经会合。（图11）

足厥阴经筋：起于大趾上边，向上结于内踝之前，沿胫骨向上结于胫骨内踝之上，向上沿大腿内侧，结于阴部，联络各经筋。（图 12）

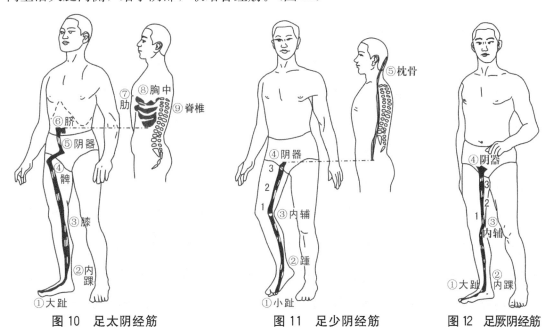

图 10　足太阴经筋　　　　图 11　足少阴经筋　　　　图 12　足厥阴经筋

二、十二经筋的起止与衔接

十二经筋的起点均位于四肢末端，与十二经脉的走向有 6 条经脉相同，具体规律是足三阴经筋、手三阳经筋与十二经脉的足三阴经筋、手三阳经脉走向完全一致，唯手三阴经筋、足三阳经筋与十二经脉的手三阴经脉、足三阳经脉走向相反。如手太阴经筋起于大指之上，而手太阴肺经出大指之端；足阳明经筋起于中三趾（即第二趾、第三趾、第四趾）。而足阳明胃经的远体点位于大趾、第二趾、第三趾。在衔接方面手太阴经筋、手厥阴经筋起点仅是主脉端点，足三阳经筋变异较大，足阳明经筋、足太阳经筋起点为支脉端点，足少阳经筋起点为主脉远体点。而足三阳经筋中唯足太阳经筋起点亦为经脉衔接点。经筋的止点均位于头面、躯干及胸腔、腹腔部位。少数经筋止于一点，如手少阴经筋下系于脐，足少阴经筋结于枕骨。手足三阴经筋、手三阳经筋的起点均为主脉远体点。其中手三阳经筋、足三阴经筋的起点既是经脉的起点，亦是其衔接点。手三阴经筋中唯手少阴经筋起点为经脉衔接点，止于阴器。其他经筋止于多处，如足太阳经筋止于肩髃、舌本、鼻、完骨等处。十二经筋中以足三阳经筋在头身的端点最多，这与足三阳经筋的循行特点完全一致。此外，经筋的止点与经脉的近体点不尽一致，甚至"离经叛道"。如足少阴肾经行于内脏，止于舌本，其经筋则"循膂内挟脊，上至项，结于枕骨"。但正是由于经筋分布的复杂性，扩大了经脉的主治范围，对临床治疗有一定的指导作用。另外，经筋的止点不同于起点，用"点"的概念已不能完全概括。因不少止点呈条状、束状、片状，如足太阴经筋"其内者着于脊"，附着于脊柱上，呈条束状；手厥阴经筋"散胸中，结于贲"，止于膈部，呈片（面）状。故临床称为"筋结"更合其义。

三、十二经筋的方向与结聚

十二经筋是十二经脉散布经气于全身筋肉关节的系统。由于人体运动系统的复杂性，决定了经筋系统的复杂性。其循行虽以经脉为纲纪，但其分布远不受经脉拘制，且更为复杂。十二经筋皆起于四肢末端，按手三阴经筋、手三阳经筋以足三阴经筋、足三阳经筋的规律排列，其循行路线与十二经脉的体外循行部分基本一致，但有6条经筋方向相反。十二经筋均呈向心性循行：手三阳经筋从手走向头，手三阴经筋从手走向胸，足三阳经筋从足走向头，足三阴经筋从足走向腹。手足三阳经筋上行头面而维系五官，手三阴经筋与足太阴经筋内行胸腹中，手足三阳经筋与手足三阴经筋之间没有表里相合的关系，亦没有十二经脉那样的流注程序。经筋在其循行过程中，遇关节及筋肉丰盛之处则结聚，如足太阳经筋"结于踝，斜上结于膝，其下循足外侧，结于踵，上循足跟，向上沿跟腱结于腘部；其别者，结于外，上中内廉，与中并上结于臀"等。十二经筋之间也在人体的特定部位结聚而发生联系，以加强彼此间的协同作用，如足三阳经筋、手阳明经筋皆结于"鼻旁"（颧部），足三阴经筋、足阳明经筋皆聚于"阴器"，手三阴经筋合结于"贲"（胸部）等。在十二经筋的循行分布中，"结"为经筋循行的基本特点。经筋在循行的过程中，不断与邻近部位相"结"。这种"边行边结"的方式，使十二经脉之气不断散布于经筋所过之处的筋肉组织、关节骨骼。对"结"字含义有不同的解释：一是认为"结"为"结合"，指经筋的聚拢处，为肌腱所在。二是认为"结"不仅是经筋的聚拢之处，而且亦是经筋密布或散布之处，可以是肌腱所在，亦可以是肌束所在。如足少阳经筋"起于小指次指，上结于踝"，此处之"结"是肌腱所在处，但其"……上走髀，前者结于伏兔之上"，则是指股四头肌束。三是认为"结"乃十二经筋将十二经脉经气集中布散之处，多为关节、肌腱、肌束（群）所在，亦可是胸中、缺盆、贲等部位。因此，要全面理解《黄帝内经·灵枢》中关于经筋"结"字的含义，必须根据经筋的循行部位、分布复杂程度等论处。一般说来，阴经"结"处较少，阳经"结"处较多。

四、十二经筋与脏腑

经筋在循行过程中未与任何脏腑发生联系，故在命名上不以脏腑冠名。这是十二经筋与十二经脉的一大区别。虽然十二经筋不入脏腑，但是不少经筋在循行过程中均进入胸腔、腹腔，使其循行有内行、外行之分。如手三阴经筋均进入胸腔：手太阴经筋"……下结胸里，散贯贲，合贲下"；手少阴经筋"……挟乳里，结于胸中；循贲，下系于脐"；手厥阴经筋"……入腋，散胸中，结于贲。"足三阴经筋中唯足太阴经筋"……循腹里，结于肋，散于胸中"。手三阳经筋、足三阳经筋均行于体表，不入胸腔、腹腔，体现出"阴主内，阳主外"的含义。在临床上，十二经筋可通过十二经别的配偶"六合"作用，调节六腑的"气街"，脏腑病可通过经病解除于"门户"，这一理论对于治疗筋性类脏腑病具有指导意义。

五、十二经筋的循行与分布

《灵枢·经筋》对某些经筋的描述较经脉繁杂，而多数经筋的实际循行分布亦较经脉复杂。虽然经筋在走行过程中以经脉为纲纪，但是远不受其拘制，多超出其分布范围，循行距离亦多较正经长。如足阳明经筋"直上结于髀枢；上循胁，属脊"，从股骨大转子部，向上经胁部联系脊柱。而足阳明胃经则仅行于胸腹。足三阴经筋、三阳经筋在循行过程中，基本遵循阴经走阴面（胸部、腹部）、阳经行阳面（背部、腰部）的原则，唯足阳明经筋例外。该经虽阳气最盛，且多气多血，但却循行于人体阴面。而其经筋的循行分布则弥补了正经循行之不足。其他经筋如手阳明经筋"上左角，络头，下右颔"，足少阴经筋"循脊内，挟膂，上至项，结于枕骨"，足太阳经筋"其支者，从腋后外廉，结于肩髃"，手少阳经筋"当曲颊入系舌本"等，均超出了经脉分布范围。但亦有例外，如足厥阴经筋。足厥阴肝经起于大趾，沿下肢内侧上行，最终与督脉会于巅顶；而其经筋起于大趾后，沿下肢内侧上行，最终仅止于阴器，其循行距离尚不及足厥阴肝经的一半。此外，足阳明胃经"循颊车，上耳前，过客主人前，循发际，至额颅"，循行至额颅中部，其经筋则仅"从颊结于耳前"。其他如足太阴脾经上行至舌，其经筋仅循行胸中；手少阴心经上行至目系，其经筋仅"结于胸中"。比较而言，阳经经筋较经脉复杂，变异较大；阴经经筋相对变异较小。而在阳经经筋中，足三阳经筋又明显较手三阳经筋复杂。其中，足阳明经筋起自中三趾，结于跗上后即分为两支：一支沿下肢前外侧上行到髀枢；另一支沿下肢前侧上行到阴器，在四肢部即不以经脉为纲纪而"分裂"为两条主干。这在经筋中可谓绝无仅有。

六、十二经筋的旁支

经筋循行与十二经脉相似，有主干、旁支之分，但阳经经筋旁支的数量较多，分布较广。在十二经脉中，足阳明经脉支脉达4条。在经筋中，足太阳经筋旁支达6条，且明显超出足太阳经脉分布范围。需要注意的是，手三阴经筋、足三阴经筋几无旁支，唯手厥阴经筋有一旁支，而十二经脉皆有支脉。此特点既异于十二经脉，亦明显异于手三阳经筋、足三阳经筋。阳经经筋皆有旁支，总数达15条，这可能与阳筋主多个关节活动的功能有关。

七、十二经筋的交会

在十二经脉循行中，除手三阴经脉不与其他经脉相交外，其余皆与其他经脉相交。足少阳经脉与7条经脉（包括督脉）相交会。而十二经筋相互交会较少，仅半数经筋与其他经筋相交，多者仅与两条经筋相交会。如足阳明经筋"其支者，结于外辅骨，合少阳""下结于鼻，上合太阳"；手少阴经筋"上入腋，交太阴"。此外，有些经筋均循行至某一部位，如"角""耳后完骨"等。有的循行部位有 4 条经筋，如手阳明经筋、足太阳经筋、足少阳经筋、足阳明经筋都有交会之处。经筋在生理上的交会，在病理上可导致两维、三维、四维等多维病变。故在治疗上要整体辨筋，多维摸结诊病。

八、十二经筋与十二经脉的区别

《灵枢·经筋》认为十二经筋是十二经脉的重要组成部分，是十二经脉之气结聚散络于筋肉间相互关联的循行体系，具有承载十二经脉的作用，是包裹十二经脉的组织。十二经脉相当于火车通行的隧道，十二经筋则是隧道周围的路基和穿顶等辅助的部分。如果隧道周围的山体有塌方，如发生了地震或者塌陷，那么就会影响到隧道的通畅，车也就没有办法及时进出。这就相当于身体的十二经筋出现了问题，也就是"塌方"了，那么隧道（经络）就不通了，气血也阻滞了。长此以往，身体某些部位的营养供应就得不到保证。所以说，通道固然很重要，但是通道周围的组织一旦有异常，通道也会出问题；反之，经络是运行气血的通道，假如经脉中气血亏虚或者其本身出问题了，那么经筋就得不到濡养，它的功能也会受到影响。十二经筋虽然也像十二经脉一样看不见，但是它能摸得到。在正常状态下，筋摸起来很柔和，不僵硬，不疼痛，但是如果出现了病变，如僵硬或是痉挛，在医学上叫做"筋结"，就好比绳子打了结。经筋发生病变既可以导致一些疾病的病因，也可能是有些疾病产生后在十二经筋上的反应。比如，有些双下肢酸冷无力的人，一般在腹腔深部腰大肌及下肢内收肌群出现有条索样的筋结，压痛敏感。如果从经筋的角度进行治疗，将打了结的绳子结解开，疾病的症状就会得到缓解或是痊愈。因此，十二经筋的起止走向、循行分布、脏腑隶属、分支、交合等与十二经脉既有联系又有区别：①十二经筋不直接隶属脏腑，故名称不冠脏腑之名；②十二经筋皆起于四肢末端，呈向心性循行，故手三阴经筋与足三阳经筋走向与经脉相反；③十二经筋"中无有空"，缺乏流注传递，故不能像十二经脉那样运输气血，如环无端；④十二经筋有形有态，可受"心脑"支配而调节精神情志活动，而十二经脉无形无态，不受"心脑"支配。故《类经·十二经筋结支别》云："盖经脉营行表里，故出入脏腑，依次相传。经筋联缀百骸，故维络周身，各有定位。虽经筋所行之处，多与经脉相同，然其所结之处则唯四肢溪谷之间为最，以筋会于节也。筋属木，其华在爪，故十二经筋皆起于四肢指爪之间，而后盛于辅骨，结于肘腕，系于关节，联于肌肉，上与颈项，终于头面，此人身经筋之大略也。"了解经筋与经脉的生理结构，识其共性，辨其个性，其指导临床，意义深远。（表 1、图 13）

表 1　经脉与经筋的区别

名称	作用	分布	脏腑	症候	取穴	治则	治法
经脉	运行 气血	顺逆 流注	属络 脏腑	虚证 实证	辨经 取穴	以通 为用	通经 活络
经筋	连属 骨节	起结 聚布	不入 脏腑	寒证 热证	以痛 为输	以松 为用	松筋 解结

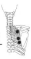

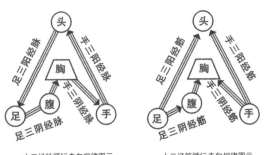

十二经脉循行走向规律图示　　　　十二经筋循行走向规律图示

图 13　十二经筋与十二经脉循行走向规律示意图

第三节　十二经别

十二经别是指手足十二经脉在循行过程中别出支脉，深入肌体深层，络属脏腑，而后复出体表，复归重合于本经脉或合于阴阳表里之经脉的组织结构形式，是十二正经离、入、出、合的别行部分，是正经别行深入体腔的支脉。十二经别多从四肢肘膝关节以上的正经别出（离），经过躯干深入体腔与相关的脏腑联系（入），再浅出体表上行头项部（出），在头项部阳经经别合于本经经脉，阴经的经别合于其表里的阳经经脉（合），由此将十二经别汇合成6组，称为六合。足太阳经别、足少阴经别从腘部位出，入走肾与膀胱，上出于项，合于足太阳膀胱经；足少阳经别、足厥阴经别从下肢分出，行地至毛际，入走肝胆，上系于目，合于足少阳胆经；足阳明经别、足太阴经别从髀部位出，入走脾胃，上出鼻頞，合于足阳明胃经；手太阳经别、手少阴经别从腋部位出，入走心与小肠，上出目内眦，合于手太阳小肠经；手少阳经别、手厥阴经别从所属正经分出，进入胸中，入走三焦，上出耳后，合于手少阳三焦经；手阳明经别、手太阴经别从所属正经分出，入走肺与大肠，上出缺盆，合于手阳明大肠经。十二经别的分布扩大了经脉的循行部位，也使十二经筋间接与脏腑联系。

十二经别的作用：加强了十二经脉的内外联系及在体内的脏腑之间的表里关系，补充了十二经脉在体内外循行的不足，也使十二经筋间接与脏腑产生了联系。由于十二经别通过6条阳经与6条阴经表里相合的"六合"作用，使得十二经脉中的阴经与头部发生了联系，从而扩大了手足三阴经穴位的主治范围，如足太阳经别的"下尻五寸，别入肛门"的特征。虽然足太阳经脉的循行通路并未达肛门，但是运用膀胱经的承扶、承山、合阳等穴，治疗痔疮疗效显著。此外，由于十二经别加强了十二经脉对头、面部位的联系，突出了头、面部经脉和穴位的重要性及其主治作用。

第四节　十二皮部

　　十二皮部是十二经脉循行所过的体表划分结构，包含皮部及腠理，具体划分：在太阳为"关枢"，在阳明为"害蜚"，在少阳为"枢持"，在太阴为"关蛰"，在少阴为"枢儒"，在厥阴为"害肩"。十二皮部是机体"卫气"的主要循行部位，如人身之藩篱，其外应天序反映五脏六腑之信息。正如《灵枢·本脏》云："肺应皮""三焦膀胱者，腠理毫毛其应""卫气者，所以温分肉，充皮肤，肥腠理，司开合者也""卫气和则分肉解利，是故人尽天寿，百岁不衰"。十二皮部坚固，卫气强则外邪难入；若十二皮部不坚固，卫气散解则外邪易侵。正如《灵枢·百病始生》所云："是故虚邪之中人也，始于皮肤，皮肤缓则腠理开，开则邪从毛发入，入则抵深……故皮肤痛；留而不去，则传舍于络脉，在络之时，痛于肌肉……留而不去，传舍于经，在经之时，洒淅喜惊；留而不去，传舍于输，在输之时，六经不通四肢则肢节痛，腰脊乃强……留而不去，传舍于肠胃，在肠胃之时，贲响腹胀……留而不去，传舍于肠胃之外，募原之间，留著于脉……息而成积……邪气淫，不可胜论。"十二皮部乃十二经脉和十二经筋病"祛邪解结"的门户，不可不强。十二皮部位居人体最外层，是机体的卫外屏障，有保卫机体、抗御外邪的功能。当机体卫外功能失常时，病邪可通过皮部深入络脉、经脉以至脏腑。当机体内脏有病时，亦可通过经脉、络脉而反映于皮部，根据皮部的病理反应而推断脏腑病证。此外，皮部的色泽变化、斑疹和敏感点等，是望诊、切诊的重要内容，如见青紫色多为痛证，见红色多为热证，见白色多为虚证或寒证，所以皮部又有反映病候的作用。

第三章　经筋的生理功能

经筋是人体运动力之源，是人体形体之象，其内络脏腑，外应天序，联缀百骸，周络全身。筋与脉并为系，筋为脉之载体，脉为筋之供体。筋强者壮，筋舒者长，筋劲者刚，筋和者康。肌肉解利是经筋的生理状态。

经筋的主要功能是主持全身运动及保护脏腑，并有联结各骨节、维络周身的作用。《灵枢·经脉》云"筋为刚，肉为墙"，即是此意。所以肌肉的弛张，完成躯体的屈伸运动，保持人体活动的协调稳定。《素问·厥论》云："前阴者，宗筋之所聚。"《素问·痿论》云："宗筋主束骨而利机关也。"这些说明前阴的功能与经筋的功能相关。

一、联缀百骸

骨间形成的关节之联结，主要依赖于筋性组织。故《素问·五脏生成》云"诸筋者皆属于节"。《灵枢·经脉》云"筋为刚，肉为墙"，形象地说明了筋、肉的生理作用。筋附着、连属于骨节，筋力坚韧，能约束、联缀骨骼和肌肉，使整个躯体得以保持一定的位置和形态，全身关节的运动滑利，主要是依靠筋的连属作用，正如《素问·痿论》所云"宗筋主束骨而利机关也"。在生理结构上，经筋与人体肌肉、肌腱、神经的分步、起点和走行基本一致，两者在形态结构、生理功能及与骨骼的联系方面具有相关的特点和规律。总之，人体以骨骼为支架，以筋肉为联结，以神经为通路，以大脑为指挥，共同完成人体的整体"趋翔"作用。

二、内络脏腑

脏腑是化生气血、通调经络、营养皮肉筋骨、维持人体生命活动的主要器官。脏与腑的功能各有不同。《素问·五脏别论》中说："五脏者，藏精气而不泻也。……六腑者，传化物而不藏。"脏的功能是化生和贮藏精气，腑的功能是腐熟水谷、传化糟粕、排泄水液。经筋虽不直接隶属脏腑，但与内部脏腑之间有着密切的联系，如"肝主筋""肾主骨""脾主肌肉"等。肝藏血主筋，肝血充盈，筋得所养，活动自如；肝血不足，筋的功能就会发生障碍。肾主骨，藏精气，精生骨髓，骨髓充实，则骨骼坚强。脾主肌肉，人体的肌肉依赖脾胃化生气血以资濡养。这都说明人体内脏尤其是肝、脾、肾与筋骨气血相互联系。

具体而言，肝主筋。《素问·五藏生成论》云："肝之合筋也，其荣爪也。"《素问·六节藏象论》亦云："其华在爪，其充在筋。"这些记载都说明肝主筋，主关节运动。《素问·上古天真论》云"丈夫……七八肝气衰，筋不能动，天癸竭，精少，肾脏衰，形体皆极"，提出人的年龄到了50多岁，则进入衰老状态，表现为筋的运动不灵活，认为是由于肝气衰、筋不能动所致。"肝主筋"也就是认为全身筋肉的运动与肝有密切

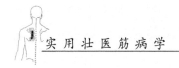

关系，肝血充盈才能养筋，筋得其所养才能运动有力而灵活。

脾主肌肉、四肢。《素问·痿论》云："脾主身之肌肉。"《灵枢·本神》云："脾气虚则四肢不用。"全身的肌肉都要依靠脾胃所运化的水谷精微营养，一般人如果营养好则肌肉壮实，四肢活动有力，即使受伤也容易痊愈；反之，若肌肉瘦削，四肢疲惫，软弱无力，则伤后不易恢复。所以调养筋肉，尤其要注意调理脾胃的功能。胃气强，则五脏俱盛，脾胃运化功能正常，则消化吸收功能旺盛，水谷精微得以生气化血，气血充足，输布全身，筋肉损伤也容易恢复。如果脾胃运化失常，则化源不足，无以滋养脏腑筋骨，所以有"胃气一败，百药难施"的说法。这正是脾主肌肉、四肢，四肢皆禀气于胃的道理。

肾主骨，主生髓。《灵枢·本神》云："肾藏精。"《素问·宣明五气》云："肾主骨。"《素问·六节藏象论》云："肾者……其充在骨。"《素问·阴阳应象大论》云："肾生骨髓……在体为骨。"这些都说明肾主骨生髓，骨是支撑人体的支架，所以骨的生长、发育、修复，均须依赖肾脏精气所提供的营养和推动。肝主筋，肝肾同源，筋骨同根，筋实则骨强，筋柔则骨顺。筋骨相连，骨折损伤必内动于肾，筋伤则内动于肝。若肾生养精髓不足，则无以养骨。肝血提供不充，血不足则无以荣筋，筋失滋养而影响筋骨修复。《灵枢·五变》云："人之有常病也，亦因其骨节、皮肤、腠理之不坚固者，邪之所舍也，故常为病也。"因此，脏腑功能的强弱与筋肉情况密切相关。

三、承载经脉

经筋与经脉是构成人体经络系统的主要内容，两者在生理上相互作用，密不可分。经筋是经脉的载体，经脉是经筋的供体，经脉"着床"于经筋之中，以其运输之气血渗灌濡养五脏六腑和经筋、肢节，经筋以其"攀络系结"的特性维络脏腑与经脉，两者相互依存，共并为系。《灵枢·经脉》云："人始生，先成精，精成而脑髓生，骨为干，脉为营，筋为刚，肉为墙，皮肤坚而毛发长。谷入于胃，脉道以通，血气乃行。"在生理上，筋与脉同行，经筋所属的"四关"（两肘及两膝以下）成为经脉气血出入流经的十二原部位，经脉的井、荥、输、经、合等穴位，均分布于"四关"范围之内，充分体现了经筋与经脉的生理关系。

四、传导信息

经筋的本义包含神经，十二经筋的循行走向与神经的分布和反射路径一致，十二经筋是大脑与肢体关节传导信息的网络通路，属于壮医"火路"范畴。在生理上，经筋行则信息通，经筋结则信息滞，故经筋受心脑支配，起到信息传导与反馈的双重作用。当人体某一部位的肌筋有病变时，这种刺激就可沿着经筋线传导，使其发生相应的生理或病理变化。而这些变化，又可通过经筋反映于体表。

五、外应天序

机体由皮部构成完整的人体表层结构，机体表层结构对内具有维护机体的完整与统一作用，对外具有适应环境气候变化的调节作用，称之为"外应天序"，即调节内外环境的反应作用，是机体存活的必要条件之一。肌筋的整体调节功能属于机体局部调节，其对于整体机能具有重要的影响。例如，肌筋受到刺激后产生强烈的收缩，可导致筋脉气血的滞留或瘀积，产生的疼痛是不良性刺激；反之，肌筋的正常生理反应及收缩，对机体起到良性的调节作用。

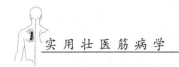

第四章　筋病的病因病机

筋病是各种暴力或慢性劳损等原因造成的肌筋损伤，包括骨关节周围的皮下组织、肌肉、肌腱、筋膜、关节囊、滑液囊、韧带、腱鞘、血管、周围神经、椎间盘纤维环、关节软骨等部位的损伤。由于人生劳作，尽筋承力，维筋劳损，常为多见，因此经筋病主因多是肌筋劳损，诱因是复感风寒，成因是横络盛加。"横络"即筋结，筋结是否致病，取决于其性质和大小，即只有"横络盛加"才导致产生疾病。《灵枢·刺节真邪》指出："一经上实下虚而不通者，此必有横络，盛加于大经，令之不通，视而泻之，此所谓解结也。"这表明经脉上若没有经筋横络盛加卡压者，一般不会患病，即使为病，其病亦轻浅，故云其病可自愈，或稍加调治即能痊愈；反之，若有横络卡压，使经脉闭阻，筋结处以上气血郁滞泛滥，筋结处以下气血虚少，其病必难治。

第一节　筋病的病因

由于筋肉系统组织结构是一个庞大的体系，具有结构复杂、功能多样、涉及面广、承受力大、容易损伤等特点，因此经筋病属临床的常见多发病。在临床上导致经筋病的因素有静力损伤、外力损伤、风寒湿毒侵袭、脏腑虚损、七情内伤、气街失衡、节交失控、四维相代八大因素。

一、肌筋劳损

肌筋劳损包括静力损伤和外力损伤。静力损伤是指人体长时间的保持某种姿势而导致的肌筋劳损，它是导致经筋病的主要原因。《素问·宣明五气》云："久视伤血，久卧伤气，久坐伤肉，久立伤骨，久行伤筋。"从生物力学来看，机体于空间活动，离不开肌肉、筋膜、肌腱、韧带的参与。任何肢节、肌筋的活动，都具有活动度及方向性等因素制约，凡超越生理性负荷的活动，皆可导致肌筋膜带损伤。在肌筋膜带的机体活动过程中牵拉应力线超阈限地作用于应力点时，便可导致"应力点"损伤，从而形成病理性筋结。由一个筋结牵涉到另一个筋结，由两个筋结形成一条经筋线，再由一条经筋线影响到多条经筋线，最后形成"点—线—面—多维"等经筋系列病变。从肌肉力学来看，筋结的形成是主动肌长期非生理的收缩，超阈限地作用于肌筋受力点，导致损伤性筋结的产生；筋结线的形成是主动肌附着的一端出现损伤性筋结时，在肌肉另一端附着点也常伴有轻重不等的损伤点，将两点相连，则成为一条筋结线。而筋结面的形成则是由于肌体运动协同肌都居于主动肌两侧，因此协同肌损伤的痛点多分布于主动肌受力线的两旁。将这些协同肌的筋结线与主动肌的筋结线相连，则形成一

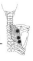

个筋结面。这就是静力损伤导致的"点—线—面—多维"筋结形成规律。

外力损伤如挫、擦、扭、碰、撞、击等作用于机体筋肉，导致不同程度的肌筋受伤，临床上称"软组织损伤"。一般急性肌筋损伤导致的瘀肿，亦称"经筋软结"，经过治疗瘀肿可消。但如果失治或治疗不当可留下瘀积为患，即临床所表现的局部瘢痕、挛缩、粘连、堵塞。严重者，可复感风寒，气血瘀滞，损筋削肉，损及筋骨或脏腑。

二、风寒湿毒邪侵袭

外界异常的气候被称为"六淫"，即风、寒、暑、湿、燥、火，它们皆可成为致病的邪气。经筋病则以风、寒、湿三邪致病者最常见。风、寒、湿之邪往往相互为虐，方能成病。风为阳邪开发腠理，又具穿透之力，寒借此力内犯，风又借寒凝之积，使邪附病位，而成伤人致病之基。湿邪借风邪的疏泄之力、寒邪的收引之能，入侵筋骨肌肉；风寒又借湿邪之性，黏着、胶固于肢体而不去。风、寒、湿病邪留注肌肉、筋骨、关节，造成经筋阻塞，气血运行不畅，肢体筋脉拘急、失养。但风、寒、湿病邪为患，各有侧重，风邪甚者，病邪流窜，病变游走不定；寒邪甚者，肃杀阳气，疼痛剧烈；湿邪甚者，黏着凝固，病变沉着不移。其中，寒邪是经筋病最主要的致病因素，因为寒主痛，机体遇寒，首先毫毛收缩、络脉收缩，随之肌筋收缩。寒邪不去，肌筋挛缩不解，则发生筋结性疼痛；横络盛加，卫气受伤、肌腠闭塞，遇寒加重。故经筋病性质多属寒证。

三、脏腑虚损

肝主筋，肾主骨，肝属木，肾属水，水生木，肝肾同源，筋柔则骨顺，筋病必骨病，骨病必病筋。临床上肌筋劳损常与骨质增生共存。这是由于筋骨需要气血的濡养，气血亏虚则筋骨不荣。气与血，是渗灌脏腑、濡养筋肉肢节及人的"神之所养"物质。气血和调，则脏腑居安，肢节解利，分肉调柔，耳目聪利。《素问·上古天真论》云："法于阴阳，和于术数，饮食有节，起居有常，不妄作劳，故能形与神俱，而尽终其天年，度百岁乃去。"这是人应有的常态。然而，人于天地社会间，虽百般呵护，但亦难免"六淫"袭侵、"七情"苦志，积久病生。《素问·调经论》云："神，有余有不足；气，有余有不足；血，有余有不足；形，有余有不足；志，有余有不足。凡此一者，其气不等也。"人之先天赋予的条件不同，乃是疾病成因之一。现代医学所说的"基因""过敏体质""遗传性因素"等，都肯定人之所病，有先天之因素，而筋病与先天性因素的发生、发展和结局，包括先天解剖弱点，如人类的踝关节外长内短、膝关节内侧副韧带、关节囊与半月板相连等结构，都有着密切的关系。《灵枢·五变》云："人之有常也，亦因其骨节、皮肤、腠理之不坚固者，邪之所舍也，故常为病也。"气血同肌筋病症关系密切，与脏腑所主的临床表现也息息相关。《灵枢·本脏》云："肺合大肠，大肠者，皮其应；心合小肠，小肠者，脉其应；肝合胆，胆者，筋其应；脾合胃，胃者，肉其应；肾合三焦膀胱，三焦膀胱者，腠理毫毛其应。""五脏皆坚者，无病；五脏皆脆者，不离于病。"由于筋脉同脏腑具有表与里密切的关系，因此脏腑之坚与脆、气血的实与虚、退行的快与慢，均可导致筋肉病症的发生。例如，脾主肌肉，当脾胃虚衰，则肌肉失去所主而萎软乏力。

四、七情内伤

七情，即喜、怒、忧、思、悲、恐、惊七种情志变化，是机体的精神状态。在正常的情况下，七情一般不会使人致病。只有突然、强烈和长期持久的情志刺激，超过了人体本身的正常生理活动范围，使人体气机紊乱、脏腑阴阳气血失调，才会导致疾病的发生。由于它是造成内伤病的主要致病因素之一，故又称"七情内伤"。如喜伤心，怒伤肝，忧伤肺，思伤脾，恐伤肾。由于十二经筋由大脑支配，因此情志与肌筋病关系密切。在临床上，思想因素、情志浮动、过度思虑等处于紧张状态时，对肌筋产生明显的影响，尤其是受紧张加速疼痛，疼痛又加大紧张的恶性循环影响，经筋病以肌筋紧缩疼痛为临床主要表现。如筋性紧张性头痛、神经衰弱都与情志有关，在治疗时要注意情志疏导。

五、气街失衡

"气街"是中医经络学关于机体气机的枢转枢纽的学说，也是对其所管辖区域行使分节段性调控方法的论述。由于人体纵轴长而横径短，气从头部运行至下肢的足底路途长远，犹如输变电需要安装变压器一样，分节段加以气机升降调理控制，才能保证气通无阻。古人将气的路径枢纽称为"气街"。《灵枢·动输》云："四气街者，气之径路也。"《灵枢·卫气》云："胸有气街，腹有气街，头有气街，胫有气街。"由此可知，气街枢纽有四，即头气街、胸气街、腹气街和胫（臀以下）气街，即人体分为四个气街生理节段调控，俗称人体四个"变压器"。在生理上，气街节段调控，是机体气机升压生理调控基础上的晋级调控，通过升压使气的调控量、牵涉面和范围等都加大。气街调控具有下列生理功能：①纵向调控功能。提升头气街枢纽的气，向胸腹、胫臀，直至足底趾末及上肢末梢的枢转调控功能，是机体整体性气机调控的主要方式。②横向调控功能。表现为头项、胸背、腰腹的节段性前后关系的调控，以背部调控心腹为主要形式，故有背心相引、腰腹相引等反应联系。《素问·气穴》云："背胸邪（斜）系阴阳左右，如此其前后痛涩……背与心相控而痛，所治者天突与十椎及上纪、上纲者，胃脘也。"③侧支循环代偿功能。当四肢末气运受到阻闭时，气街具有侧支循行的代偿功能。《灵枢·动输》中把侧支循行代偿功能称为"络绝径（气街）通"的调节。在病理上，气街节段调控失衡可产生复杂的经筋病症。由于气街的气机枢转全身，其功能失衡，临床上产生以经筋挛缩、脊椎失稳、督脉不通为表现形式的复杂气病，临床称为"气街病"，相当于现代的脊椎相关疾病。《灵枢·卫气》云："胸有气街，腹有气街，头有气街，胫有气街。故气在头者，止之于脑；气在胸者，止之于膺与背腧；气在腹者，止之于背腧与冲脉于脐左右之动脉者；气在胫者，止之于气街与承山踝上以下……"从上述记载可以看出，气街调控失衡所导致的病症，具有广泛性、上及下、前及后与后及前等特点。如：

头气街调控失衡，发生脑转耳鸣、眩冒、目无所见、懈怠安卧等。《灵枢·海论》云"脑为髓海，其输上在于其盖，下在风府"，故治疗头气街病症，当取头盖及风府穴等。如交感神经型颈椎病。

胸气街调控失衡，病变在前胸与背部，出现"背心相控而痛"等病征，止之于胸及背腧。如伏梁病（呃逆症）。

腹气街调控失衡，与背部及冲脉发生关联，止之于背部脏腑的腧穴及冲脉脐部左右（即腰大肌）的部位。如息贲病（气冲病）。

胫气街调控失衡，与腹气街及小腿气的枢转有关，如足挽症是使腹腔气街调控失衡的病症，止之于腹气街及承山踝上以下。如小腿抽筋症。

六、节交失控

经脉是经筋的供体，只有经脉的节交节正常，经筋才得以供养。所谓经脉节交会，是指以经脉系统运输血气，自脏腑至组织器官之间，设有级次的"交与接""供与泄"的特殊装置。它与俗称的"肢节"的含意不同。《灵枢·九针十二原》云："节之交，三百六十五会，知其要者，一言而终，不知其要，流散无穷。所言节者，神气之所游行出入也，非皮肉筋骨也。"由此可知，节交系对机体经脉系统、机能调控方式的表达。经脉节交会是经脉分有层次、级次的调控装置，从脏腑与经脉的接通伊始，至经脉的主要干线共有二十八会。《灵枢·玉版》云："胃之所出气血者，经隧也。而隧者，五脏六腑之大络也……经脉二十八会，尽有周纪。"所谓二十八经隧与五脏六腑之"大络"，便是经脉节交会的一级调控装置。经脉节交会的二级结构装置，即经脉、经筋各所别出的十五络脉及十二经别的衔接部位。《素问·气穴》云"孙络三百六十五穴会，亦应一岁"，是络脉的交会所在，属节交会的三级装置。节交会的四级装置，是孙络与皮肉之间的交会。《素问·气穴》云："肉之大会为溪，肉之小会为谷。分肉之间，溪谷之会，以行营卫，以行大气……溪谷三百六一五穴会，亦应一岁。"自脏腑与经脉接通口延至筋肉之溪谷，经脉的节交调控分设四个级次。经脉渗灌至五官、空窍等器官，亦属第四级的节交会活动。例如，《灵枢·邪气脏腑病形》云"十二经脉，三百六十五络，其气血皆上于面而走空窍，其精阳气上走于目而为睛，其别气走于耳而为听，其宗气上出于鼻而为臭，其浊气出于胃走唇舌而为味"，便是节交四级装置的概况。

经脉节交会调控的生理作用，是将五脏六腑藏精化物所形成的血气精微，输送到全身。《灵枢·邪客》云："五谷入于胃也，其糟粕、津液、宗气分为三隧。宗气积于胸中，出于喉咙，以贯心脉，而行呼吸焉。营气者，泌其津液，注入于脉，以化为血，以营四末，内注五脏六腑，以应刻数焉。卫气者，出其悍气之慓疾，先行于四末、分肉、皮肤之间而不休者也。昼日行于阳，夜行于阴，常从足少阴之分间，营于五脏六腑……"营卫气血的运行，一方面是将精微输入渗灌于需求的肌肉组织，行使供给的效益；另一方面是将肌肉组织代谢的废物糟粕运走，完成会而"交接"的效应。经脉节交会的调控，是机体吐故纳新生理活动的重要方式，其主要作用是维持机体肌肉的各种活动顺利进行，以保持机体的内环境，并调节内环境与外环境的动态平衡。

经脉的节交会，是水谷入胃化生的营卫的重要成分。它星罗棋布地分布于全身，起着开合、枢转的调控作用，其功能状况如何，直接影响到营卫气血的运行与渗灌。《灵枢·动输》云："夫十二经脉者，皆络三百六十五节，节有病，心被（彼）经脉。行阴阳俱静俱动，若引绳相倾者病。"经脉之营卫，昼行于阳经，夜行于阴经。无论是遇到机体之亏虚还是外邪之侵袭，均可导致调控失灵而形成病变之发生。《素问·调经论》云："人有精、气、津、液、四支（肢）、九窍、五脏、十二部、三百六十五节，乃生百病……五脏之道，皆血于经隧，以行血行气，血气不和，乃百病变化而生，故守经隧。"《灵枢·百病始生》云："卒然外中于寒，若内伤于忧怒，则气上逆，气上逆则六输不通，温气不行，凝血蕴里而不散，津液涩渗，著而不去，而积皆成唉。"从上述择举的经文论述中可知，"守经隧"是经脉节交会调控的关键；否则，经脉节交调控，因内外之因素作用，便导致"百病乃生"。节交病变的机转，初期是气之滞引发血之涩，继而进入中期的气阻而血凝，导致脉道不通，相输之各级节交失控，趋向病变难解的"血气离居"或"血与气并"；经脉阻竭，筋脉同累，筋失所养，聚结乃成，坚而不散，堵塞一点，牵连一片，病变演进，不可胜数。经脉节交会失控可导致的病症很多，由于"筋与脉并为系"，脉病可导致筋病。《灵枢·小针解》云："皮肉筋脉备有所处者，言经络各有所主也。"这就是说，皮、肉、筋、脉各有于机体中所处的部位、经络，分别以支脉、络脉、孙络，对所支配的部位进行渗灌濡养。然而，经脉不是悬空无联之物，它同皮肉筋带，紧密联结，网状交织，形成皮脉、肌脉、筋脉不可分割的关系，相依而存。经脉发生了病症，症候的表现皆于皮肉筋肌之所在，即经络"各有所主也"之谓。此外，经脉节交会调控失衡是导致经筋病筋结形成的重要因素，前文已述及，在内外致因的作用下，经脉节交会调控从生理状态变为调控失灵，营卫阻滞，脉道挛缩，血气停滞。首先发生的部位是节交会的各级交会处，随着病情的发展，瘀积形成，脉道闭塞，聚结乃成，筋脉同累，皮系、肉系、筋系、肌系、膜系病变发生，统称为筋肉病症的病理性筋结。《灵枢·阴阳二十五人》云："切循其经络之凝涩，结而不通者，此于身皆为痹，甚则不行，故凝涩。凝涩者，致气以温之，血和乃止。"经文所述之"结而不通……于身为痹"，临床以经筋的症候出现，称为病理性筋结。经筋病理性筋结，对临床诊疗具有特殊意义：其一，可按经脉切循，查到阳性筋结体征，即穴位与筋结同在；其二，针对筋结施治，可以直通经脉，治疗的目标明确，疗效显著，具有特殊内涵。

经脉节交会凝涩瘀阻导致的经筋病症，一般好发于局部，成为点性筋结，但因节交会的调控失职，"宗气"上输下达的正常路径受阻，病变蔓延，由点发展为线性病症。如足悗症。《灵枢·刺节真邪》云："宗气留于海，其下者，往于气街，其上者，走于息道。故厥气在足，宗气不下，脉中之血，凝而留止。"《灵枢·百病始生》云："厥气生足悗（下肢滞痛，行走不便），悗生胫塞则血脉凝涩。"足悗之症临床常表现为足太阳经筋的病症，属经筋线性的常见病变之一。此外，经脉节交会涩滞可形成区域性的痹痛瘤疾，经脉节交会营卫涩滞停留于某一局部区域，特别是某些筋膜集结、弦紧度较大的部位，如颞筋区、眶膈筋区等，由于涩滞导致筋脉的失养，加上弦紧的张力牵拉，病变的消散迟缓，久而成为瘤疾。病情表现反复，遇寒则发，头痛偏于一侧，尚可导致眩晕出现，成为筋性眩晕症的临证一征。切循可见筋结数量较多，运用"微火针"疗法疗效显著。

经脉节交会表里关系的调控失衡，可能是"皮肤—内脏"病理互相感应的通道。脏器疾病致皮肤某些部位出现过敏区。从胚胎学来看，日本的川枝直义教授提出的"内脏—体壁"学说与之相似。从经筋学来看，由于经筋不直入内脏，当肌筋受邪致因，特别是寒湿之邪侵袭，致筋脉收引，湿邪阻滞经络，寒湿挟袭，经络挛缩，气血阻塞，肌筋疼痛，剧烈难忍。疼痛部位同脏器位置，呈重叠关系，真假混淆。通过检查经筋阳性筋结，以松筋消结，病痛即解，如筋性类胆症、筋性类胃病、筋性类冠心病、筋性类肾绞痛、筋性肝区疼痛、筋性"梅核气"等。从临床上来看，揭示机体表层筋肉的筋结症状，可以发生类似实质器官病症，表明十二经筋"皮肤—内脏"的感应关系，值得进一步研究。

七、四维相代

机体四维相代反应的论述，始见于中医古典《黄帝内经·胀论》。在生理上，人体的单脚独立需要靠四维牵拉力维持平衡。在病理上，由于筋结具有疼痛性反应，机体为了减轻疼痛，产生"制痛"反应，而"制痛"反应可导致继发性损伤。肌筋损伤由点到线，再由线到面，尔后由面的一维向多维演进，最终导致经筋病变系列的形成，这便是四维相代。机体四维相代具有以下特点：①相代的生理"制痛"反应可转化为病理性过程，即发生继发性病症。②"自然性制痛"反应具有隐蔽性，往往不易被察觉，临床易误诊。③"强制性制痛"反应在机体整体具有上体向下倾缩，而下体向上抬举的倾向，出现非正常体态表现。如腰椎疾病可导致颈椎疾病，颈椎疾病也可以导致腰椎疾病等。④原发性筋结与继发性筋结并存，并可发生互为因果的牵制性作用。

正确理解其原发性与继发性病症的始末关系，运用治标与治本的联合施治方法，可以收到事半功倍的治疗效果。⑤四维相代具有多维性的特点，即躯体、肢体的经筋损伤，具有前、后、左、右四个部位的病变同时并存的情况。在经筋摸结诊断及解结治疗过程中，必须树立四维观念，整体诊察病情，结合临床体征和检测手段，将隐伏的病变与明显的临床表现症候，整体、全面地加以诊治。这种整体观辨病施治的方法称为"多维系列解结法"。

第二节　筋病的病机

壮医认为，人体的三道（谷道、水道、气道）两路（龙路、火路）畅通，调节有度，则三气（天气、地气、人气）协调平衡，同步运行，人体维持正常的生理功能，生命生生不息。三道两路不通或调节失度，则三气不能同步而引起疾病。筋病是由于人体正气虚弱，肌筋劳损，复感风寒，筋结形成，横络盛加，阻塞三道两路引起的。龙路与火路在人体内虽未直接与大自然相通，但却是维持人体生机和反映疾病动态极为重要的两条通路。科研人员从对广西大新县著名女壮医陆爱莲等人的调查访问中了解到，这一带的壮族民间医生大都推崇这一传统理论。壮族传统认为龙是制水的，龙路在人体内为血液运行的通道（故有些壮医又称为血脉、龙脉），其功能主要是为内脏骨肉输送营养。龙路有干线、网络，遍布全身，循环往来，其中枢在心脏，相当于现代医学的循环系统。火为触发之物，其性迅速（"火速"之谓），感之灼热。壮医认为火路在人体内为传感之道，用现代语言来说也可称"信息通道"。其中枢在"巧坞（大脑）"，相当于现代医学的神经系统。火路同龙路一样，有干线及网络遍布全身，使正常人体能在极短的时间内，感受到外界的各种信息和刺激，并经中枢"巧坞"的处理，迅速做出反应，以此来适应外界的各种变化，实现三气同步的生理平衡。火路阻断，则人体失去对外界信息的反应、适应能力，导致疾病甚至死亡。壮医对脾脏生理功能认识较晚，因长期弄不清楚其功能，好像其是被遗忘的多余器官，故而壮语称之为"咪隆"（意为"被遗忘的器官"）或"咪蒙隆"（意为"不知其作用的器官"）。后来在屠宰禽畜及解剖中，一再发现脾脏内藏血较多，加之人生气时叫"发脾气"，慢慢领悟到，脾脏可能是一个人气血的贮藏调节库。

壮医认为，血液（壮语称为"勒"）是营养全身骨肉脏腑、四肢百骸的极为重要的物质，得天地之气而化生，赖天地之气以运行。血液的颜色、质量和数量有一定的常度，其变化可以反映出人体的许多生理和病理变化。刺血、放血、补血是壮医治疗多种疾病的常用方法。查验血液颜色变化及黏稠度变化，是一些老壮医对疾病预后的重要依据。

由于十二经筋不能运行气血，因此不能以"不通则痛"来概括它的病机。根据

"经皆有筋，筋皆有病，病各有治；筋皆有结，结者皆痛，以痛为腧"的含义，把"因结致痛"作为经筋致痛的机理。《灵枢·刺节真邪》指出："一经上实下虚，而不通者，此必有横络盛加于大经，令之不通，视而泻之，此所谓解结也。"此横络系肌内组织劳损后修复和再生过程产生的条索状物，常称"横结"，即筋结，壮医又称网结。筋结是指触压疼痛异常敏感的有形可查的阳性体征，临床上分点筋结、线筋结、面筋结、多维性筋结。人体的活动要靠肌筋的协调运动来实现，肌筋好比绳子，在活动中肌筋的起点、止点、受力点、拐弯点、摩擦点是最容易出现劳损或损伤的，所以筋结好发点在肌筋的起点、止点、受力点、拐弯点、摩擦点等处其好发的区域为头三线、颈三角、肩三头、腰三维、腿三筋等。经脉上若没有经筋横络盛加卡压者，一般不会患病，即使为病，其病亦轻浅，故云其病可自愈，或稍加调治即能痊愈；反之，若有横络卡压，使经脉闭阻，在筋结上部进心端，气血郁滞泛滥，筋结以下气血虚少，其病必难治。《灵枢·卫气失常》云："筋部无阴无阳，无左无右，候病所在。"这句话释意为：病在筋者，不必分阴阳左右，随其发病所在部位治疗即可。其并未指出筋病为痛，以痛为腧，反而明确指出筋病要"候病所在"，即以病症局部为腧，取局部穴、阿是穴。《太素》所注"邪入膝袭筋为病，不能移输，遂以病居痛处为输"，为"病"非"痛"，为"病居"非"痛居"，也说明经筋病症非但出现痛症，也有其他症状。并且，其痛处泛指病邪入侵某部经筋后出现病症，包括疼痛所在的部位。现代医学认为，"因结致痛"的含义有两个方面：一是因为筋结卡压神经，导致神经不通致痛，相当于现代医学的机械压迫致痛；二是由于筋结阻塞经脉，气血不通，导致局部缺氧，毒素内生，炎症致痛，相当于现代医学的无菌性炎症致痛。

经筋病理基础主要论述经筋性结构受创或慢性劳损后，经筋性组织保护性挛缩、扭转、牵拉和位移，或失去平衡时，经筋性组织内部就会产生一系列挤压、挛缩、积聚、粘连、瘢痕等病理改变，迫使经筋性内循环系统产生阻碍，致筋路受阻、气血瘀滞、营养不良、神经传导不畅及紊乱，形成恶性循环，导致出现临床各类经筋性病症。机体肌肉组织是由许多平行排列的肌纤维组成，各肌肉外包被筋膜。筋膜分浅层筋膜与深层筋膜，筋膜下骨骼肌受到肌外膜、肌束膜、肌内膜保护及强化连接，将肌肉分成几个束状纤维，因诸多因素如姿势不良、运动不足、肌肉缺乏锻炼、乳酸堆积、工作劳损或撞击瘀伤、风寒侵入等，使局部气血循环不好，筋肉形成硬块组织或呈现条索状，即所谓筋结。深层筋结硬块将会阻碍血液营养输送至表皮肌肉层，同时体液滞留，无法代谢，致使表层肌肉纹理失去健康的光泽和弹性，一旦出现在经络的线路上，就会阻碍经络的畅通，出现相应的病症，这就好比水沟的流水不通，无法顺畅流动或流动缓慢，底层沉积了许多"垃圾"，唯有把这些"垃圾"清理掉，才能康复。

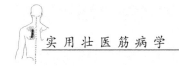

第五章　筋病的诊断

筋病是指各种急性外伤、慢性劳损以及自身疾病病理等原因造成人体的皮肤、皮下浅深筋膜、肌肉、肌腱、腱鞘、韧带、关节囊、滑膜囊、椎间盘、周围神经血管等组织的病理损害而引起的病症。其主要的临床表现有疼痛、肿胀、畸形、功能障碍。筋病的诊断一般采用五步诊断法，即病史诊断、临床症状诊断、体征诊断、摸结诊断及辅助检查诊断。其中，摸结诊断是壮医诊断筋病的一大特色。

第一节　筋结的诊断

壮医认为筋的形成是由肌筋劳损，复感风寒湿毒邪，筋结形成，横络盛加，阻塞三道两路引起，所以筋结是筋病发生的关键。筋结的诊断对筋病的诊断和治疗具有重大的意义。筋结形成的过程：正常肌肉状态（具有正常的弹力及张力）→膨胀（乳酸废物的堆积）→酸痛（血行不畅，神经受压迫）→硬块（组织变化局部缺血、缺氧，神经萎缩）→骨化（纤维骨化后感觉麻木而不酸不痛）。由此可以看出，筋结的形成一般是一个比较漫长的过程，所以筋病多为慢性劳损病。筋结的主要表现为局部肌肉隆起，色泽暗沉，局部毛孔粗大，局部皮肤紧硬感。

一、筋结的特征

（1）全身上下都会出现，小至数毫米，大至数厘米。头面部的筋结一般比较小，躯干四肢的筋结比较大，肌筋起止点、神经出口点的筋结多为点状；一条肌筋或多条相邻的肌筋病变筋结呈线状；广泛的肌筋病变筋结多为面状。新病轻症形成的筋结较小，久病重症一般形成的筋结较大。

（2）位于肌肉深层处与肌膜结合组织处。肌肉深层与肌膜结合组织是肌肉活动的主要部位，受到的拉力和应力也是最大，容易导致损伤。损伤好发于肌筋的起点、止点、受力点、交叉点、拐弯点、肌筋摩擦处等位置。因为人体活动时上述的肌肉受到的拉力最大，负荷最重，损伤的概率最大。

（3）肌筋一旦固化将无法自行复原。肌筋筋结形成早期较软，龙路、火路阻塞不明显，机体有自身调节能力，可自行复原，但长期挤压、挛缩、积聚、粘连、瘢痕等导致病理改变后，龙路、火路阻塞，身体将无法自行复原。

（4）筋结周围血液循环受阻，出现周围肌筋浮肿。如膝关节周围肌筋损伤可引起膝关节周围肌筋血液与淋巴液流通不畅，神经受压，出现关节周围水液循环障碍，导致关节肿胀。

（5）筋结阻塞龙路、火路，可引发局部出现酸、麻、胀、痛等症状。腰为肾之府，因此腰酸的原因大体上就是肾虚了，身体代谢缓慢了。还有一种状况，就是人爬山之后，腿很容易酸，这也是身体血液中乳酸堆积不易代谢的结果。"麻"在中医里主木，肝藏血，如果肝血正常汇聚，那么机体处于正常状态。如心脑血管患者很容易产生肢体麻木，主要是肝血在人体器官组织中不正常汇聚引起的。"胀"主要是指肌肉组织不正常的扩大，它和肿基本上是同义。肿主要表现在外观，而胀经常会是外观看不到的情况。造成胀的原因很多，可能是外伤引起的发炎，或者捆绑造成气血不畅。其实大都也是由于管道受阻，造成身体的代谢出了问题所致。"痛"是病字旁，里边是一个"甬"字，"甬"是由于路被堵住了引起的，路则可以理解为经络以及一切与之相关的血管、淋巴等各种管道。如很多女性有痛经的问题，大都是由于受寒凉，导致经络堵塞，经血下行不畅。所以酸、麻、胀、痛是筋病的常见症状。

（6）筋结硬块的形状及大小不一，有圆形、梭形、扁平形、椭圆形、条索状。一般筋结多因人、因病、因经筋组织成分、性质的不同而有所差异，其形状特点分述如下：

①粗糙状筋结。好发于经筋组织活动度较大、受摩擦损伤机遇较多的部位。例如，腕关节的桡骨茎突远端、上胸胸肋关节附近周边，硬肋骨、软肋骨衔接处的筋膜，等等。长期固定体位工作的职业病患者、超限阈活动量较大运动员等患病较多。于患部检查，可触知患处经筋组织呈粗糙样筋结，用切拨法及指尖按旋法的检查易于查出。切按时，医者的触感同患者病态异常感觉相吻合。临床多处于隐蔽状态，患者常以其他症状就诊，极易造成误诊。

②增厚型筋结。症状是经筋病变部位组织增厚，疼痛明显，反复发作，迁延不愈；急性发作期，多伴随局部组织发生水肿，以致反应性轻微红肿。患者常以明确的定位病症求医。主诉的起病成因有挫伤、跌仆及撞击病伤史等。病程一般较长，好发于头部、胸廓、肢体远端及关节周围。用指尖切拨法检查，可查出局部经筋组织增厚、硬度增加，以致局部隆突、周围水肿等。面积较宽者，在查及增厚范围内，可检查到索样筋结。增厚型筋结除了局部疼痛、功能障碍等，临床上常因其所处的不同部位，产生牵涉性症状。

③颗粒型筋结。筋结呈芝麻状、绿豆样大小，好发于微小关节周围，浅而薄层的肌筋膜机体部位。好发于颞筋区、颈项筋区、胸腰筋膜区及大腿外侧的阔筋膜张肌、胫前肌筋膜区等。例如，指关节、腕关节伸侧的骨性小关节，桡骨茎突远端及足跟关节周围的骨小突等，多为微小筋膜及微韧带附着点损伤所形成的筋结。

④结节型病灶。筋结较颗粒状筋结大，如黄豆、花生米、蒜米、蚕豆样不等，好发于肌筋起止的附着点（如大皱眉肌、小皱眉肌），股内侧肌及股外侧肌于膝关节附近

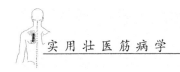

的尽筋头附着点，肱桡肌肌腱于桡骨远端的茎突附着部位等。肌肉及附着于骨性组织的膜性筋膜皆可发生，其疼痛多在远端的肌筋起止点。

⑤线状筋结。病灶细长，细者若丝线样。好发于颞筋区、后项浅筋膜、胸骨体前正中线、颞上线及人字缝，腰部肋脊角及其附近；颈背及后上胸至肩前多由斜方肌的肌性组织形成，成为颈肌肌纤维炎；后下胸常由所在部位的肌筋膜非细菌性炎症所形成；额筋区多由所在部位筋膜及部分血管的质变引起。

⑥条索状筋结。较长而弦紧，多在皮下触及，好发于腹部脐下"五皱襞"、腹白线、半月线及腹侧；腹部常于肌筋膜联合部位查及，与筋膜联合的构形比较相称，但其正常的质地产生了显著改变，筋结增厚、挛缩、弦紧及异常的触压疼痛；腹侧多好发于膜性的肌束，以腹外斜肌的病变较为常见，其上结于下胸胸肋的致痛，常与肝气郁结及肝胆综合征混淆；其后下肋弓的筋结，常成为腰痛连腹的成因；肢体远端条索状筋结，多见于相应的肌性、筋性及肌腱病变。

⑦结块型筋结。好发于骨骼的肌筋膜、肌束膜、肌腱及肌间膜等的损伤部位，结块呈鸭腿形、棱状形、扁圆形及长块形等，类似于现代医学的肌纤维炎、肌凝块症等。

二、筋结的"点—线—面"规律

筋结点：肌肉长期非生理的收缩，超阈限作用于肌筋受力点可导致损伤性筋结点产生。

筋结线：当肌肉附着的一端出现损伤性筋结点时，在整块肌肉或肌肉另一端附着点也常伴有轻重不等的损伤点，将两点相连，则成为一条筋结线。

筋结面：由于机体运动协同肌都居于主动肌两侧，因此协同肌损伤的痛点就分布于主动肌力线的两旁。将这些协同肌的筋结线与主动肌的筋结线相连，则形成一个"筋结面"。

这就是筋结的"点—线—面"规律。

三、筋结的症状

筋结的症状分为一般症状和特殊症状。一般症状以疼痛为主，如酸痛、麻痛、胀痛、刺痛、灼痛、冷痛、窜痛等，常伴有肌肉紧张、痉挛、功能障碍等。肌肉的痉挛收缩，出现酸楚、疼痛、抽搐、震颤、拘挛、引掣、萎废不用、麻痹不仁、功能障碍等，也可因风寒湿热造成肌肉肿胀。

1. 疼痛的研究概况

筋结的疼痛以触压异常敏感为特征。疼痛是一种知觉体验，也是一种自身保护机制，但过度的疼痛反应能使机体产生一系列生理病理反应，重者甚至可导致休克、死亡。目前，疼痛研究是现代科学前沿之一，它涉及神经生物学、生理学、生化学、病理学、药理学、骨科学、神经科学、心理学、伦理学等基础和临床学科。闸门控制学说创始人 Melzack 和 Wall 指出，疼痛问题是头等重要的，几乎没有什么问题能像解除疼痛和痛苦那样值得人们去奋斗的了。人类对疼痛的探索已有漫长的历史，近 30 年来由于神经科学的突破性进展，人们对痛的认识已经扩展至细胞和分子水平。

Melzack 与 Wall（1965 年）提出闸门控制学说，设想在脊髓后角存在一种神经调节机制，神经信息冲动流诱发痛知觉和痛反应前就受到闸门控制，闸门增加或减弱神经冲动流传递的程度，取决于粗神经纤维和细神经纤维（C 纤维与 Aδ 纤维）之间的相对活动状态以及来自大脑的下行性影响。该学说强调兴奋性和抑制性影响的动态平衡，包括脊髓水平、脑水平的相互反馈作用，认为疼痛的控制是通过正常的生理活动加强而实现，主要是通过激活抑制系统来达到控痛。尽管闸门控制学说对许多问题尚未弄清，仍然不知神经突触前和突触后机制的各自作用和相互影响，对神经末梢及轴突的释放机制、接受冲动的受体机制也不清楚。控制系统中神经化学介质作用的细节也未阐明。但是该学说将疼痛本质的研究推进了一大步，由此触发了在痛觉研究领域内神经科学一系列新进展。从脑干部位发出一个下行通路到达脊髓，抑制后角的伤害感受，这个下行抑制学说被称为"内源性痛觉机制调制系统"，此乃 20 世纪 60 年代痛觉研究领域最主要的发现之一。值得一提的是，这一系列重要的发现凝聚了中国学者张昌绍、邹刚的智慧，他们在研究自主神经药物的中枢作用时，惊奇地发现把极微量的吗啡（静注量的 1/1000）注入脑室即能引起明显的镇痛作用，进而寻找到第三脑室周围组织和中脑导水管周围灰质（PAG）是吗啡作用的敏感部位，更为有趣的是，静注吗啡的镇痛作用可被上述特定部位组织中注射的吗啡拮抗剂（烯丙吗啡）所对抗。

Reynold（1969 年）把刺激电极埋置在 PAG，当给予弱电流刺激时，大鼠似乎丧失了痛觉，甚至可以对清醒大鼠进行腹部手术而不出现挣扎反应。Leibeskind 和 Akil（1971 年）在实验中发现了一个划时代的激奋人心的结果，刺激 PAG 引起的镇痛可被全身注射的吗啡拮抗剂烯丙吗啡所阻断。PAG -内源性阿片镇痛系统重要发现的意义在于，一方面加速了对内源性阿片样物质的寻找成功，另一方面要阐明 PAG 部位的吗啡是如何影响脊髓的伤害感受过程。目前已经明确，PAG 下行抑制系统至少包括内源性阿片肽、5 - HT 和 NA 三种递质系统，它们联系密切：①激活延髓头端腹侧内侧区的 5 - HT 能神经元，通过脊髓背外侧束下行，在脊髓后角作用于 5 - HT2 受体，抑制伤害性传入纤维的通过脊髓背外侧束下行，在脊髓后角作用于 5 - HT2 受体，抑制伤害性传入纤维的兴奋性；②激活延髓尾部外侧网状核区的 NA 能神经元，经背外侧束下行，终止于脊髓后角，作用于 α_2 受体抑制后角神经元对伤害感受信息的传递；③PAG 传出纤维直接下解到达脊髓后角，发挥抑制作用，其神经递质可解是内源性阿片肽（脑啡肽）。

Goldstein 和 Snyder（1973 年）成功地应用放射受体结合方法证实了阿片受体的

存在。其后又经过 20 年的不懈努力，于 1993 年在瑞典召开的国际麻醉性药物的研究大会上，宣布了三种阿片受体全部克隆成功。Goldstein 关于存在阿片受体的诊断在科学界激发起许多思考，想象身体内部也一定存在着某些化学性质类似吗啡的物质。Kosteritz 用猪脑作为提取样品进行分离提取，先用生化方法，再用生物检定法进行检测，经过 2 年多的努力，终于在 1975 年宣布找到了存在于猪脑内的由 5 个氨基酸残基组成的吗啡样物质，命名为脑啡肽（enkephalin），又经过努力分清了两种存在形式，即甲硫脑啡肽和亮脑啡肽。这项历史性的重大发现，导致了 β-内啡肽、强啡肽、孤啡肽、内吗啡肽等内阿片肽家族公之于世。疼痛之谜正在逐步揭开，但是迄今我们对内源性阿片肽在镇痛作用中的本质仍然了解甚少，特别是吗啡在外周镇痛机制中也存在相似的作用。近年来，德国的 Herz 等人提出吗啡也可作用于神经末梢周围，而产生镇痛作用，这在阿片类镇痛药物的概念上是一个更新。当组织发生炎症时，该部位吗啡受体的数量会明显增多，这是因为炎症刺激，促使后根神经节细胞的阿片受体基因迅速表达，通过轴浆输送其到神经末梢。与此同时，执行杀菌与免疫功能的大量白细胞内含有较多的阿片肽，当白细胞解体时会将其释出作用于神经末稍上的阿片受体，从而产生局部镇痛作用。基于这个见解，目前已有人把强效的吗啡类药物制成贴剂，甚或把吗啡溶液注入病人的关节腔内，发挥局部止痛的作用。

我国生理学家韩济生进行了一系列的神经科学研究来阐明电针频率与激活各种阿片肽之间的关系及这些联系的神经通路。实验结果提示，低频 2 Hz 或高频 100 Hz 电针均能产生镇痛作用，但其机理不同。低频电针激活下丘脑弓状核中的 β-内啡肽神经元，其神经末梢在 PAG 释放 β-内啡肽，再经过下行通路在脊髓释放脑啡肽结合 δ 受体和 μ 受体产生镇痛作用；高频电针的信息则通过脑桥的臂旁核，到达中脑 PAG 发出下行通路在脊髓中释放强啡肽，作用于 κ 受体产生镇痛，如应用交替的疏密波则三种阿片受体均被释放出来，从而引起较强的镇痛效应，这些发现在人体进行的研究中获得证实，为针刺疗法首次提供了神经化学机制。

疼痛研究的另一个重大进展，是人们认识到慢性疼痛的许多性质和急性疼痛的不同。闸门控制学说的创立者曾下过以下定义：急性疼痛是组织损伤、疼痛和焦虑的总和，是发生在损伤到康复的过程，焦虑是主要特征；慢性疼痛是损伤痊愈后仍然持续存在的一种疼痛，它已不是损伤或疾病的一个简单症状，它转变成一种疼痛综合征，是与躯体和组织损伤有关的精神过程。我国软组织外科学研究工作者对此表示疑义，认为慢性疼痛的概念应是指脊柱的椎管内外或关节的内外软组织因急性损伤后遗或慢性劳损（或自体损伤）而引起的损害性疼痛，它不是一种原来意义的损伤，如扭挫伤、挤压伤，而是一种损害由损伤组织的无菌性炎症引起，如营养性损害、恶性贫血的环形损害。与各种特异性的病灶损害一样，慢性损害性疼痛已经由大量的临床病例证实，其具有明确的病因、病理过程及发展转归，同样也可以做出较明确的诊断并提出对因的、治本的、远期的行之有效的治疗方法。Melzack 等研究的慢性疼痛仅仅是其中的一种类型。我国软组织外科学之父宣蛰人在总结国内外前人学者经验的基础上，对人体全身软组织损害性疼痛做了长达 40 余年的系统研究，提出所有的软组织损害性疼痛都存在无菌性炎症，建立了椎管内外软组织无菌性炎症是引起慢性腰腿痛、颈臂痛的病理基础，而非单纯的神经受到机械性压迫致痛的机制。在我国，软组织无菌性炎症致痛学说与传统的单纯机械性压迫致痛学说之争，从 20 世纪 70 年代至今已逐渐明朗，前者已大有取代后者之趋势。20 世纪 70 年代中期应运而生的硬膜外药物注射疗法取得显著疗效的临床事实，证明了单纯性机械性压迫致痛理论的局限性与片面性。科学理论内部的疑难是科学理论自身矛盾运动的产物，也是科学发展相对独立性的表现。一门科学理论发展到一定成熟阶段，自身就会从中产生某些疑难或问题，要求人们给予解决或解答。即运用正常的概念与原理无法得到消除和解决，需要建立全新概念、理论与方法，由此引发科学的突破。临床上，颈椎病、腰椎间盘突出症的概念和理论与临床客观事实之间产生了尖锐的矛盾。例如，非手术治愈颈椎病或腰椎间盘突出症后，其影像学检查结果与治疗前大致相仿，不能用突出物的复位或还纳来解释；手术治疗的远期疗效并非理想，复发率仍然相当高；许多与心脑器官功能障碍相联系的征象难以用机械性压迫的理论获得圆满的解释。理论和事实之间的矛盾，有时还表现为理论与理论之间的矛盾。面对同一现象有时会同时并存两种甚至两种以上的理论，每种理论都解释该现象的某些属性，又都有其解释不了的属性，于是理论和理论之间的竞争、争论经过实践的不断深化，将会导致用一种全新的理论来代替已有的理论。人们对光的本质的认识就是典型的例子。光的微粒学说能解释光的直线传播和反射，但不能解释光的衍射和绕射；光的波动学说能解释光的反射、衍射和绕射，但不能解释光的直线传播。这两种学说长期相争，直到爱因斯坦提出光量子学说，由此科学地解释了光的各种现象，取得物理学的一次重大突破。以宣蛰人为代表的我国软组织疼痛研究工作者自 20 世纪 60 年代起，经过 40 多年的不懈努力，对由软组织引起的慢性疼痛，从病因、病理、临床流行病学、症候与诊断学、治疗学和预防等六个方面做了系统性研究，创立了软组织外科学理论。其主要概念包括：①提出了椎管内外软组织无菌性炎症致痛学说作为软组织外科学的理论基础；②揭示了软组织损害性疼痛的发病机制，阐述了原发性发病因素（急性损伤后遗或慢性损伤引起的疼痛反应）和继发性发病因素（疼痛引起肌痉挛、肌挛缩）的病理过程；③挖掘出人体软组织压痛点分布规律，及人体软组织因肌痉挛进而引起的力学平衡的补偿调节（对应性或系列性），这些压痛点的立体型三维分布，其演变的规律是软组织损害性疼痛的诊断和治疗依据；

④总结出头颈背肩臂和腰骶臀腿痛的解剖分型，即分为椎管内型、椎管外型和椎管内外混合型三种诊断分类，并提出了三种类型的临床鉴别方法，为临床诊断提供可靠的依据；⑤对腰椎间盘突出症和颈椎病的传统诊断标准提出新认识，纠正了学术界长期以来存在的模糊概念和误解；⑥总结较完整的软组织松解手术和非手术疗法，疗效显著，尤其是远期疗效好，形成完整的治疗体系，软组织外科学理论不仅能解释复杂的慢性疼痛的临床征象，而且可指导开辟治疗新途径，达到治痛的目的。当前，在慢性疼痛的临床研究中，出现的机械性压迫致痛说和无菌性炎症致痛说之间的竞争日趋激烈，各自的研究方法、诊治手段均在不断地推陈出新，我们相信随着科学的发展，高科技研究手段的介入应用，对于慢性疼痛的认识，一定会取得重大的突破，使外周疼痛的理论认识产生质的飞跃，人类解开疼痛之谜为期也就不会太远了。

2. 筋结的特殊症状

筋结特殊症状主要有慢性疲劳综合征、筋性眩晕、脏腑类似症、肌凝症、冷症、紧张性头痛等。

（1）慢性疲劳综合征。是指疲劳引起的一种长期疲乏无力状态，不能通过卧床休息而缓解的全身不适、精神萎靡、手足酸软、记忆力不集中、工作效率低等一系列症候群。因过度疲劳引起的慢性疲劳综合征在我们身边并不少见，在城市新兴行业人群中的发病率已达 10％～20％；在办公族中高达 50％，特别是科研人员、新闻工作者、广告从业者、公务人员、演艺人员等。

（2）筋性眩晕。感受风寒和劳损引起使颈部软组织产生保护性的痉挛，痉挛可使颈椎内外平衡失调和颈部血运障碍，致使钩椎关节不对称，颈椎的排列轻度改变，可直接或间接压迫椎动脉，引起椎基底动脉供血不足，从而引起头痛、眩晕。临床的症状：慢性起病，先有颈痛，颈部软组织变硬，出现头痛、眩晕，病情重者可伴有迷走神经刺激症状，如恶心、呕吐、心慌、胸闷，有的出现口腔干燥，或耳鸣、耳聋，眼部症状可有眼花、眼胀痛、视物模糊或复视。

（3）脏腑类似症。由于筋结与脏器位置重叠或产生牵涉反应等，导致经筋病变的临床症状酷似脏腑病变表现，但脏器的临床有关检查全阴性，经筋科称之为筋性类似病。常见者有筋性梅核气、筋性冠心病、筋性肝胆综合征、筋性肝郁症、筋性胃痛、筋性肾绞痛症、筋性风湿关节炎等。

（4）肌凝块症。指肌筋长期拘缩形成固结的病症，类似现代医学的肌凝块症等，常见于颞肌、冈上肌、冈下肌及小腿的肌筋等。临床出现相应的局部锐痛症状及结块体征。

（5）冷症。经筋局部性病变导致的气血阻滞，使患者觉得患部冷感，称为"冷感"；广泛性伤筋导致机体气血运行失常以至虚弱，患者出现全身性温度降低，称为"冷症"。冷感与冷症皆是肌筋病变常见的一种类型，如颈肌筋膜炎、肩部肌筋膜炎、腰背肌筋膜炎等，腰大肌损伤也可以使股神经受压出现下肢冷等症状。

（6）紧张性头痛。是指一种头部的紧束、受压或钝痛感，更典型的是具有束带感。其原因主要有繁重的学习和工作压力造成的精神紧张、情绪异常以及睡眠严重不足等，使人体的脑血管供血发生异常，引起脑血管痉挛，从而导致头痛。疼痛的范围通常是对称的，由后枕伸延到前额，头痛持续大约数小时。病发期间，头痛每日发作。

第二节　摸结诊病

摸结诊病是经筋诊病与取穴的一大原则。摸结诊病和摸结取穴体现了中医"以痛为腧"的原则。筋结在临床上分为点、线、面、多维等不同形态，触压疼痛异常敏感。这与十二经脉"以痛为腧"既有联系又有区别。"以痛为腧"可以是阿是穴，也可是痛点，但不一定是筋结，筋结必须具备有形可查的特征。阿是穴既无固定名称又无固定位置，只靠摸到病人发出"阿是"一声来判定，临床上难以查找定位。而筋结大多有相同的解剖位置和相同的受力点损伤，只要找到经筋的损伤好发点即可找到筋结点。故大多筋病痛症都以"摸之有形""以痛为腧"为取穴原则。

但是，同一种病因病机的疾病，其症状表现可有不同，经筋病也是如此。虽同为气血壅滞经筋，或许不表现为痛而见其他症状。此外，经筋病的另一个病机特点是经脉瘀滞或气血虚弱所致经脉气血不足，局部经筋不得荣养，导致疼痛或其他多种不同的症状表现。也就是说，经筋病症除痛症外，尚有其他诸多表现，如筋肉的牵扯、拘挛、转筋、强直、松弛、口僻，肢体的瘫痪麻痹、痿弱不用及关节活动不利等。《灵枢·卫气失常》云："筋部无阴无阳，无左无右，候病所在。"释意为：病在筋者，不必分阴阳左右，但随其发病所在部位治疗即可。它并未指出筋病为痛，以痛为腧，反而明确指出"筋病"要"候病所在"，即以病症局部为腧。此段文意与《灵枢·经筋》中所述字面意思不同。《灵枢·经筋》关于每条经筋病症的举例中，除痛症外，还包括其他局部症状，如足太阳筋病症"脊反折"，足阳明筋病症"卒口僻"，足厥阴筋病症"阴器不用"等，以及一些内脏病症，也非单指局部疼痛一症。所言"某痹""以痛为腧"是因为疼痛为经筋病的一种主要病症，举其一而明示其他，以求逻辑上的完整性，所以"以痛为腧"的深层含义就是指经筋病症以局部症状取穴为主。另外，分析《太素》所注"邪入膝袭筋为病，不能移输，遂以病居痛处为输"，为"病"非"痛"，为"病居"非"痛居"，也说明经筋病症非只出现痛症，也有其他症状。而且，其"痛处"泛指病邪入侵某部经筋后出现的病症，包括疼痛所在的部位。

经筋摸结是根据壮医民间顺藤摸瓜、顺筋摸结的方法，独创手触摸结诊病（取穴）法。本法是经筋治疗专科特有的诊病方法，双手密切配合的物理触诊检查为主，查明经筋筋结所在部位、形征特点，及其筋结形成规律，为临床诊病施治提供依据。多年的临床实践说明，本法具有灵敏度高、识别力强、定位准确、操作方便、实用、安全可靠等优点，是目前经筋病症的有效诊病方法。

一、摸结前准备及检查程序

病人一般取卧位，医者在询问病史、体格检查的基础上，进行经筋摸结检查。全身摸结一般的检查顺序是从头部开始，再及颈、肩、胸、腹、背、腰及四肢。十二经筋的摸结顺序是先手太阳经筋、足太阳经筋，手少阳经筋、足少阳经筋，手阳明经筋、足阳明经筋，然后再到手太阴经筋、足太阴经筋，手厥阴经筋、足厥阴经筋，手少阴经筋、足少阴经筋，要求全线摸结，不留死角。对重点病区及继发连锁反应形成的筋结要详细检查，以查出明显的和隐伏性的阳性筋结体征为目的，并记录筋结的分布部位，为临床施治提供依据。

二、摸结方法

操作方法：采用手触摸结诊断法。两手密切配合，左手着重协助固定诊察部位及提供诊察之方便，右手根据所检查部位肌筋的生理形态、肌筋的厚薄及层次、正常肌筋组织的张力及结构形状等情况，分别运用拇指的指尖、指腹及拇指与四小指的握合力（即指合力），同时运用指力、撑力、腕力、臂力及肘尖力协调配合，对行检区域，分浅层次、中层次、深层次，由浅而深、由轻而重地以循、触、摸、按、切、拿、弹拨、推按、拔刮、钳掐、揉捏等手法行检。通过正与异触觉的对比方法，结合患者对检查的反应，识别阳性筋结的形态特征、所在部位深浅及与周围神经组织的关系等。对于一时难以辨认的筋结，需做反复的检查，或做会诊检查及特殊检查。对可疑菌性感染、恶性变等病变，要及时做相应检查，以鉴别确诊。对摸结的技术基本要求：①对行检的部位区域的生理解剖结构熟悉；②能够发挥拇指指尖及指腹的灵敏作用；③切实学会使用指合力的功能作用；④双手密切配合，能及时、准确地发挥及辨认阳性筋结；⑤具有识别真假阳性筋结的能力。

三、人体重点经筋区域摸结检查

经筋区域检查是经筋摸结诊病的基础，经筋区域的选择对广泛伤筋患者具有重要意义，应按经筋病变演变规律，顺藤摸瓜，将原发性及继发性筋结与区域逐一检查。例如，偏头痛患者，除了对其头部的眶隔筋区、颈筋区及枕筋区行检，还应对颈肩的筋区进行行检，常可发现颈肩部的伤筋牵连头痛的筋结，是医治筋性头痛不可缺少的步骤。经筋摸结诊病，尤应注重肌筋的起止附着点、交会点、狭窄点、成角点、拐弯点、摩擦点、受力点及应力点等。对经筋循入的溪谷、凹陷、缝隙等，应循着筋线的延伸方向加以追踪诊查，以查出隐蔽状态的筋结。

（1）颞筋区：是头部筋结高发区域。该区的肌肉短小、筋膜丰富，形成薄而弦紧

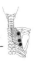

的状态。宜采用拇指尖切拨法。一般先从颞窝开始，用拇指腹揉拨法对小皱皮眉肌进行检查，顺向耳前探索；然后对前颞肌、后颞肌、耳肌及颞筋膜行检。检查颞肌时，应从颞上线开始，沿着骨缝沟探查颞肌附着；发现结点后，将指尖的半月形指甲尖，置在同额肌呈垂直切角，行切拨手法，将前额肌、后颞肌及肌间膜进行摸结诊病。按照力学原理，颞区自上而下，常发现颞前筋结、颞中筋结及颞后筋结由上而下地向颧弓深层集结。部分患者常可发现颞区浅层脉管异常变化，如脉管体积增粗、充盈度增加、管壁硬度异常等。若属于颈三角的少阳经枢转失调所致的，则颈肩部肌筋可触及痛性筋结。

（2）颈肩上痛筋区摸结：主要运用"钳弓手"的揉捏法、钳掐法及按揉法等手法检查。重点检查区域：风池筋区，针灸风池穴及其左右上下之筋；风府筋区，针灸风府穴及其左右上下之筋；乳突下筋区，乳突前后及其下部的颈筋区；颈侧筋区，后颈侧部；颈后筋区，后颈正中线及旁线；冈上筋区，肩胛冈上部及颈至肩部的筋区；喙突筋区，橡突至肱前侧筋区；肩筋区，肩部的肩关节及上臂肌筋；肘筋区，肘关节及煎臂肌筋；腕掌筋区，腕关节及掌指肌筋和关节。

（3）背筋、腰筋、臀筋、腿筋、肌筋丰厚的检查：主要采用掌力及臂力的按压法、切拨法行检。要在查明各有定位的筋结的基础上，即摸到筋结之后，继之对筋结点及筋结面进行系统摸结诊病。例如，枕颈后侧肌筋的筋结多同时伴存肩部岗上及岗下、夹脊部、腰部、臀部、小腿及踝部筋结的形成。故需按照经筋线摸结，才能系统了解筋结的分布情况。常见的筋结区域有肩胛筋区（肩胛冈、冈下窝及内侧缘和内上角、外侧缘等）、肩胛间筋区（两肩胛骨间的肌筋）、华佗夹脊筋区（脊椎两侧的肌筋）、腰脊筋区（竖脊肌及筋膜）、腰三角筋区（髂嵴与肋骨间肌筋）、髂脊筋区（沿髂骨脊周边及其后外的肌筋）、骶筋区（骶骨后侧正中及两侧肌筋）、臀筋区（臀上、中、下及内外侧肌）、坐骨区（左坐骨结节肌筋、右坐骨结节肌筋）、股关节筋区（股关节及其周围肌筋）、股四头肌筋区（大腿前侧肌筋）、膝筋区（膝关节周围的肌筋）、小腿筋区（小腿前、后及两侧的肌筋）、踝关节区（踝关节周围的肌筋）、掌遮趾筋区（掌部、遮部、趾骨各关节的肌筋）、足底区（足掌底面的肌筋）。

（4）胸部经筋摸结：主要运用"钳弓手"对胸腹壁的肌筋、关节等行检。常见的筋结好发于胸大肌、胸小肌、胸外斜肌的起始附着点及骨与骨间的衔接部位，如胸锁关节、硬软肋之间的衔接部、剑突、游离肋端等。重点检查区域有胸锁筋区（胸骨同锁骨衔接部及锁骨下肌筋）、胸骨前筋区（胸骨体、胸骨柄及胸肋关节肌筋）、肋弓筋区（前肋弓各肋面及肋间肌筋）、剑突筋区（剑突体及尖部肌筋膜）、游离肋骨区（第十一、第十二游离肋内体及其肋端肌筋膜）。

（5）腹部经筋摸结：要对前腹及后腹腔的肌筋进行检测，分浅、深两个层次行检。腹部按九区划分法分别探查。后腹腔的探查，属于中医古典所称的"缓筋"循检法。

腹部摸结要善于运用指合力的拇指指腹及其指尖的灵敏度作用，将四指并拢与大拇指构成钳弓形手置于腹壁，四小指作固定式发挥弓形手的握力作用，让大拇指的指腹及指尖发挥揉、节按、弹拨等检测灵活作用，分别对腹部各个区域行检。拇指尖行检时，宜将半月形指甲尖，置于与肌筋的行走方向呈垂直，以提高其分辨力。当发现腹部条索状时，应用追踪随检至其始末。筋结常见的区域有腹部正中区（上中腹、中中腹及下中腹肌筋）、左侧腹筋区（左上腹、中腹、下腹的肌筋）、右侧腹筋区（右上腹、中腹、下腹的肌筋）、髂窝肌筋区（左髂窝、右髂窝及髂前上棘附近肌筋）、下腹侧深层缓筋区（左侧腹、右下侧腹足阳明"缓筋"）、腹股沟筋区（左腹股沟肌筋、右腹股沟肌筋）。其中，腰大肌的摸结是腹部经筋摸结的重点，其位于后腹腔。起自腰椎体及横突，下肢髂窝与髂肌合为髂腰肌，止于股骨小转子，是强大的提大腿肌。其行程长，受力大，单独鞘膜，肌质内挟含的神经多条（六条躯体神经）等特点，是临床上常见的易损劳伤肌筋。但由于其处于深层，触查不方便，仪器检查缺乏特殊性分辨力，故其损伤病症多被忽视，是腹痛、腰腿痛、下肢冷的常见病因之一。对腰大肌的摸结一般采用四点两面法行检，即在进行腰大肌试验阳性的基础上，分别以腹点、腹股沟点、侧腰点及腰背点进行摸结。腹点诊查时，宜将病人取侧仰卧位，双腿屈曲，医者双手协调从脐部外侧腹，由浅而深，运用揉拨手法，令拇指指腹逐渐靠向腰椎体外侧，对其腹段肌质诊查。在病者认真的协作下，常可触及腰大肌的条索状筋结。腹股沟点诊查时，病人取仰卧位，医者先从腹股沟三角，触到股动脉的搏动位置；然后将检查指尖移向股动脉外侧，于上、下、左、右的循拨手法中，探查该肌的腹股沟段形成的筋结。腰大肌的侧腰点诊查时，病人取侧卧位，贴床的下肢伸直，另一下肢呈屈膝侧身向前俯卧，让膝关节内侧面着于床面。医者运用双手指掌的比弓握力，用拇指指腹于腰三角向深层探查，常可于坚脊肌外前的腰侧，查及腰大肌、腰小肌的侧面筋结形态。腰大肌有腰背点探查，常于腰、至腰、背点，通过竖脊肌的向深层传导作用，进行间接探查。多运用肘尖按压探查法，此法可使者损伤的腰大肌深层产生异常疼痛感。

第六章　筋病的治疗

由于经筋是由筋肉组成，主要对关节屈伸和肢体运动起作用，因此其临床主要表现在运动方面，如局部或全身的肌肉拘急、抽搐、强直以及弛缓性瘫痪等。此外，经筋还联系到有关器官，可发生相应症候，如耳痛、耳鸣、视力不足等五官症候，及喘息、胃痛等内脏症候，这是由于耳部、眼部和胸膈部的经筋牵涉所致。阴阳经筋间具有拮抗作用，在病理情况下所出现的病症也各有特点。《灵枢·经筋》云："阳急则反折，阴急则俯不能伸。"这句话就是说背侧（背为阳）的经筋拘急可发生强直和角弓反张，腹侧（腹为阴）的经筋拘急可发生弯俯不能伸直。《灵枢·经筋》还指出："寒则反折筋急，热则筋弛纵不收。"即经筋的寒证多见拘急强直，热证多见弛缓不能收缩，这些都是经筋病的一般特点。总之，经筋表现的症候属筋肉组织的疾病，临床上常见的软组织劳损、肌肉风湿痛以及运动神经所引起的肌肉痉挛或瘫痪，都属于经筋病的范畴。

十二经筋是附属于十二经脉的筋肉系统，形式上类似于十二经脉，但在本质上，经筋与经脉之间存在明显的差别，由于形成两者概念的基础不同，经筋重点在"筋"，而非在"脉"，因此在功能上与经脉也几乎完全不同。《灵枢·经脉》中所谓"脉为营，筋为刚"，说明了两者的根本区别。经脉理论以循环流注运行血气、联络脏腑为主，而经筋理论则是说明机体的部分组织构成。通常所称的"筋"，仅是指解剖学上单一的形态，而所谓的"筋肉系统"则是概括了若干单一形态的筋肉，由于经筋受经脉与络脉气血的濡养，并受十二经脉的调节，因此在生理功能上两者有着密切的联系。通俗地讲，人体十二经筋是十二经脉之气集聚于筋肉、关节的体系，由有形质的类似条索状的组织组成。十二经筋的分布路线大致与十二经脉路线相同，遍及人体的前、后、左、右和头、面、四肢。十二经筋合起来即成为一个完整的人体筋肉组织，所不同的是十二经筋组织不进入脏腑，只显示在人的表体，犹如房屋外围墙壁的组成部分，而未涉及墙壁之内的脏腑组织。但十二经筋亦与体内的脏腑有同气相感的联系，能供十二经脉的正负运动以贯通阴阳。因为十二经筋依靠十二经脉的往来经气濡养，所以凡属足太阳经筋和分支经筋的分布路线，全由足太阳经的往返经气并与一部分足少阴经气而流注于其中。其他经筋所受经气濡养亦相同。《黄帝内经》中所说的"肝主筋"，此筋就是人身体上的韧带、肌腱等部分。很多病症虽说不清形成原因，但都可以遵循一个原则，那就是从筋论治。

现代生活的快节奏使太多的人心中充满躁动和不安，似乎一时一刻的舒适都成了奢望。肝病、前列腺的困扰，还有强直性脊柱炎、腰椎间盘突出、失眠症、脑血管疾

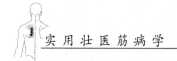

病、帕金森、性功能障碍以及小儿多动症等疾病，看似毫无关联，其实问题都出在一个地方——筋。

《黄帝内经》言："肝藏血，血舍魂，肝主筋，开窍于目，其荣在爪，与胆相表里。在体为筋，在色为青，在声为呼，在变动为握，在味为酸，在液为泪，在志为怒，怒伤肝，肝恶风，悲怒气逆则伤肝。酸走筋，筋病勿多食酸。"肝的问题是人体的一个核心问题，肝的功能加强了，人体的解毒功能、消化功能、造血功能就会显著增强。但肝却是最难调理的脏腑，药物治疗难以起效，针灸治疗似乎也鞭长莫及，"肝主筋"却道破了通往肝经的捷径——通过调理"筋"就可以修复肝，理筋即调肝。

人体十二经筋循行自有特点，膝为"筋之府"，胆经的阳陵泉穴为"筋之会"，脊椎督脉上有个"筋缩"，膀胱经的膝下有个"承筋"。而凡和摇动、震颤、拘挛、强直、抽搐、火气、眩晕、抑郁等有关的病症，都与肝经有关。而男性生殖器古时名为"宗筋"，即是诸筋汇聚之意，所以改善"筋"的供血，就是从源头来解决肝的问题，同时也解决生殖的问题。

《灵枢·经筋》是我国现存最早系统论述经筋的专著，详细记载了十二经筋的循行、病候和治疗。探讨分析十二经筋理论，有助于对经络的进一步研究，对针灸临床也有着重要的指导意义。

结合临床实践分析，经筋病症繁多，非疼痛一症，也包括一些疑难杂症，若"以痛为腧"单治局部未免过于片面，而必须从调治整体入手，兼治肝、脾、胃，兼调相关经脉，配合有关经穴进行治疗，即"以痛为腧"治经筋的局部，配取经穴"以脉引经气"，以求著效。究其机理在于，"十二经脉主于血气，内营五脏六腑，外营头身四肢"（《太素》），因此有许多经穴能治经筋的病症，正如杨上善明示："明堂依穴疗筋病者，此乃依脉引筋气也。"配穴时可从以下四个方面考虑：

（1）取同名经脉腧穴。十二经筋依十二经脉而分布，十二经脉镶嵌在十二经筋之中，经脉之气血直接濡养同名的伴随经筋，因此对很多经筋病，治疗除取局部穴为主外，配用同名经脉腧穴，往往能明显提高疗效。如肩周炎除肱二头肌长头筋结和短头筋结外，常配合谷、养老、外关等穴位；面瘫患者除面部耳根筋结、上唇筋结、下唇筋结外，又常配合谷、足三里等穴位。

（2）取擅治筋病的腧穴。阳陵泉穴为筋会，能舒筋利节，缓急止痛。太冲穴为足厥阴经腧穴，又为肝之原穴，能舒筋缓急，养血柔筋，行气止痛。所以很多经筋病均可配用此两穴。

（3）取阳明经穴。阳明经筋途经腰大肌，主管股神经和股动脉的运行，对下肢的供血供氧及信息传导起重要作用。阳明胃经与阳明经筋同行，阳明经多气多血，主润宗筋，故取阳明经穴能濡润充养诸筋，对于某些筋弛、筋急虚症，多配取如足三里、三阴交等穴位，以加强疗效。故"治痿独取阳明"即是治疗经筋痿软的一个原则。

（4）随症配穴。视病因病机之不同，适当选取有关经穴。肝胆气热者，取肾俞穴、太溪穴、行间穴；肝脉不荣者，取肝俞穴、肾俞穴、太溪穴；脾胃虚弱者，取中脘穴、胃俞穴、脾俞穴、三阴交穴；阳气损伤者，取命门穴、关元穴、气海穴。

此外，通过临床实践，壮医还摸索出火针针刺病变部位"对应点"以治疗筋病的办法，如左侧、右侧对应取穴，肩—肩、肘—肘、腕—腕、髋—髋、膝—膝、踝—踝，在针刺健侧"对应点"的同时，令患者活动患侧受累关节。此外，也有以上下对应者，如肩—髋、肘—膝、腕—踝。此法具有较强的舒筋利节、缓急止痛的作用，疗效显著而迅速，且由于针刺时无痛感或痛感较小，患者更易接受。

壮医经筋疗法的实施包括壮医经筋手法、经筋针刺、拔火罐形成的三联疗法。其治疗常规分为五个步骤：①运用理筋手法以舒筋活络，并"解结"和"解锁"；②应用针刺治疗以"解结"而祛瘀积；③投拔火罐以行气活血、排毒减压；④以辅助疗法增强与巩固疗效；⑤进行"梳理"和"补漏"，以调整整体功能平衡。

一、经筋疗法的实施

1. 经筋手法

经筋手法也称理筋法，常用单手法或复合手法，施以轻手法全身疏通；继之对颈、肩、背、腰、臀、腿、腕、肘、膝、踝及足底等机体筋结好发部位，施以常用手法理筋；在边理筋、边探查筋结的基础上，针对患者的病情，施以"解结"及"解锁"手法。"解结"对继发的连锁反应形成的筋结，加以系统的手法施治以"解锁"。理筋法的应用应按不同的筋结部位，灵活变用不同的手法。常用的理筋手法如下：

（1）摸法。

摸法主要是指用手触摸身体筋结以疏通经筋、调节经脉的方法。摸法主要用于检查和寻找身体的压痛点和筋结。医者根据患者的诉说，首先在相应的部位寻找压痛点及筋结，同时可以用指面触摸检查患者是否有肌张力增高或是挛缩，是否有硬结或条索状的筋结等，以便采用适合的理筋手法。

（2）滚法。

滚法主要是指用手背近小指侧部分或小指、无名指、中指的掌指关节突起部分，附着于一定的部位上，通过腕关节屈伸外旋的连续往返活动，使产生的力量轻重交替，持续不断地作用于治疗部位。其动作要领在于肩臂不要过分紧张，肘关节屈曲$120°\sim140°$，手腕要尽量放松，滚动时掌背要紧贴身体，不能跳动或摩擦，压力尽量均匀，动作协调而有节奏，不能忽快忽慢或时轻时重。这种方法接触面较广，压力较大，适用于肩背腰臀部及四肢等肌肉较为丰厚的部位。肢体的瘫痪、麻木、疼痛、运动功能障碍等疾病多采用此法，具有舒筋活血，滑利关节，缓解经筋痉挛，促进血液循环及

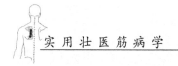

消除肌肉疲劳等作用。

（3）揉法。

揉法主要是用手掌大鱼际、掌根部分或手指螺纹面，用力按在某个部位或某个穴位上，动作轻柔缓和，环旋转动。其中，用大鱼际或掌根部着力的称为掌揉法，着力面较广，刺激缓和舒适，适宜各种年龄阶段的人，常用于治疗胃肠道疾病以及因外伤引起的软组织疼痛等症，具有宽胸理气、健脾和胃、消肿止痛的作用。用指面着力的称为指揉法，力量轻柔，临床上多用于小儿推拿。

（4）按法。

按法是用手指、掌根按压体表以向经筋透力的治疗方法，具体分为指按法和掌按法。指按法是用拇指或食指、中指、无名指3指指面按压体表的一种手法。最常用的是拇指按压法，即将拇指伸直，用指面按压经络穴位或经筋筋结点；其余4指伸开起支持作用，协同用力。这个方法的接触面比较小，刺激的强弱容易控制，对全身各处的经络穴位都适用，具有较明显的开通闭塞、散寒止痛的作用。掌按法是用手掌根、鱼际或全手掌按压体表的一种手法，适用于治疗面积较大而又较为平坦的部位，如腰背部、腹部等，这个方法的刺激比较缓和，具有疏通筋脉、温中散寒的作用，常用于脊柱两侧疾病的治疗，如急慢性腰疼、骶尾部软组织损伤、脊柱侧弯等症。

（5）拿法。

拿法是用拇指与食指、中指相对，捏住某一部位或穴位，逐渐用力内收，并做持续的揉捏动作。这个方法的动作要领在于腕部要放松灵活，指面用力，揉捏动作要连续不断，用力由轻到重，再由重到轻。它的刺激性较强，可用于颈肩部和四肢部经筋的筋结点和穴位，治疗头痛、脖子僵直、肌肉酸痛等症，具有疏通经络、镇静止痛、开窍提神的作用。比如，用拿法处理完风池穴及脖子两侧能使毛孔竖起，有发散解表的作用；拿肩井穴能通调周身气血。实际应用时，实施拿法后，常辅以揉摩手法来缓和刺激。

（6）弹拨法。

弹拨法可细分为弹法和拨法。弹法是以拇指和食指指腹相对紧捏肌肉或肌腱，用力提拉，然后迅速放开，使其弹回，如同拉放弓弦的样子，适用于胸背部的骨肉及浅表的肌腱部，有舒筋活络、畅通气血的作用。拨法则是把手指按在穴位或某个部位上，适当用力下压，到有酸胀感时，再做横向拨动。实际应用时，可根据指下的筋结感，选择使用弹拨法，能解痉止痛，对于松解软组织粘连有一定的作用。

上述手法具体应用时，应该根据疾病的程度和症状不同而采用相应的手法，对于外伤所导致的关节错位或者其他严重疾病，则不仅需要进行理筋手法的治疗，而且还必须进行手法复位。

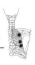

2. 经筋针刺法

经筋针刺法包括壮医火针刺法和固结行针刺法两种，寒证用火针刺法，热证用固结行针刺法。

（1）壮医火针刺法。

在行经筋手法的基础上，采用火针解结。具体针法：在查找到的筋结处进行常规消毒，将毫针针尖在酒精灯上烧红，迅速刺入治疗部位，得气后迅速出针。针刺的深度主要根据病情、体质、年龄、针刺部位肌肉的厚薄及神经、血管的分布而定。壮医火针来源于《灵枢·经筋》，其在论述经筋的分布后，就经筋病的治疗说道："……治在燔针劫刺，以知为数，以痛为输。"经筋病治疗以火针为主，火针火力猛，治疗便捷迅速，效果来得也快，以80 ℃以上的温度刺入肌肤，其热量迅速向周围扩散，达到祛寒止痛、减压排毒的作用。

（2）固结行针刺法。

在行经筋手法的基础上，采用固结行针刺法。针刺原则：以结为腧，固结行针，不留针。具体针法：常规消毒后，根据筋结部位的深度采用相应长度的火针，可一孔多针，不留针。

3. 拔火罐

针后在针刺处拔火罐10分钟，隔天治疗1次。

4. 其他疗法

辅以药酒外擦、药液外洗、红外线照射、壮医药线点灸、壮医刮痧疗法、壮医针刀治疗等。

中编
经筋腧穴

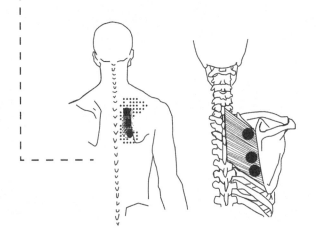

第一章 手太阳经筋

一、走行特点

手太阳经筋起于手小指上边，结于腕背，向上沿前臂内侧缘，结于肘内锐骨（肱骨内上踝）的后面，进入并结于腋下，其分支向后走腋后侧缘，向上绕肩胛，沿颈旁出走足太阳经筋的前方，结于耳后乳突。分支进入耳中；直行者，出耳上，向下结于下额，上方连属目外眦。还有一条支筋从颌部分出，上颌角部、下颌角部，沿耳前，连属目外眦，上额，结于额角。

二、常见筋结解剖定位及主治

1. 小指尖筋结

位置：位于小指尺侧指甲根旁处。

局部解剖：皮肤—皮下组织—小指展肌腱、小指短屈肌腱止点。布有尺神经手背支。结筋点在小指展肌腱、小指短屈肌腱止点处。

主治：小指腱鞘炎或劳损引起的小指尺侧疼痛、活动受限、手指麻木等。

2. 第五掌中筋结

位置：位于第五掌骨尺侧中点处，相当于后溪穴后约 0.5 寸。

局部解剖：皮肤—皮下组织—掌筋膜—小指展肌腱起点外缘。布有尺神经手背支。结筋点在小指展肌腱起点处。

主治：掌部尺侧腱鞘炎、肌腱炎引起的手掌尺侧疼痛，活动受限、手指麻木等。

3. 尺骨茎突筋结

位置：在手腕尺侧部，当尺骨茎突与三角骨之间的凹陷处。

局部解剖：皮肤—皮下组织—前臂筋膜—腕背侧韧带—尺侧腕伸肌—尺侧副韧带—腕关节。布有尺神经背支。筋结在尺侧腕伸肌、腕尺侧副韧带、背侧横韧带间和三角骨底抵止处。

主治：腕关节炎、尺侧腱鞘炎、腕管综合征引起的腕关节疼痛、腕无力活动受限、手指麻木等。

4. 肱骨外上髁筋结

位置：在肘部，正当肱骨外上髁处。

局部解剖：皮肤—皮下组织—肘筋膜—桡侧腕长伸肌、指总伸肌、肘肌、桡侧腕长、短伸肌—肱骨外上髁。布有前臂皮神经。筋结在桡侧腕长伸肌、指总伸肌、肘肌、桡侧腕长、短伸肌起点处（肱骨外上髁处）。

主治：网球肘、肘关节劳损及前臂病变引起的前臂疼痛、肘关节疼痛、上肢麻木

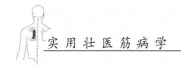

无力等。

5. 肱三头肌外侧筋结

肱三头肌解剖：肱三头肌在上臂后面延伸，可伸直或伸展该臂，有三个头，即长头起自肩胛骨关节盂的下方，外侧头起自肱骨后面桡神经沟的外上方，内侧头起自桡神经沟内下方，三头合成一个肌腹，以扁腱止于尺骨鹰嘴。功能为伸直肘关节，受桡神经支配。筋结好发处为肱三头肌外侧起点筋结、肱三头肌止点筋结。

（1）肱三头肌外侧起点筋结。

位置：位于肱三头肌外侧头处，三角肌后缘。

局部解剖：皮肤—皮下组织—臂筋膜—三角肌后束、肱三头肌外侧头起点—肱骨。布有臂后侧皮神经，其下方有桡神经干通过。浅层结筋点在三角肌后束层。深层结筋点在肱三头肌外侧头起点处。

主治：肩周炎、肱三头肌劳损引起的上臂外侧疼痛、肩周疼痛、肘关节疼痛等。

（2）肱三头肌止点筋结。

位置：在肘部，正当尺骨鹰嘴处。

局部解剖：皮肤—皮下组织—皮下滑液囊—肘筋膜—肱三头肌肌腱—尺骨鹰嘴。布有后侧皮神经。筋结在肱三头肌肌腱止点滑液囊处。

主治：肱三头肌劳损引起的上臂外侧疼痛、肘关节疼痛等。

6. 小圆肌筋结

小圆肌解剖：位于冈下肌的下方，起自肩胛骨外侧缘后面，肌束斜向外上，跨过肩关节后方，止于肱骨大结节的下部。其功能即使肩关节旋外、内收，受腋神经（C5～C7）支配。筋结好发处为小圆肌起点筋结、小圆肌与肱三头肌交叉点筋结、小圆肌止点筋结。

（1）小圆肌起点筋结。

位置：在肩背部，当肩胛骨腋缘上部。

局部解剖：皮肤—皮下组织—肩胛上筋膜—背阔肌—冈下肌、小圆肌起点—肩胛骨。布有胸神经皮支，深层为胸腔。筋结在小圆肌起点滑囊处。

主治：肩背部肌筋膜炎、肩周炎、小圆肌起点滑囊处劳损引起的肩背部疼痛、肩周疼痛、活动受限等。

（2）小圆肌与肱三头肌交叉点筋结。

位置：在肩背部，当肩胛骨腋缘，小圆肌与肱三头肌交叉处。

局部解剖：皮肤—皮下组织—肩胛上筋膜—大圆肌、小圆肌、肱三头肌、背阔肌及滑液囊。布有腋神经分支。筋结在肱三头肌长头与大、小圆肌交界处，或在背阔肌滑液囊处。

主治：肩背部肌筋膜炎、肩周炎、小圆肌劳损引起的肩背部疼痛、肩周疼痛、活动受限等。

（3）小圆肌止点筋结。

位置：在肱骨大结节处。

局部解剖：皮肤—皮下组织—臂筋膜—三角肌—小圆肌止点—肱骨大结节。布有肩胛上神经。筋结在小圆肌止点滑囊处。

主治：肩周炎、小圆肌劳损引起的肩背部疼痛、肩周疼痛、活动受限等。

7. 大圆肌筋结

大圆肌解剖：位于小圆肌的下侧，其下缘为背阔肌上缘遮盖，整个肌肉呈柱状，起于肩胛骨下角背面，肌束向外上方集中，止于肱骨小结嵴。其功能为使肩关节旋内、内收、后伸，受肩胛下神经支配。筋结好发处分为大圆肌起点筋结、大圆肌与肱三头肌交叉点筋结、大圆肌止点筋结。

（1）大圆肌起点筋结。

位置：在肩背部，当肩胛骨外侧缘下部。

局部解剖：皮肤—皮下组织—肩胛上筋膜—冈下肌、大圆肌—肩胛骨。布有胸神经背侧皮支，深层为胸腔。结筋点在大圆肌的肩胛骨外缘起点处。

主治：主治肩背部肌筋膜炎、肩周炎、大圆肌起点滑囊处劳损引起的肩背部疼痛、肩周疼痛、活动受限等。

（2）大圆肌与肱三头肌交叉点筋结。

位置：在肩背部，当肩胛骨腋缘，大圆肌、小圆肌与肱三头肌交叉处。

局部解剖：皮肤—皮下组织—肩胛上筋膜—大圆肌、小圆肌、肱三头肌、背阔肌及滑液囊。布有腋神经分支。筋结点在肱三头肌长头与大圆肌、小圆肌交界处，或在背阔肌滑液囊处。

主治：肩背部肌筋膜炎、肩周炎、大圆肌劳损引起的肩背部疼痛、肩周疼痛、活动受限等。

（3）大圆肌止点筋结。

位置：在肱骨小结节下方的骨嵴。

局部解剖：皮肤—皮下组织—臂筋膜—三角肌—背阔肌—大圆肌止点—肱骨小结节。布有肩胛上神经。筋结点在大圆肌止点滑囊处。

主治：肩周炎、大圆肌止点滑囊处劳损引起的肩背部疼痛、肩周疼痛、活动受限等。

8. 菱形肌筋结

菱形肌解剖：位于斜方肌深层，起于第六、第七颈椎和第一至第四胸椎棘突，止于肩胛骨内侧缘。其功能为近固定时，使肩胛骨上提、后缩和下回旋；远固定时，两侧收缩，使脊柱胸段伸。筋结好发处为菱形肌起点筋结、菱形肌止点筋结。

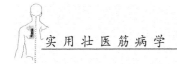
（1）菱形肌起点筋结。

位置：位于斜方肌深层，起于第六、第七颈椎和第四胸椎的棘突，肌纤维由内上向外下斜行。

局部解剖：皮肤—皮下组织—斜方肌腱膜、菱形肌腱膜、上后锯肌腱膜或项韧带。布有相应脊神经后支，深部为椎管。筋结点在第六、第七颈椎和第四胸椎的棘突菱形肌起点处。

主治：菱形肌劳损、肌筋膜炎、肌痉挛引起的胸背疼痛、颈项痛、胸痛、胸闷、气短等。

（2）菱形肌止点筋结。

位置：肩胛骨的脊柱缘。

局部解剖：皮肤—皮下组织—胸背筋膜—斜方肌—菱形肌—肩胛骨。布有胸神经脊支、肌支，深部为胸腔。筋结点在肩胛骨的脊柱缘菱形肌止点处。

主治：菱形肌劳损、肌筋膜炎、肌痉挛引起的胸背疼痛、肩胛内侧痛、胸痛、胸闷、气短等。

9. 肩胛提肌筋结

肩胛提肌解剖：位于颈项两侧，肌肉向上部位于胸锁乳突肌深侧，下部位于斜方肌的深面，为一对带状长肌，起自上4块颈椎的横突，肌纤维斜向后下稍外方，止于肩胛骨上角和肩胛骨脊柱缘的上部。其功能为上提肩胛骨并使肩胛骨下回旋。筋结好发处为肩胛提肌起筋结、肩胛提肌与斜方肌交叉处筋结、肩胛提肌止筋结。

（1）肩胛提肌起筋结。

位置：在斜方肌深面起自上4个颈椎横突后结节。

局部解剖：皮肤—皮下组织—斜方肌、肩胛提肌—头夹肌、颈夹肌—颈椎横突—前斜角肌、后斜角肌、中斜角肌。布有颈第一至第四脊神经后支，深部为颈神经根和臂丛神经。筋结点在第1脊神经支到达颈椎横突后结节肩胛提肌起点处。

主治：落枕、肩胛提肌劳损、肌痉挛、颈椎病引起的颈肩疼痛、肩胛区疼痛，肩臂手指麻木、上肢疼痛等。

（2）肩胛提肌与斜方肌交叉处筋结。

位置：肩胛提肌走行于斜方肌深面，于颈肩部两肌交叉处常为两肌相互摩擦的地方。

局部解剖：皮肤—皮下组织—斜方肌、肩胛提肌—头夹肌、颈夹肌—颈椎横突—前斜角肌、后斜角肌、中斜角肌。布有颈第一至第四脊神经后支，深部为颈神经根和臂丛神经。筋结点在两肌交叉相互摩擦的地方。

主治：落枕、斜方肌损伤、肩胛提肌劳损、肌痉挛、颈椎病引起的颈肩疼痛、肩胛区疼痛、肩臂手指麻木、上肢疼痛等。

（3）肩胛提肌止筋结。

位置：在背部，当肩胛内上角处。

局部解剖：皮肤—皮下组织—斜方肌—肩胛提肌—肩胛骨。深部为胸腔。布有脊神经胸第一后支、第二后支。筋结点在胛提肌腱止点处。

主治：落枕、肩胛提肌劳损、肌痉挛、颈椎病引起的颈肩疼痛、肩胛区疼痛、肩臂手指麻木、上肢疼痛等。

10. 枕大神经筋结

位置：在枕部，当枕骨上项线斜方肌、下项线斜方肌、椎枕肌抵止处。

局部解剖：皮肤—皮下组织—斜方肌、枕大神经、枕小神经—头夹肌、头最长肌—头后大小直肌、头后上下斜肌、椎动脉—枕骨。有枕动脉、枕静脉分支；布有枕小神经分支。结筋在斜方肌、椎枕诸肌、竖脊诸肌在枕骨的抵止点处。

主治：脑卒中、颈部肌劳损、颈椎病、失眠、落枕引起的头痛、颈项强痛、头晕、心悸、视物不清。

11. 耳根筋结

位置：位于耳根部外耳诸肌中，包括耳前肌、耳上肌、耳后肌，属退化肌肉。耳前肌起自帽状筋膜，止于耳郭软骨前部，有牵引耳郭向前的作用。耳上肌起自帽状筋膜，抵止耳郭软骨，有上提耳郭的作用。耳后肌起自乳突外面，止于耳郭软骨后面，有牵引耳郭向后的作用。

局部解剖：皮肤—皮下组织—颞筋膜—耳肌、颞肌。布有耳颞神经。其起止点与肌腹可见筋结。

主治：面神经麻痹、落枕、神经性耳鸣、耳聋引起的颈项痛、偏头痛、斜颈耳鸣、耳聋、面痛、面麻痹等。

12. 颞上筋结

位置：位于颞窝部，包括颞肌与颞筋膜。颞肌位于颞窝部的皮下，颞筋膜的深面，为呈扇形的扁肌。起自颞窝的全部，上自颞下线，下至颞下嵴及颞筋膜的深面。前部肌纤维向下，后部肌纤维向前，逐渐集中，通过颧弓的深面，移行于强大的腱，止于下颌骨喙突的尖端及内侧面。后部肌纤维是翼外肌的对抗肌。颞肌受下颌神经的颞神经支配。颞筋膜位于颞部皮下、覆盖颞肌表面，呈坚韧的纤维板状，沿颞上线起白骨膜，其深层起自颞下线，向前下，附着于颧弓的内侧缘、外侧缘。

局部解剖：皮肤—皮下组织—颞筋膜—颞肌—颅骨。布有枕大神经、耳颞神经、眶上神经。该肌与筋膜的起止点，颅骨蝶顶缝、蝶鳞缝、鳞缝、蝶额缝、冠状缝覆盖处及耳颞神经分布处常有筋结形成。

主治：偏头痛、神经性耳鸣、感冒、面瘫、癫痫引起的头晕、头痛、耳鸣等。

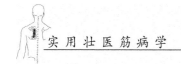

第二章 手阳明经筋

一、走行特点

手阳明经筋起于食指末端，结于腕背，向上沿前臂外侧，结于肩髃。其分支绕肩胛，挟脊旁。直行者，从肩髃部上颈；分支上面颊，结于鼻旁；直行的上出手太阳经筋的前方，上额角，络头部，下向对侧下额。

二、常见筋结解剖定位及主治

1. 第二掌骨筋结

筋结好发处为第二掌骨掌指关节筋结、第二掌骨近端关节筋结。

（1）第二掌骨掌指关节筋结。

位置：位于食指桡侧，第二掌指关节处。

局部解剖：皮肤—皮下组织—掌筋膜—指浅屈肌腱、深屈肌腱—第二掌骨掌指关节。有桡动脉的指背及掌侧动脉、静脉。布有桡神经的指背侧有神经，正中神经的指掌侧固有神经。筋结在掌指屈肌腱摩擦处。

主治：第二掌骨肌腱腱鞘炎和第二掌骨掌指关节炎引起的疼痛、活动受限等。

（2）第二掌骨近端关节筋结。

位置：位于食指桡侧，第二掌骨近端关节处。

局部解剖：皮肤—皮下组织—掌筋膜—拇长展、拇短伸肌腱—桡侧腕长伸肌止点—第二掌骨。有桡神经浅支的掌背侧神经。筋结在第二掌骨近端桡侧腕长伸肌止点处。

主治：第二掌骨近端肌腱腱鞘炎、关节炎、桡侧腕长伸肌劳损引起的近端关节处疼痛、活动受限等。

2. 桡骨茎突筋结

位置：在腕背侧，当腕横纹桡侧端。

局部解剖：皮肤—皮下组织—前臂筋膜—桡侧腕副韧带—拇指展肌、拇短伸肌肌腱—腕关节。布桡神经浅支。筋结在腕横韧带、腕桡侧副韧带层。

主治：腕关节腱鞘炎、关节劳损、腕管综合征引起的腕部疼痛、活动受限、手指麻木等。

3. 旋前肌筋结

旋前肌解剖：呈长圆形，起自肱骨内髁，止于桡骨体中 1/3 的外侧面，组成肘窝的内侧界。有旋前和屈肘的功能，受正中神经（C6～C7）支配。筋结好发处为旋前肌中筋结、旋前肌下筋结。

（1）旋前肌中筋结。

位置：在屈肘部，当尺桡骨间中上 1/3 处。

局部解剖：皮肤—皮下组织—前臂筋膜—指长屈肌、肱肌、旋前圆肌—尺骨。深部有前臂动脉、前臂静脉，正中神经。布有前臂皮神经。结筋点在指长屈肌与旋前圆肌交叉摩擦处。

主治：旋前肌劳损、粘连引起的前臂疼痛、肘疼痛、前臂腕指麻木等。

（2）旋前肌下筋结。

位置：前臂屈面中点，当旋前圆肌下缘。

局部解剖：皮肤—皮下组织—前臂筋膜—桡侧腕屈肌、掌长肌、指总屈肌腱—旋前圆肌、正中神经、桡动脉、桡静脉。布有前臂外侧皮神经。结筋点在前圆肌与诸屈肌交界处。

主治：旋前肌劳损、粘连引起的前臂疼痛、肘疼痛、前臂腕指麻木等。

4. 肱桡滑囊筋结

肱桡肌解剖：位于前臂肌的最外侧皮下，呈长扁形，起于肱骨外上髁上缘的近端 1/3 处，外侧肌间隔，止于桡骨茎突的底部外侧。其功能为使肘关节保持屈曲，受桡神经支配。

位置：肘关节处肱桡关节滑囊处。

局部解剖：皮肤—皮下组织—前臂、肘筋膜—肱二头肌肌腱—肱桡关节滑囊—肘关节。有前臂外侧皮神经，深部有桡神经通过。筋结在肱桡关节滑囊处。

主治：肱桡滑囊炎、肘关节炎、肘管综合征引起的肘关节疼痛，肘及上臂、肩关节牵引痛。

5. 肱二头肌短头筋结

肱二头肌解剖：长头起于肩胛骨盂上粗隆，短头起于肩胛骨喙突。长头、短头于肱骨中部汇合为肌腹，下行至肱骨下端，集成肌腱止于桡骨粗隆和前臂筋腱膜。其功能为屈肩、屈肘及使前臂旋后。肱二头肌短头有手阳明经筋线，易形成肱二头肌短头筋结。

位置：在肩前部，当锁骨中外 1/3 交点下缘，肩胛骨喙突尖端。

局部解剖：皮肤—皮下组织—胸筋膜—胸大肌—胸小肌、喙肱肌、肱二头肌短头—喙突滑液囊—喙突。布有锁骨上神经、肋间神经。内侧为胸腔，内上方为臂丛及锁骨下动脉和静脉。筋结在喙突肱二头肌起点滑液囊处。

主治：肱二头肌劳损、肩周炎引起的肩周疼痛、前胸疼痛、胸闷、上肢麻木、上肢外展疼痛等。

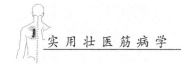

6. 肩胛骨脊柱缘筋结

位置：位于肩胛骨内侧缘肌腱附着处，肩、背、脊柱活动时常受到摩擦。

局部解剖：皮肤—皮下组织—胸背筋膜—斜方肌—菱形肌—肩胛骨。布有胸神经脊支、肌支，深部为胸腔。筋结在肩胛骨的脊柱缘菱形肌止点、斜方肌与菱形肌摩擦点处。

主治：斜方肌、菱形肌劳损、肩背部肌筋膜炎、肌痉挛引起的胸背疼痛、肩胛内侧痛、胸痛、胸闷、气短等。

7. 斜方肌筋结

斜方肌解剖：位于颈部和背上部的浅层。起自上项线、枕外隆凸、项韧带、第七颈椎和全部胸椎棘突，止于锁骨的外侧 1/3 处、肩峰和肩胛骨。其功能为使肩胛骨向脊柱靠拢，上部肌束可上提肩胛骨，下部肌束使肩胛骨下降。筋结好发处为斜方肌起点筋结、斜方肌肩胛冈部筋结、斜方肌肩峰止点筋结。

（1）斜方肌起点筋结。

位置：颈部和背上部的浅层，起自上项线、枕外隆凸、项韧带、第七颈椎和全部胸椎棘突。

局部解剖：皮肤—皮下组织—斜方肌或腱膜。深部是椎管。分布相当的脊神经。筋结点在项线、枕外粗隆及颈胸各棘突斜方肌起点处。

主治：颈椎病、肩周炎、肌筋膜炎及肌肉劳损引起的颈肩部疼痛、斜颈、背痛、肩周疼痛等。

（2）斜方肌肩胛冈部筋结。

位置：在肩后侧，当肩胛骨肩胛冈部区。

局部解剖：皮肤—皮下组织—斜方肌—斜方肌下滑液囊—肩胛冈。布有胸椎第二、第三脊神经后支。结筋点在肩胛冈斜方肌深面。

主治：颈椎病、肩周炎、肩背肌筋膜炎及肌肉劳损引起的颈肩部疼痛、斜颈、肩胛痛、肩周疼痛等。

（3）斜方肌肩峰止点筋结。

位置：在肩前部，锁骨的外侧 1/3 处、肩峰和肩胛骨斜方肌止点处。

局部解剖：皮肤—皮下组织—胸背筋膜—斜方肌止点—肩锁关节囊、肩峰和肩胛骨—胸腔。布有锁骨上皮神经、副神经分支，深层有肩胛上神经。筋结在斜方肌止点处。

主治：颈椎病、肩周炎、背肌筋膜炎及肌肉劳损引起的颈肩部疼痛、肩胛痛、肩周疼痛等。

8. 咬肌筋结

咬肌解剖：浅部纤维起自颧弓前 2/3 处、深部纤维起于颧弓后 1/3 处及其内面，为强厚的方形肌肉，纤维行向下后方，覆盖于下颌支外面，止于下颌支外面及咬肌。其功能为提下颌骨，使下颌骨微向前伸，受咬肌神经支配，分为咬肌起点筋结、咬肌止点筋结。

（1）咬肌起点筋结。

位置：在面部，当颧骨下缘。

局部解剖：皮肤—皮下组织—咬肌起点。有上颌神经眶下支、面神经颧支。筋结在颧骨下缘咬肌起点处。

主治：面瘫、咬肌无力引起的张口困难，以及疼痛、咀嚼无力等。

（2）咬肌止点筋结（相当于颊车穴周围）。

位置：在面部，当下颌角咬肌抵止处。

局部解剖：皮肤—皮下组织—咬肌。布有耳大神经支、面神经下颌支。筋结在下颌角咬肌止点处。

主治：面神经炎、面瘫、咬肌无力引起的张口困难，以及疼痛、咀嚼无力、牙痛等。

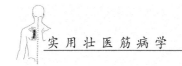

第三章　手少阳经筋

一、走行特点

手少阳经筋起于无名指末端，结于腕背，向上沿前臂结于肘部，上绕上臂外侧缘上肩，走向颈部，合于手太阳经筋。其一分支当下额角处进入，联系舌根；另一分支从下颌角上行，沿耳前，连属目外眦，上额，结于额角。

二、常见筋结解剖定位及主治

1. 次指掌骨筋结

位置：第四掌骨及近远两端关节处。

局部解剖：皮肤—皮下组织—掌筋膜—指伸肌腱—第四掌骨。皮下有手背静脉网及第四掌背动脉。布有来自尺神经的手背支。筋结在第四掌骨及近远端关节处。

主治：腕关节炎、第四掌指关节腱鞘炎、指伸肌腱炎等引起的手掌、腕部疼痛及伸指活动受限等。

2. 腕中筋结

位置：在腕背侧，当腕背侧横纹中点处。

局部解剖：皮肤—皮下组织—腕背伸横韧带—伸指肌腱鞘—指总伸肌腱—腕关节。皮下有手背静脉网、第四掌背动脉。布有尺神经手背支及前臂背侧皮神经末支。筋结在腕横韧带及伸指肌腱腱鞘层。

主治：腕关节肌腱劳损、腕关节炎、腕管综合征等引起腕关节疼痛、手指麻木，活动受限等。

3. 旋后肌筋结

旋后肌解剖：旋后肌是肘后一块小肌肉，起始于尺骨上端后方桡侧，止于桡骨上段桡侧。其功能为使前臂旋后，受桡神经支配。筋结好发处为旋后肌起点筋结、旋后肌与指伸肌交界处筋结、旋后肌止点筋结。

（1）旋后肌起点筋结。

位置：位于肱骨外上髁，肘桡侧副韧带、环状韧带及尺骨旋后肌嵴旋后肌起点处。

局部解剖：皮肤—皮下组织—皮下滑液囊—旋后肌起点—肘关节。桡神经从肌间穿过而分成两层。神经常在此处受压出现筋结。

主治：旋后肌桡神经卡压、肘关节、旋后肌劳损引起的前臂疼痛、肘关节疼痛、手麻痹、活动受限等。

（2）旋后肌与指伸肌交界处筋结。

位置：在前臂背侧，当尺桡骨间，前臂旋后肌与指伸肌交界处。

局部解剖：皮肤—皮下组织—臂筋膜—指伸肌、肘肌—旋后肌。布有前臂后皮神经。筋结在旋后肌、肘肌、指伸肌交界处。

主治：旋后肌桡神经卡压、旋后肌劳损引起的前臂疼痛、手麻痹及无力等。

（3）旋后肌止点筋结。

位置：桡骨上1/3处的外骨面、前骨面、后骨面。

局部解剖：皮肤—皮下组织—臂筋膜—指伸肌—旋后肌止点。布有前臂后皮神经。筋结在旋后肌止点处。

主治：旋后肌劳损引起的前臂疼痛、手麻痹及无力等。

4. 三角肌筋结

三角肌解剖：位于肩部，呈三角形，起自锁骨的外侧段、肩峰和肩胛冈，肌束逐渐向外下方集中，止于肱骨三角肌粗隆。肱骨上端由于三角肌的覆盖，使肩关节呈圆隆形。其功能为使肩外展，可分为三个部分，即锁骨部（前束）、肩峰部（中束）和肩胛部（后束）。前三角肌主要功能是将臂部伸直往前举起，中外三角肌主要功能是将臂部伸直向侧举起，后三角肌主要功能是将臂部伸直向后举起。受腋神经支配。筋结好发处为三角肌起点筋结、三角肌后束筋结、三角肌止点滑囊筋结。

（1）三角肌起点筋结。

位置：位于肩部，锁骨的外侧段、肩峰和肩胛冈三角肌起点处。

局部解剖：皮肤—皮下组织—肩周筋膜—三角肌—肩关节。布有锁骨上外侧神经。筋结点在锁骨的外侧段、肩峰和肩胛冈三角肌起点处。

主治：肩背部肌筋膜炎、肩周炎、上臂病变、肩关节劳损引起的肩背部疼痛、肩周疼痛、上肢疼痛、活动受限等。

（2）三角肌后束筋结。

位置：在臂外侧，当三角肌后束下份处。

局部解剖：皮肤—皮下组织—臂筋膜—三角肌后束、肱三头肌—肩胛骨布有侧皮神经，其下方有桡神经干通过。筋结在三角肌与肱三头肌交叉摩擦处。

主治：肩周炎、上臂病变、肩关节劳损引起的肩部疼痛、上肢疼痛、活动受限等。

（3）三角肌止点滑囊筋结。

位置：在上臂外侧，当三角肌止点前。

局部解剖：皮肤—皮下组织—臂筋膜—三角肌、肱三头肌肌腱—三角肌腱下滑液囊、桡神经沟—肱骨。布有臂后侧皮神经，其下有桡神经干通过。浅层筋结在三角肌层、肱三头肌肌纤维于肌腱结合部。深层筋结在三角肌滑囊处，或在下方的桡神经沟处。

主治：肩周炎、上臂病变、肩关节劳损引起的肩部疼痛，上肢疼痛、麻木，活动

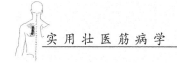

受限等。

5. 肩峰筋结

位置：在肩外侧，当肩峰端处。

局部解剖：皮肤—皮下组织—皮下滑液囊—肩周筋膜—三角肌中束—肩峰下滑液囊—冈上肌肌腱—肩关节。布有锁骨上外侧神经。浅层筋结在皮下滑液囊处，深层结筋点在肩峰下滑液囊处。

主治：肩背部肌筋膜炎、肩部慢性劳损、肩周炎引起的关节疼痛、肩外展痛、颈肩疼痛、肩背疼。

6. 肩胛上神经筋结

位置：在肩部，当肩胛骨上缘，喙突与肩胛内角之间。

局部解剖：皮肤—皮下组织—肩胛上筋膜—斜方肌—肩胛上横韧带—肩胛上神经—肩胛骨上缘。布有锁骨上皮神经。筋结在肩胛横韧带及肩胛上神经处。

主治：颈肩背肌筋膜炎、肩胛上神经卡压综合征引起的肩周疼痛、肩胛区疼痛、颈项疼痛。

7. 颈斜角肌筋结

颈斜角肌筋结解剖：位于颈肩部，颈每侧三块，按位置排列命名为前斜角肌、中斜角肌、后斜角肌，均起自颈椎横突，纤维斜向外下，分别止于上两条肋骨。前斜角肌位于颈椎外侧的深部，起于颈椎第三至第六横突的前结节，止于第一肋骨内缘斜角肌结节。中斜角肌在三个斜角肌中最大最长，起于下第六颈椎横突的后结节，止于第一肋骨的上面，在斜角肌结节与锁骨下沟之间。在前斜角肌、中斜角肌之间有一个三角间隙，间隙的底部是第一肋骨，臂丛与锁骨下动脉自此三角间隙通过。其功能为使颈侧屈、侧旋、前屈，上提第一肋骨、第二肋骨。受颈第五、第六神经前支支配。筋结好发处为颈斜角肌起点筋结、第一肋斜角肌附着点筋结、前中斜角肌间隙筋结。

（1）颈斜角肌起点筋结。

位置：在颈部，当颈椎第一至第七横突顶端处。

局部解剖：皮肤—皮下组织—斜方肌、肩胛提肌—头夹肌、颈夹肌—颈椎横突—前斜角肌、后斜角肌、中斜角肌。布有颈第一至第七脊神经后支，深部为颈神经根和臂丛神经。筋结在颈椎第一至第七横突，颈斜角肌起点处。

主治：颈椎病、前斜角肌综合征引起的颈肩疼痛、肩臂手指麻木、上肢疼痛、活动受限等。

（2）第一肋斜角肌附着点筋结。

位置：在颈部，锁骨上窝内，当第一肋骨斜角肌结节处。

局部解剖：皮肤—皮下组织—颈筋膜—前斜角肌、臂丛神经、第一肋骨。布有锁骨上神经。筋结在第一肋骨斜角肌结节处。

主治：颈椎病、前斜角肌综合征引起的颈肩疼痛、肩臂手指麻木、胸闷及上肢疼痛、无力等。

（3）前中斜角肌间隙筋结。

位置：在颈部，当锁骨上窝内，胸锁乳突肌锁骨头后缘处。

局部解剖：皮肤—皮下组织—颈阔肌及颈筋膜—胸锁乳突肌，前斜角肌、中斜角肌、后斜角肌，臂丛神经。布有颈横神经。筋结在前中斜角肌间隙臂丛神经通过处。

主治：颈椎病、斜角肌损伤痉挛、臂丛神经卡压、前斜角肌综合征引起的颈肩疼痛、肩臂手指麻木、胸闷及上肢疼痛、无力发凉、肌肉萎缩等。

8. 颞颌关节筋结

位置：在面部，当下颌关节处。

局部解剖：皮肤—皮下组织—咬肌—下颌关节囊。筋结在关节囊处。

主治：三叉神经痛、面瘫、颞颌关节紊乱、牙龈炎引起的颊疼痛、咀嚼痛、牙痛、口歪、面痛、头痛等。

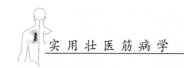

第四章　手太阴经筋

一、走行特点

手太阴经筋起于手大拇指上，结于鱼际后，行于寸口动脉外侧，上沿前臂，结于肘中；再向上沿上臂内侧，进入腋下，出缺盆，结于肩髃前方，上面结于缺盆，下面结于胸里，分散通过膈部，到达季胁。

二、常见筋结解剖定位及主治

1. 拇长屈肌腱鞘筋结

位置：在手掌部，当第一掌指关节处。

局部解剖：皮肤—皮下组织—拇长屈肌腱鞘、内外侧籽骨—拇长屈肌腱—第一掌指关节。布有指掌侧神经。筋结在拇掌指关节两籽骨间、拇长屈肌腱鞘处。

主治：拇长屈肌腱鞘炎，弹响指引起的拇指关节痛，拇指引起的前臂疼痛、活动受限等。

2. 桡管筋结

桡管是从桡神经在分出感觉支和深支处，或更高一些在发出肱桡肌和桡侧腕长伸肌肌支以后，一直到旋后肌管这一段桡神经深支所行经的组织间隙。

位置：桡骨近端前侧，长约4 cm，起于肱骨桡骨小头关节的近端，其远端的止点位于旋后肌浅面。

局部解剖：皮肤—皮下组织—前臂筋膜—肱桡肌—旋后肌—桡管—肱桡关节囊—肱桡关节。桡神经由其深部穿过。筋结在桡神经通过处。

主治：桡管综合征引起的肘外侧疼痛，前臂疼痛、无力，手指麻木，等等。

3. 肱桡肌筋结

肱桡肌解剖：位于前臂肌的最外侧皮下，起于肱骨外上髁上缘的近端1/3处，外侧肌间隔，止于桡骨茎突的底部外侧。其功能为协助屈肘、协调前臂旋前或者旋后，受桡神经支配。筋结好发处为肱桡肌起点筋结、肱桡肌桡骨茎突止点筋结。

（1）肱桡肌起点筋结。

位置：位于肱骨外上髁上缘的近端1/3处及外侧肌间隔处。

局部解剖：皮肤—皮下组织—肘筋膜—肱桡肌起点—肱骨外上髁。布有前臂外侧皮神经。筋结在肱桡肌起点处。

主治：肱桡肌劳损、肱骨外上髁炎引起的肘部疼痛，上臂外侧痛，前臂痛、无力等。

（2）肱桡肌桡骨茎突止点筋结。

位置：在腕背侧，当腕横纹桡骨茎突的底部外侧。

局部解剖：皮肤—皮下组织—前臂筋膜—肱桡肌止点—腕关节。布有桡神经浅支。筋结在桡骨茎突的底部外侧肱桡肌止点。

主治：肱桡肌劳损、腕管综合征引起的腕部疼痛、活动受限，手指麻木，等等。

4. 胸大肌筋结

胸大肌通常称为胸肌，呈扇形。位于胸廓的前上部，起自锁骨内侧半，胸骨和第一至第六肋软骨，肌束向外侧集中，止于肱骨大结节嵴。其功能为近固定，收缩时可使肩关节内收、旋内和屈曲；远固定，拉躯干向手臂靠拢。筋结好发处为胸大肌起点筋结、胸大肌止点筋结。

（1）胸大肌起点筋结。

位置：位于前胸部，骨内侧部至胸骨和第一至第六肋软骨和腹直肌肌鞘胸大肌起点处。

局部解剖：皮肤—皮下组织—胸大肌腱膜。深部为胸腔。布有相应胸脊神经。筋结点在胸大肌起点腱膜处。

主治：胸大肌肌筋膜炎、胸大肌劳损引起的胸痛、胸闷疼痛、上肢麻木、无力、上肢外展疼痛。

（2）胸大肌止点筋结。

位置：肩部，当肱骨大结节嵴与肱骨小结节嵴处。

局部解剖：皮肤—皮下组织—上臂筋膜—三角肌前束、胸大肌、大圆肌、小圆肌—肱骨大结节嵴、肱骨小结节嵴。布有臂内侧皮神经。筋结在肱骨大结节嵴滑囊处。

主治：肩周炎、胸大肌肌筋膜炎、胸大肌劳损引起的肩部疼痛、胸痛、胸闷、胸部周围疼痛、上肢麻木无力、上肢外展疼痛。

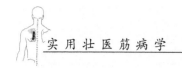

第五章 手厥阴经筋

一、走行特点

手厥阴经筋起于手中指，与手太阴经筋并行，结于肘内侧，上经上臂内侧，结于腋下，向下散布于胁的前后。其分支进入腋内，散布于胸中（贲），结于膈。

二、常见筋结解剖定位及主治

1. 掌腱膜筋结

位置：在手掌侧面，当第二至第四各掌指关节掌侧面处。

局部解剖：皮肤—皮下组织—掌腱膜—指屈肌腱鞘—指屈肌腱—掌指关节囊—掌指关节。布有指掌固有神经。筋结在各掌指关节浅面掌腱膜处。

主治：掌腱膜腱鞘炎引起的掌中痛、掌指关节疼痛弹响指等。

2. 掌长肌筋结

掌长肌位于指浅屈肌的浅面，尺侧腕屈肌的外侧，桡侧腕屈肌的内侧。外侧的一块掌长肌起于肱骨的内上髁，抵止于掌腱膜。其功能为屈腕，受前臂外侧皮神经支配。筋结好发处为掌长肌起点筋结、掌长肌与旋前圆肌交叉处筋结、掌长肌腕关节处筋结。

（1）掌长肌起点筋结。

位置：位于肱骨内上髁掌长肌起点处。

局部解剖：皮肤—皮下组织—肘筋膜—尺侧腕屈肌、掌长肌、桡侧腕屈肌、指总屈肌、旋前圆肌、肘肌等诸肌腱—肱骨内上髁。筋结在肱骨内上髁掌长肌起点处。

主治：肘关节炎，肱骨内上髁诸肌起点劳损引起的肘关节疼痛、屈腕疼痛、前臂疼痛等。

（2）掌长肌与旋前圆肌交叉处筋结。

位置：前臂掌侧面中点，当旋前圆肌下缘处。

局部解剖：皮肤—皮下组织—前臂筋膜—桡侧腕屈肌、掌长肌、指总屈肌—旋前肌、正中神经、桡动脉、桡静脉。布有前臂外侧皮神经。结筋在掌长肌肌腹与旋前圆肌交叉处。

主治：前臂肌劳损、正中神经卡压引起的前臂痛，手指麻木无力、活动受限等。

（3）掌长肌腕关节处筋结。

位置：在腕关节掌侧面中部。

局部解剖：皮肤—皮下组织—掌侧腕横韧带—掌长肌腱，指屈长肌腱、短肌腱，正中神经—桡侧腕屈肌腱、腕关节。布有正中神经掌支。筋结在掌长肌腱与掌侧腕横韧带交叉处。

主治：腕管综合征、腕关节损伤引起的腕关节疼痛、手掌痛、手指麻木无力等。

3. 桡侧腕屈肌筋结

桡侧腕屈肌呈梭形，位于旋前圆肌之内侧，起点为肱骨内上髁和前臂筋膜，止端成长腱，止于第二掌骨底。其功能为近固定时，使桡腕关节屈，参与手关节外展、辅助肘关节屈和前臂内旋。受正中神经支配。筋结好发处为桡侧腕屈肌起点筋结、桡侧腕屈肌与旋前圆肌交叉处筋结、桡侧腕屈肌止点筋结。

（1）桡侧腕屈肌起点筋结。

位置：位于肱骨内上髁及前臂筋膜桡侧腕屈肌起点处。

局部解剖：皮肤—皮下组织—肘筋膜—尺侧腕屈肌、掌长肌、桡侧腕屈肌、指总屈肌、旋前圆肌、肘肌等诸肌腱—肱骨内上髁。筋结在肱骨内上髁桡侧腕屈肌起点处。

主治：肘关节炎、肱骨内上髁诸肌起点劳损引起的肘关节疼痛、屈腕疼痛、前臂疼痛等。

（2）桡侧腕屈肌与旋前圆肌交叉处筋结。

位置：在腕关节掌侧面中部。

局部解剖：皮肤—皮下组织—前臂筋膜—桡侧腕屈肌、掌长肌、指总屈肌—旋前肌、正中神经、桡动脉、桡静脉。布有前臂外侧皮神经。筋结在桡侧腕屈肌肌腹与旋前圆肌交叉处。

主治：前臂肌劳损、正中神经卡压引起的前臂痛及手指麻木无力、活动受限等。

（3）桡侧腕屈肌止点筋结。

位置：位于第二掌骨近端第二掌骨底桡侧腕屈肌止点处。

局部解剖：皮肤—皮下组织—桡侧腕屈肌止点—指屈肌腱鞘—指屈肌腱—第二掌骨。筋结在桡侧腕屈肌止点处

主治：桡侧腕屈肌腱鞘炎引起的掌中痛、掌指关节疼痛、弹响指等。

4. 桡骨粗隆筋结

位置：在前臂掌侧面，当桡骨粗隆处。

局部解剖：皮肤—皮下组织—前臂筋膜—桡侧腕屈肌、肱二头肌肌腱—肱二头肌腱下滑液囊、尺桡间滑液囊—桡骨粗隆。布有前臂外侧皮神经。筋结在肱二头肌腱下滑液囊或骨间滑液囊处。

主治：肘关节劳损、肱二头肌腱滑囊炎、前臂疾病引起的前臂疼痛及肘关节疼痛、活动受限等。

5. 喙肱肌筋结

喙肱肌位于上臂的内侧肱肌上端，肱二头肌和肱三头肌之间，起点为肩胛骨喙突，止点为肱骨内侧1/2。其功能为协助肩关节屈曲、内收。筋结好发处为喙肱肌起点筋

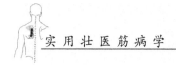

结筋结、喙肱肌与肩胛下肌交叉处筋结、喙肱肌止点筋结。

（1）喙肱肌起点筋结。

位置：在肩前部，肩胛骨喙突处。

局部解剖：皮肤—皮下组织—胸筋膜—胸大肌—胸小肌、喙肱肌、肱二头肌短头—喙滑液囊—喙突。布有锁骨上神经、肋间神经。筋结在肩胛骨喙突喙肱肌起点处。

主治：肩周炎、喙肱肌劳损引起的肩周疼痛、前胸疼痛、胸闷、上肢麻木无力、上肢外展疼痛。

（2）喙肱肌与肩胛下肌交叉处筋结。

位置：在腋前部，当喙肱肌肌腹与肩胛下肌交叉处。

局部解剖：皮肤—皮下组织—臂筋膜—喙肱肌—肩胛下肌肌腱及滑液囊—肱骨。布有臂内侧皮神经，内侧有腋动脉、腋静脉、正中神经通过。浅层结筋在喙肱肌肌腹层与肩胛下肌交叉处。

主治：肩炎、喙肱肌劳损引起的肩周疼痛、前胸疼痛、上肢麻木无力、上肢外展疼痛。

（3）喙肱肌止点筋结。

位置：在上臂部，当肱骨掌侧面中点处。

局部解剖：皮肤—皮下组织—上臂筋膜—肱二头肌—肱肌、喙肱肌—肱骨。布有臂内侧皮神经。筋结在喙肱肌止点处。

主治：喙肱肌损伤引起的上臂疼痛，上肢麻木、无力，上肢外展疼痛等。

6. 胸小肌筋结

胸小肌位于胸大肌深层，起点为第三至第五肋骨前面，止点为肩胛骨喙突。臂丛神经从喙突内下穿过。其功能为近固定时，使肩胛骨前伸、下降和下回旋；远固定时，提肋助吸气。筋结好发处为胸小肌起点筋结、胸小肌止点筋结。

（1）胸小肌起点筋结。

位置：在胸部，当第三至第五肋与肋软骨结合部。

局部解剖：皮肤—皮下组织—胸大肌—胸小肌—肋骨、肋软骨。布有相应胸脊神经皮支。筋结在胸小肌于第三至第五肋与肋软骨结合部起点处。

主治：胸小肌劳损引起的胸痛、胸闷、颈肩疼痛、上肢麻木等。

（2）胸小肌止点筋结。

位置：在肩前部，肩胛骨喙突处。

局部解剖：皮肤—皮下组织—胸筋膜—胸大肌—胸小肌、喙肱肌、肱二头肌短头—喙突滑液囊—喙突。布有锁骨上神经、肋间神经。筋结在喙突滑液囊胸小肌止点处。

主治：肩周炎、胸小肌劳损引起的胸痛、胸闷、颈肩疼痛、上肢麻木等。

第六章　手少阴经筋

一、走行特点

手少阴经筋起于手小指内侧，结于腕后锐骨（豆骨），向上结于肘内侧，再向上进入腋内，交手太阴经筋，行于乳里，结于胸中，沿膈向下，系于脐部。

二、常见筋结解剖定位及主治

1. 第五掌骨中筋结

位置：在第五掌指关节掌侧面。

局部解剖：皮肤—皮下组织—掌筋膜—第五指屈肌腱鞘—第五指短屈肌肌腱、第五指长屈肌腱。布有尺神经掌支。筋结在小指屈肌腱腱鞘层。

主治：第五掌指关节腱鞘炎引起的第五掌指关节疼痛、活动受限及小指麻木等。

2. 尺侧腕屈肌筋结

尺侧腕屈肌起点为肱骨内上髁、前臂筋膜和尺骨鹰嘴，为一长形的半羽状肌，端成腱，止于豌豆骨、第五掌骨及钩骨。其功能为屈腕，受尺神经支配。筋结好发处为尺侧腕屈肌起点筋结、尺侧腕屈肌止点筋结。

（1）尺侧腕屈肌起点筋结。

位置：在肘关节尺侧，尺侧腕屈肌起点处。

局部解剖：皮肤—皮下组织—肘筋膜—尺侧腕屈肌、掌长肌、桡侧腕屈肌、指总屈肌、旋前圆肌、肘肌等诸肌腱—肱骨内上髁。筋结在肱骨内上髁尺侧腕屈肌起点处。

主治：肘关节炎、肱骨内上髁诸肌起点劳损引起的肘关节疼痛、屈腕疼痛、前臂疼痛等。

（2）尺侧腕屈肌止点筋结。

位置：在腕部掌侧，腕横纹尺侧端，尺侧腕屈肌于腕骨的抵止处。

局部解剖：皮肤—皮下组织—前臂筋膜、掌侧腕横韧带—尺侧腕屈肌肌腱、尺神经、尺动脉、尺静脉。布有尺神经掌支。筋结在腕部尺侧，尺侧腕屈肌止点处。

主治：腕管综合征、腕关节损伤引起的腕关节疼痛、腕无力、手指麻木等。

3. 掌长肌筋结

见"中编　经筋腧穴·第五章　手厥阴经筋"中的介绍。

4. 肱骨内上髁筋结

位置：在肘部尺侧面，正当肱骨内上髁处。

局部解剖：皮肤—皮下组织—肘筋膜—尺侧腕屈肌、掌长肌、桡侧腕屈肌、指总屈肌、旋前圆肌、肘肌等诸肌腱—肱骨内上髁。筋结在肱骨内上髁诸屈肌附着处。

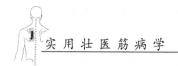

主治：肱骨内上髁诸屈肌腱炎、肘关节炎、肘管综合征引起的肘关节疼痛、屈腕疼痛、前臂疼痛等。

5. 肱三头肌内侧筋结

肱三头肌位于上臂后侧，其长头居中，起于肩胛骨的盂下粗隆。肌束下行，经小圆肌前、大圆肌后，位于外侧头内侧，并掩盖部分内侧头。其外侧头起自肱骨后面上方的外侧，桡神经沟以上区域和外侧肌间隔上部。其上部居长头的外侧，下部则遮盖内侧头的一部分。其内侧头起自肱骨后面桡神经沟以下区域及内、外侧肌间隔。内侧头位置最深，仅下部在长头的内侧和外侧头的外侧，位居皮下。三头向下，于肱骨后面下 1/2 处移行成扁腱，抵止于尺骨鹰嘴的上缘。止腱间及皮下各有一滑液囊。内侧头深面的少量肌纤维抵止于肘关节囊。此肌有伸肘关节，同时通过长头使肱骨具有后伸及内收的功能。筋结好发处为肱三头肌内侧起点筋结、肱三头肌止点滑囊筋结。

（1）肱三头肌内侧起点筋结。

位置：在上臂外侧，当肱三头肌内侧起点前。

局部解剖：皮肤—皮下组织—臂筋膜—三角肌、肱三头肌肌腱—桡神经沟—肱骨。筋结在三角肌内侧头起点滑囊处，或在下方的桡神经沟处。

主治：肩周炎、肱三头肌劳损、桡神经损伤引起的上臂疼痛、手麻痛、肩周疼痛、颈肩疼痛等。

（2）肱三头肌止点滑囊筋结。

位置：在肘部，当尺骨鹰嘴上缘处。

局部解剖：皮肤—皮下组织—臂筋膜—肱三头肌肌腱—腱间滑液囊—肱三头肌肌腱—腱下滑液囊—肱骨。布有臂后侧皮神经。筋结在肱三头肌止点滑囊处。

主治：肱三头肌滑囊炎、肘关节炎、肘管综合征引起的肘关节疼痛、手指麻木、屈腕疼痛、前臂疼痛等。

6. 腋神经筋结

位置：在腋窝顶部，当腋动脉搏动处。

局部解剖：皮肤—皮下组织—腋窝筋膜—胸小肌、臂丛、腋动静脉、肩胛下肌、肱二头肌—肱骨。内侧为胸腔。布有臂内侧皮神经。筋结在腋筋膜层。

主治：肩周炎、腋部神经卡压引起的肩关节疼痛，颈肩臂麻木、疼痛、无力，手指及腕臂异样感。

第七章　足太阳经筋

一、走行特点

足太阳经筋起于足小趾，向上结于外踝，斜上结于膝部，在下者沿外踝结于足跟，向上沿跟腱结于腘部，其分支结于小腿肚（腨外），上行向腘内侧，与腘部另支合并上行结于臀部，向上挟脊到达项部。分支入结于舌根。直行者结于枕骨，上行至头顶，从额部下，结于鼻。分支形成"目上网"（即上睑），向下结于鼻旁，背部的分支从腋行外侧结于肩髃。一分支进入腋下，向上出缺盆，上方结于耳行乳突（完骨）。另一分支从缺盆出，斜上结于鼻旁。

二、常见筋结解剖定位及主治

1. 外踝筋结

位置：在外踝后侧及下侧，足太阳经筋循行处。

局部解剖：皮肤—皮下组织—腓骨肌上支持带、下支持带—腓骨长、短肌总腱鞘—腓骨长肌、短肌肌腱—跟腓韧带。布有足外侧皮神经。筋结常在腓骨长肌、短肌腱腱鞘层。

主治：踝关节扭伤，腓骨长肌、短肌肌腱腱鞘炎引起的踝外侧疼痛、足外侧疼痛、小腿外侧疼痛、膝部疼痛、足背麻痛等。

2. 足跟筋结

位置：在足跟后部，跟骨结节处。

局部解剖：皮肤—皮下组织—皮下滑液囊—跟腱止点。布有腓肠神经跟支。浅层筋结在跟骨结节处皮下滑液囊处，深层筋结在跟腱止点处。

主治：足跟骨刺、跟腱炎引起的踝关节疼痛、足跟疼痛、小腿后侧疼痛、腘窝疼痛等。

3. 腓肠肌筋结

腓肠肌位于小腿后侧，有内侧、外侧两个起头：内侧头起自股骨内侧髁腘面的上方；外侧头在腘肌腱及膝关节腓侧副韧带附着点上方的股骨外侧髁。两个起头汇合向下移行为肌腱，该肌腱再与比目鱼肌腱联合，构成一粗大的跟腱，抵止在跟骨结节。腓肠肌是重要的足跖屈肌。筋结好发处为腓肠肌起点滑囊筋结、腓总神经入肌点筋结、腓肠肌肌腹筋结、腓肠肌止点滑囊筋结。

（1）腓肠肌起点滑囊筋结。

位置：在小腿后侧在腘横纹内侧、外侧端腓肠肌起点及滑囊处。

局部解剖：皮肤—皮下组织—腘筋膜—腓肠肌内外侧头及滑液囊。筋结在腓肠肌

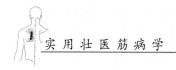

内外侧头起点及滑液囊处。

主治：腓肠肌劳损、肌痉挛抽搐、肌腱炎引起的膝关节疼痛、伸膝痛、小腿疼痛、小腿无力等。

（2）腓总神经入肌点筋结。

位置：在小腿后侧，腘窝下缘，腓骨小头内侧。

局部解剖：皮肤—皮下组织—小腿筋膜—腓肠肌外侧头—腘肌及固有滑液囊—比目鱼肌外侧头起点。布有腓肠外侧皮神经，腓侧有腓总神经通过。筋结在腓肠肌下层腓总神经通过处。

主治：腓肠肌劳损、肌痉挛抽搐、腓总神经损伤引起的关节疼痛、小腿后外侧疼痛、小腿无力、足下垂、足背足趾异常感。

（3）腓肠肌肌腹筋结。

位置：在小腿后侧，腓肠肌肌腹中央凹陷中。

局部解剖：皮肤—皮下组织—小腿筋膜—腓肠肌内外肌腹联合。布有腓肠神经。筋结在腓肠肌肌腹联合处。

主治：腓肠肌劳损、肌痉挛抽搐、腓肠肌麻痹引起的小腿后侧疼痛、膝关节疼痛、足跟疼痛、小腿无力等。

（4）腓肠肌止点滑囊筋结。

位置：在足跟后部，跟腱抵止点处。

局部解剖：皮肤—皮下组织—跟腱—跟腱下滑液囊—胫骨、距骨。筋结在跟腱深面腱下滑液囊处。

主治：跟腱炎引起的踝关节疼痛、足跟疼痛、小腿后侧疼痛等。

4. 比目鱼肌筋结

比目鱼肌位于腓肠肌深面，起点有内侧、外侧两个头，两头之间有腱弓相连，外侧头起自腓骨头和腓骨体的上 1/3 处，内侧头起自胫骨的比目鱼肌线和内侧缘的上部。向下逐渐移行为一宽腱，腱位于肌的后面，并与腓肠肌的腱靠近，向下则相互联合成跟腱，止于跟骨结节。比目鱼肌有协助腓肠肌使足跖屈的功能。筋结好发处为比目鱼肌起点筋结、比目鱼肌与跟腱联结处筋结、比目鱼肌止点筋结。

（1）比目鱼肌起点筋结。

位置：在小腿后侧，腘窝下缘比目鱼肌内侧、外侧两个头起点处。

局部解剖：皮肤—皮下组织—小腿筋膜—腓肠肌内外侧头—比目鱼肌内外侧头。筋结在比目鱼肌内侧、外侧两个头起点处。

主治：比目鱼肌劳损、肌痉挛引起的膝关节疼痛、小腿疼痛、踝关节疼痛、腿无力等。

（2）比目鱼肌与跟腱联结处筋结。

位置：在小腿后侧，小腿三头肌肌束与跟腱连接处。

局部解剖：皮肤—皮下组织—小腿筋膜—腓肠肌、比目鱼肌、跟腱。布有胫神经肌支，深层有胫神经。筋结在比目鱼肌与跟腱联结处。

主治：比目鱼肌劳损、痉挛及肌腱炎引起的腿疼痛、足跟疼痛、腘窝疼痛、小腿无力等。

（3）比目鱼肌止点筋结。

位置：在足跟后部，跟骨结节比目鱼肌止点处。

局部解剖：皮肤—皮下组织—皮下滑液囊—跟腱止点。布有腓肠神经跟支。筋结在跟骨结节比目鱼肌止点处。

主治：跟腱炎引起的踝关节疼痛、足跟疼痛、小腿后侧疼痛等。

5. 腘绳肌筋结

腘绳肌包括半腱肌、半膜肌、股二头肌、大收肌坐骨部。腘绳肌有伸髋屈膝的功能。筋结好发处为半腱肌筋结、半膜肌筋结、股二头肌筋结。

（1）半腱肌筋结。

半腱肌起自坐骨结节后上方外侧面，止于胫骨粗隆内下方及小腿筋膜。作用为伸髋、屈膝并微内旋，由坐骨神经支配。常见筋结有半腱肌起点筋结、半腱肌神经入肌点筋结、半腱肌止点筋结。

①半腱肌起点筋结。

位置：在臀后侧，臀横纹中点内上方，坐骨结节处。

局部解剖：皮肤—皮下组织—皮下脂肪垫—臀大肌及滑囊—半膜肌、半腱肌、股二头肌长头、股方肌—坐骨滑液囊—坐骨结节。布有臀下皮神经。筋结在坐骨结节半腱肌起点处。

主治：半腱肌痉挛、劳损及坐骨神经痛引起的臀后疼痛、股后侧疼痛、膝关节疼痛、下肢麻痹无力等。

②半腱肌神经入肌点筋结。

位置：在股后侧，后正中线，半腱肌神经入肌点区。

局部解剖：皮肤—皮下组织—股筋膜—半腱肌神经入肌点—半腱肌。布有股后侧皮神经，深层有坐骨神经干、股动脉和股静脉。筋结在半腱肌神经入肌点处。

主治：半腱肌痉挛、劳损引起的大腿后侧疼痛、膝关节疼痛、臀后痛、下肢麻痹无力等。

③半腱肌止点筋结。

位置：位于胫骨粗隆内下方及小腿筋膜。

局部解剖：皮肤—皮下组织—股筋膜—半膜肌肌腱、半腱肌肌腱及腱鞘—腓肠肌内侧头及滑液囊。布有股后侧皮神经。筋结点在胫骨粗隆内下方及小腿筋膜半腱肌止点处滑囊处。

主治：半腱肌止点滑囊炎、劳损引起的大腿后侧疼痛、膝关节疼痛、臀后痛等。

（2）半膜肌筋结。

半膜肌起自坐骨结节后上方外侧面，止于胫骨髁内侧面。作用为伸髋、屈膝并微内旋，由坐骨神经支配。筋结好发处为半膜肌起点筋结、半膜肌神经入肌点筋结、半膜肌止点筋结。

①半膜肌起点筋结。

位置：在臀后侧，臀横纹中点内上方，坐骨结节后上方外侧面处。

局部解剖：皮肤—皮下组织—皮下脂肪垫—臀大肌及滑囊—半膜肌、半腱肌、股二头肌长头、股方肌—坐骨滑液囊—坐骨结节。布有臀下皮神经。筋结在坐骨结节半膜肌起点处。

主治：半膜肌痉挛、劳损及坐骨神经痛引起的臀后疼痛、股后侧疼痛、膝关节疼痛、下肢麻痹无力等。

②半膜肌神经入肌点筋结。

位置：在股后内侧方，半膜肌神经入肌点区。

局部解剖：筋结在半膜肌神经入肌点处。

主治：半腱肌痉挛、劳损及神经卡压引起的腿后侧疼痛、膝关节疼痛、臀后疼痛、腿麻痹无力等。

③半膜肌止点筋结。

位置：在胫骨髁内侧面。

局部解剖：皮肤—皮下组织—腘筋膜—半膜肌肌腱、半腱肌肌腱及腱鞘—腓肠肌内侧头及滑液囊。布有股后侧皮神经。筋结在胫骨髁内侧面半膜肌止点处滑囊处。

主治：半膜肌止点滑囊炎、劳损引起的大腿后侧疼痛、膝关节疼痛、腿麻痹无力等。

6. 股二头肌筋结

股二头肌起自坐骨结节后上方外侧面及股骨嵴外侧唇，止于腓骨小头。作用为伸髋、屈膝并微外旋，由坐骨神经支配。筋结好发处为股二头肌起点筋结、股二头肌神经入肌点筋结、股二头肌止点筋结。

（1）股二头肌起点筋结。

位置：在坐骨结节后上方外侧面及股骨嵴外侧唇股二头肌起点处。

局部解剖：皮肤—皮下组织—皮下脂肪垫—臀大肌及滑囊—半膜肌、半腱肌、股二头长头、股方肌—坐骨滑液囊—坐骨结节。布有臀下皮神经。筋结在股二头肌长头腱下滑囊处。

主治：股二头肌痉挛、劳损及坐骨神经痛引起的臀后疼痛、腰痛、股后侧疼痛、膝关节疼痛、下肢麻痹无力等。

（2）股二头肌神经入肌点筋结。

位置：在股后外侧方，股二头肌神经入肌点下方。

局部解剖：皮肤—皮下组织—股筋膜—股二头肌神经入肌点—肌二头肌。布有股后侧神经。筋结在股二头肌神经入肌点处。

主治：股二头肌痉挛、劳损及神经卡压引起的腿后侧疼痛、膝关节疼痛、臀后疼痛、腿麻痹无力等。

（3）股二头肌止点筋结。

位置：在腓骨小头股二头肌止点处。

局部解剖：皮肤—皮下组织—小腿筋膜—股二头肌止点滑液囊—腓骨。布有腓肠外侧皮神经。筋结在腓骨小头股二头肌止点处。

主治：股二头肌止点滑液囊炎、神经卡压引起的膝关节疼痛、活动受限及腿麻痹无力等。

7. 臀大肌筋结

臀大肌略呈方形，起自上而下为髋骨背面、骶骨和尾骨背面、胸腰筋膜和骶结节韧带，肌束斜向下外方，止于髂胫束和股骨臀肌粗隆。臀大肌有后伸并外旋大腿的作用。筋结好发处为臀大肌起缘筋结、臀大肌止点筋结。

（1）臀大肌起缘筋结。

位置：在髋骨背面、骶骨和尾骨背面、胸腰筋膜和骶结节韧带臀大肌起点处。

局部解剖：皮肤—皮下组织—臀筋膜—臀大肌。筋结在臀大肌起缘处。

主治：臀大肌损伤、坐骨神经痛引起的腰骶疼痛、腰痛向下肢放散痛、臀及股后麻痹等。

（2）臀大肌止点筋结。

位置：在股后侧，髂胫束和股骨臀肌粗隆臀大肌止点处。

局部解剖：皮肤—皮下组织—臀筋膜—臀大肌、臀大肌腱下囊、股方肌—股骨臀肌线。布有股外侧皮神经。筋结在臀大肌止点处。

主治：臀大肌损伤、股外侧皮神经损伤引起的腰臀疼痛、腰痛向下肢外侧放散痛、下肢麻痹无力等。

8. 坐骨结节筋结

位置：在臀后侧，臀横纹中点内上方，坐骨结节处。

局部解剖：皮肤—皮下组织—皮下脂肪垫—臀大肌及滑囊—半膜肌—股方肌—坐

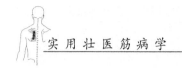

骨滑液囊—坐骨结节。布有臀下皮神经。筋结在坐骨结节腱抵止点处。

主治：骨神经痛、腰骶神经根炎引起的臀后疼痛、腰痛、股后侧疼痛、膝关节疼痛、下肢麻痹无力等。

9. 臀中肌筋结

臀中肌位于臀大肌深层，起点于髂骨翼外面，止点于股骨大转子。其为髋关节的外展肌，单足持重时，对固定骨盆起重要的作用。另外，在髋关节伸展和旋前动作中起作用。受臀上神经支配。分为臀中肌起缘筋结、臀中肌肌腹筋结、臀中肌止点筋结。

（1）臀中肌起缘筋结。

位置：在髋部，当髂骨翼外侧方，臀中肌起缘处。

局部解剖：皮肤—皮下组织—臀筋膜—臀中肌、臀小肌—髂骨翼。布有臀上皮神经。筋结在当髂骨翼外侧方，臀中肌起缘处。

主治：臀中肌损伤、臀上皮神经损伤引起的腰痛、髋部疼痛、腰臀疼痛向下肢放散痛、膝关节疼痛等。

（2）臀中肌肌腹筋结。

位置：在髋部，当髂骨翼外侧方，臀中肌肌腹处。

局部解剖：皮肤—皮下组织—臀筋膜—臀中肌、臀小肌—髂骨翼。布有臀上皮神经。筋结在臀中肌肌腹处。

主治：臀中肌损伤、臀上皮神经损伤引起的腰痛、髋部疼痛、腰臀疼痛向下肢放散痛、大腿外侧痛、膝关节疼痛等。

（3）臀中肌止点筋结。

位置：在髋部，当股骨大转子尖内侧缘处。

局部解剖：皮肤—皮下组织—臀筋膜—臀中肌、臀小肌、梨状肌及腱间滑液囊—股骨大转子。布有臀上皮神经、臀上神经。筋结在股骨大转子臀中肌止点处。

主治：臀中肌损伤、臀上皮神经损伤、臀上神经损伤引起的髋部疼痛、腰臀疼痛向小腿放散疼痛、下肢麻痹无力等。

10. 夹脊起点筋结

位置：在背腰部，当第一颈椎至第五腰椎棘突下两侧，夹脊穴处。

局部解剖：皮肤—皮下组织—项韧带、胸腰筋膜—竖脊肌。布有相应脊神经皮支、肌支。筋结在竖脊肌层。

主治：强直性脊柱炎、脊柱关节紊乱、腰椎间盘突出症及竖脊肌劳损、肌筋膜炎引起的腰背痛、胸腹痛、脊柱强直等。

11. 腰三横突筋结

位置：在腰部，腰三椎体横突顶端。

局部解剖：皮肤—皮下组织—胸腰筋膜—竖脊肌、腰方肌—腰三椎体横突—腰大肌—腹腔。布有腰神经后支。筋结在腰三横突处。

主治：腰三横突综合征、腰肌劳损引起的腰痛，腰腹疼痛，腰痛向大腿前侧、内侧放射痛等。

12. 冈上肌筋结

冈上肌位于肩背部，被斜方肌和三角肌覆盖，起于肩胛骨冈上窝，肌腱在喙肩韧带及肩峰下滑液囊下，从肩关节囊之上通过，止于肱骨大结节。作用为外展上臂，受肩胛上神经支配。筋结好发处为冈上肌起点筋结、冈上肌止点筋结。

（1）冈上肌起点筋结。

位置：在肩部，肩胛骨冈上窝冈上肌起点处。

局部解剖：皮肤—皮下组织—斜方肌—冈上肌起点—肩胛骨。筋结在冈上窝冈上肌起点处。

主治：冈上肌劳损、肩周炎引起的肩周疼痛，颈项疼痛，颈肩上肢麻木、疼痛，胸闷，等等。

（2）冈上肌止点筋结。

位置：在肩外侧，当肩峰端，肱骨大结节冈上肌止点处。

局部解剖：皮肤—皮下组织—皮下滑液囊—肩周筋膜—三角肌中束—肩峰下滑液囊—冈上肌肌腱—肱骨大结节。布有锁骨上外侧神经。筋结在肱骨大结节冈上肌止点处。

主治：冈上肌劳损、肩周炎引起的关节疼痛、肩外展痛、颈肩疼痛、肩背痛等。

13. 肩胛提肌筋结

见"中编　经筋腧穴·第一章　手太阳经筋"中的介绍。

14. 项韧带筋结

项韧带位于颈项部。第七颈椎棘突向上，棘上韧带移行为项韧带。上部附着于各棘突的尖端，前方与棘间韧带融合；后方附着于枕骨和颈椎棘突尖端的部分向后延伸，形成三角形薄板样结构。主要作用为限制脊柱的前屈，支持项部肌肉的作用较小。

位置：在颈部，项韧带循行处。

局部解剖：皮肤—皮下组织—斜方肌腱膜、项韧带。筋结在项韧带循行处。

主治：项韧带损伤、钙化引起的颈肩疼痛、颈项疼痛、头痛、头晕等。

15. 胸锁乳突肌上筋结

胸锁乳突肌位于颈部两侧皮下，起自胸骨柄前面和锁骨的胸骨端，两头会合斜向后上方，止于颞骨的乳突。胸锁乳突肌有使头部旋转和后仰的功能，受副神经支配。筋结好发处为胸锁乳突肌起点筋结、胸锁乳突肌肌腹筋结、胸锁乳突肌止点筋结。

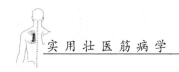

（1）胸锁乳突肌起点筋结。

位置：在颈根部，当胸骨柄前面和锁骨的胸骨端胸锁乳突肌起点处。

局部解剖：皮肤—皮下组织—颈阔筋膜—胸锁乳突肌胸骨头、胸骨体。布有锁骨上皮神经，深层为胸腔。筋结在胸锁乳突肌起点处。

主治：落枕、颈椎病、胸锁乳突肌肌腱炎引起的颈项疼痛、斜颈、胸闷、颈部活动受限等。

（2）胸锁乳突肌肌腹筋结。

位置：在颈部，当胸锁乳突肌后缘中上1/3交点处。

局部解剖：皮肤—皮下组织—枕小神经、颈横神经、耳大神经、颈前皮神经—胸锁乳突肌、副神经—颈丛皮神经—中斜角肌、肩胛提肌—颈神经、舌下神经。深部为颈动脉、颈静脉，交感神经颈段。筋结在胸锁乳突肌肌腹层与副神经交叉处。

主治：落枕、颈椎病、胸锁乳突肌肌腱炎引起的颈肩痛、咽异物感、上肢冷痛、面血管扩张、少汗、瞳孔缩小、上眼睑下垂、眼球内陷等。

（3）胸锁乳突肌止点筋结。

位置：在头部，当耳后乳突下缘处。

局部解剖：皮肤—皮下组织—胸锁乳突肌、头夹肌、头最长肌—乳突。布有耳大神经、枕小神经。深层当茎乳突孔、面神经。经筋在枕骨乳突部，胸锁乳突肌止点处。

主治：落枕、颈椎病、胸锁乳突肌肌腱炎引起的颈项痛、头痛、口渴、肩背痛、斜颈等。

16. 颞上线筋结

颞部位于颞窝部，包括颞肌与颞筋膜。颞肌位于颞窝部的皮下，颞筋膜的深面，为呈扇形的扁肌。起自颞窝的全部，上自颞下线，下至颞下嵴及颞筋膜的深面。前部肌纤维向下，后部肌纤维向前，逐渐集中，通过颧弓的深面，移行于强大的腱，止于下颌骨喙突的尖端及内侧面。后部肌纤维是翼外肌的对抗肌。颞肌受下颌神经的颞深神经支配。颞筋膜位于颞部皮下，覆盖颞肌表面，呈坚韧的纤维板状，沿颞上线起自白骨膜，其深层起自颞下线，向前下，附着于颧弓的内侧缘、外侧缘。

位置：在颞窝上部，颞肌与颞筋膜起缘处。

局部解剖：皮肤—皮下组织—颞筋膜—颞肌—颅骨。筋结在颞肌与颞筋膜起缘处。

主治：偏头痛，神经性耳鸣，感冒、面瘫、癫痫等引起的头晕、头痛、耳鸣、口眼㖞斜等。

17. 眶上筋结

位置：在额部，当眉头下，眶上缘处。

局部解剖：皮肤—皮下组织、滑车上神经—皱眉肌—眶上缘。筋结在皱眉肌肌层。

主治：眶上神经痛、结膜炎、假性近视引起的头痛、视物不清、眼睑下垂等。

第八章 足少阳经筋

一、走行特点

足少阳经筋起于第四趾，向上结于外踝，上行沿胫外侧缘，结于膝外侧。其分支起于腓骨部，上走大腿外侧，前边结于"伏兔"，后边结于骶部。直行者，经季胁，上走腋前缘，系于胸侧和乳部，结于缺盆。直行者，上出腋部，通过缺盆，行于太阳经筋的前方，沿耳后，上额角，交会于头顶，向下走向下颌，上结于鼻旁。分支结于目外眦，成"外维"。

二、常见筋结解剖定位及主治

1. 趾背筋结

位置：在足背部，当第四趾趾间关节背侧面。

局部解剖：皮肤—皮下组织—皮下滑液囊—趾间关节囊—趾间关节。布有趾背神经。筋结在趾背皮下滑囊处。

主治：趾背外侧腱鞘炎引起的足趾疼痛，踝关节疼痛、活动受限等。

2. 外踝筋结

位置：在足背部，当足外踝前下凹陷中。

局部解剖：皮肤—皮下组织—腓骨肌上支持带—距腓前韧带—踝关节。布有足外侧皮神经。浅层筋结在腓骨肌上支持带层，深层筋结在距腓前韧带层。

主治：踝关节扭伤、腓骨肌肌腱炎引起的踝关节疼痛，膝关节疼痛、活动受限等。

3. 趾长伸肌筋结

趾长伸肌位于小腿前肌，起于胫骨前外侧面、腓骨前面及其间的骨间膜，向下肌腹渐细，移行为肌腱，通过伸肌支持带深面到足部，趾长伸肌肌腱分为4束，分别以趾背腱膜止于第二至第五趾的中间和远侧节。趾长伸肌有使足背屈、外翻和外展作用，受腓深神经支配。筋结好发处为趾长伸肌起点筋结、趾长伸肌肌腹筋结、趾长伸肌止点筋结。

（1）趾长伸肌起点筋结。

位置：在小腿外侧，当腓骨小头前缘。

局部解剖：皮肤—皮下组织—小腿筋膜—髂胫束、趾长伸肌、胫骨前肌。布有腓肠外皮神经。筋结在趾长伸肌起点处。

主治：趾长伸肌损伤、膝关节损伤、腓总神经损伤引起的腿疼痛、膝关节疼痛、腰痛、下肢麻痹无力等。

（2）趾长伸肌肌腹筋结。

位置：在小腿外侧，当腓骨中下1/3交界处，腓骨前缘处。

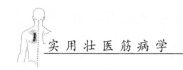

局部解剖：皮肤—皮下组织—小腿筋膜—腓骨短肌、趾长伸肌、长伸肌、胫骨前肌—小腿骨间膜。布有腓浅神经、腓肠外侧皮神经。筋结在趾长伸肌肌腹处。

主治：趾长伸肌损伤、腓总神经损伤引起的腿痛，踝关节痛，膝部疼痛，足趾发凉、麻木等。

（3）趾长伸肌止点筋结。

位置：在第二至第五趾的中间和远侧节趾长伸肌止点处。

局部解剖：皮肤—皮下组织—皮下滑液囊—趾长伸肌止点—趾骨。布有趾背神经。筋结在趾长伸肌止点处。

主治：趾长伸肌腱鞘炎引起的足趾疼痛、活动受限及踝部疼痛等。

4. 腓骨短肌筋结

腓骨短肌位于腓骨长肌的深面。起自腓骨下 2/3 处的外侧面及腓骨前肌、后肌间隔，经外踝的后面转向前，止于第五跖骨粗隆，长肌腱绕至足底。腓骨短肌有使足外翻、跖屈和外展的作用，受腓浅神经支配。筋结好发处为腓骨短肌起点筋结、腓骨短肌与腓骨长肌交叉处筋结、腓骨短肌止点筋结。

（1）腓骨短肌起点筋结。

位置：在腓骨下 2/3 处的外侧面腓骨短肌起点处。

局部解剖：皮肤—皮下组织—小腿筋膜—腓骨长肌肌腱—腓骨短肌起点。布有腓浅神经。筋结在腓骨短肌起点处。

主治：腓骨短肌起点滑囊炎、腓骨短肌损伤引起的足外侧缘疼痛，外踝关节疼痛，小腿外侧、后侧疼痛，足背麻痛，等等。

（2）腓骨短肌与腓骨长肌交叉处筋结。

位置：在足踝外侧，跟腱前，腓骨长肌、腓骨短肌腱鞘部。

局部解剖：皮肤—皮下组织—小腿筋膜—腓骨长肌腱鞘、腓骨短肌腱鞘—腓骨长肌肌腱、腓骨短肌腱。布有腓肠神经。深层近跟腱胫骨面有胫神经及动脉、静脉通过。筋结在腓骨长肌腱、短肌腱腱鞘层交叉处。

主治：腓骨短肌肌腱炎、踝关节扭伤引起的足外侧缘疼痛，外踝疼痛，小腿外侧、后侧疼痛，足背麻痛，足心疼痛，等等。

（3）腓骨短肌止点筋结。

位置：在足外侧，第五跖骨基底部。

局部解剖：皮肤—皮下组织—小腿筋膜—足小趾展肌肌腱、第三腓骨肌肌腱、腓骨短肌肌腱—跗跖韧带、踝外侧副韧带。布有足外侧皮神经。筋结在第五趾骨基底部腓骨短肌止点处。

主治：腓骨短肌腱鞘炎引起的足外侧缘疼痛，外踝疼痛，小腿外侧、后侧疼痛，足心疼痛，等等。

5. 腓骨长肌筋结

腓骨长肌位于小腿外侧，起自腓骨的外侧面上 2/3 处、小腿深筋膜的深面及小腿肌间隔。腓骨长肌起点较高，并覆盖腓骨短肌。该肌腱经外踝的后面转向前，在跟骨外侧绕至足底，斜行至足的内侧缘，止于内侧楔骨和第一跖骨底。腓骨长肌有调节足内翻和外翻运动的作用，受腓神经支配。筋结好发处为腓骨长肌起点筋结、腓骨长肌与腓骨短肌筋结交叉处筋结、腓骨长肌止点筋结。

（1）腓骨长肌起点筋结。

位置：在小腿外侧，当腓骨颈后下缘处。

局部解剖：皮肤—皮下组织—小腿筋膜—腓骨长肌腱弓—腓总神经—腓骨。布有腓肠外侧皮神经。筋结在腓骨长肌腱弓层。

主治：腓骨长肌起点滑囊炎、腓总神经损伤引起的腿疼痛、踝关节疼痛、膝关节疼痛、腰痛、下肢麻痹无力等。

（2）腓骨长肌与腓骨短肌筋结交叉处筋结。

位置：在足踝外侧，跟腱前，腓骨长肌、腓骨短肌腱鞘部。

局部解剖：皮肤—皮下组织—小腿筋膜—腓骨长肌腱鞘、腓骨短肌腱鞘—腓骨长肌肌腱、腓骨短肌腱。布有腓肠神经。深层近跟腱胫骨面有胫神经及动脉、静脉通过。筋结在腓骨长肌、短肌腱腱鞘层交叉处。

主治：腓骨长肌肌腱炎、踝关节扭伤引起的足外侧缘疼痛，外踝疼痛，小腿外侧、后侧疼痛，足背麻痛，足心疼痛，等等。

（3）腓骨长肌止点筋结。

位置：在踝外侧，外踝下，腓骨长肌止点处。

局部解剖：皮肤—皮下组织—腓骨肌上支持带、下支持带—腓骨长肌止点。布有足外侧皮神经。筋结常在腓骨长肌止点处。

主治：腓骨长肌腱鞘炎引起的踝外侧疼痛、足外侧疼痛、小腿外侧疼痛等。

6. 膝外筋结

位置：在膝外侧，正当膝关节间隙处。

局部解剖：皮肤—皮下组织—膝筋膜—膝外侧副韧带—滑液囊—膝关节囊。布有股外皮神经。筋结在膝外侧副韧带下滑液囊处。

主治：膝外侧副韧带损伤、膝关节炎引起的膝关节疼痛、活动受限及腰腿痛等。

7. 股外侧肌筋结

股外侧肌属于股四头肌，位于大腿外侧，起自股骨大转子根部、股骨粗线的外侧唇，行向下内，与股中间肌结合而且一部分遮盖着股中间肌，下端借股四头肌腱抵止

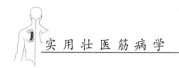

于髌的上缘与外侧唇，借髌韧带止于胫骨粗隆。股四头肌的功能是使小腿伸、大腿伸和屈，伸膝关节，屈髋关节，并维持人体直立姿势。筋结好发处为股外侧肌起点筋结、股外侧肌肌腹筋结、股外侧肌止点筋结。

（1）股外侧肌起点筋结。

位置：在臀部，正当股骨大转子隆凸处。

局部解剖：皮肤—皮下组织、皮下滑囊—臀筋膜—臀大肌腱膜—髂胫束—股外侧肌起点滑液囊—股骨大转子。布有股外侧皮神经。筋结在股外侧肌起点滑液囊处。

主治：股外侧肌紧张、劳损及下肢肌萎缩引起的髋股疼痛、髋部弹响、腰臀疼痛、下肢麻痹无力等。

（2）股外侧肌肌腹筋结。

位置：在股外侧，股骨中部凸处。

局部解剖：皮肤—皮下组织—腿筋膜—髂胫束、股外侧肌—股骨。布有股外侧皮神经。筋结在股外侧肌肌腹处。

主治：股外侧肌损伤、下肢肌萎缩引起的股外侧疼痛、膝关节疼痛、下肢麻痹无力等。

（3）股外侧肌止点筋结。

位置：在小腿外侧，当腓骨小头后侧缘。

局部解剖：皮肤—皮下组织—小腿筋膜—股二头肌肌腱、腓总神经干。布有腓肠外侧皮神经。筋结在股外侧肌止点处。

主治：股外侧肌损伤、腓总神经损伤引起的小腿疼痛，膝关节疼痛、活动受限，下肢麻痹无力，等等。

8. 股中间肌筋结

股中间肌属于股四头肌，位于股直肌与股骨之间。起自股骨前面及外侧面的上2/3处，纤维由后向前下，与股内侧肌、外侧肌相融合，止于髌上缘，借髌韧带止于胫骨粗隆。股四头肌的功能是使小腿伸、大腿伸和屈，伸膝关节，屈髋关节，并维持人体直立姿势。筋结好发处为股中间肌起点筋结、股中间肌髌上筋结。

（1）股中间肌起点筋结。

位置：在股骨上段股中间肌起点。

局部解剖：皮肤—皮下组织—股筋膜—肌直肌、股外侧肌及其间深筋膜—股中间肌—股骨。布有股外侧皮神经及股神经皮支、肌支。筋结在股中间肌起点处。

主治：股中间肌紧张、劳损引起的大腿前侧痛、下肢麻痹无力、膝部疼痛等。

（2）股中间肌髌上筋结。

位置：在膝部，正当髌骨上缘处。

局部解剖：皮肤—皮下组织—股筋膜—股直肌腱、股中间肌肌腱、腱下脂肪垫—髌骨。布有股神经皮支、肌支。筋结在股中肌髌上缘处。

主治：膝关节扭伤、股中间肌紧张、劳损引起的大腿前侧痛，下肢麻痹无力，膝关节疼痛、活动受限等。

9. 髂胫束筋结

髂胫束位于大腿外侧，起自髂嵴前份的外侧缘，上部分为两层，包裹阔筋膜张肌，下部的纵行纤维明显增厚呈扁带状，后缘于臀大肌肌腱相延续。髂胫束下端附着于胫骨外侧髁、腓骨头和膝关节囊。髂胫束有外旋和外展大腿的作用，受臀上神经支配。筋结好发处为髂胫束起点筋结、髂胫束中段筋结、髂胫束止点筋结。

（1）髂胫束起点筋结。

位置：在大腿外侧，起自髂嵴前份的外侧髂胫束起点处。

局部解剖：皮肤—皮下组织—臀筋膜—臀大肌腱膜—髂胫束—髂嵴。布有股外侧皮神经。筋结在髂嵴前份的外侧髂胫束起点处。

主治：髂胫束摩擦综合征、弹响髋（髂胫束挛缩）引起的髋股疼痛、髋部弹响、腰臀疼痛、下肢麻痹无力等。

（2）髂胫束中段筋结。

位置：在股外侧，股骨中点外凸处。

局部解剖：皮肤—皮下组织—大腿筋膜—髂胫束、股外侧肌—股骨。布有股外侧皮神经。筋结在髂胫束中段与股外侧肌交叉处。

主治：髂胫束摩擦综合征引起的股外侧疼痛、膝关节疼痛、下肢麻痹无力等。

（3）髂胫束止点筋结。

位置：正当腓骨小头上缘，髂胫束止点处。

局部解剖：皮肤—皮下组织—小腿筋膜—髂胫束、趾长伸肌、胫骨前肌。布有腓肠外侧皮神经。筋结在髂胫束止点处。

主治：髂胫束摩擦综合征、膝关节损伤引起的股外侧疼痛，膝关节疼痛、活动受限等。

10. 梨状肌筋结

梨状肌位于臀部深部，起于第二至第四骶椎前面，分布于小骨盆的内面，经坐骨大孔入臀部，止于股骨大粗隆。梨状肌有外旋髋关节的功能，受第二至第四骶神经的肌支支配。筋结好发处为梨状肌起点筋结、梨状肌上孔筋结、梨状肌下孔筋结、梨状肌止点筋结。

（1）梨状肌起点筋结。

位置：在臀部，第二至第四骶椎前面梨状肌起点处。

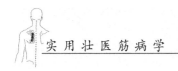

局部解剖：皮肤—皮下组织—筋膜—臀大肌—臀中肌—梨状肌。布有臀内侧皮神经。筋结在梨状肌起点处。

主治：梨状肌综合征引起的臀部疼痛、腰骶部疼痛、腰腿痛、下肢麻痹无力、髋外展疼痛等。

（2）梨状肌上孔筋结。

位置：在臀部，当股骨大转子最高点与髂后上棘连线中上 1/3 处的交点外侧，即梨状肌上孔处。

局部解剖：皮肤—皮下组织—臀筋膜—臀大肌—臀中肌—梨状肌上孔—臀上神经及动脉、静脉。布有臀上皮神经。筋结在梨状肌上孔处。

主治：梨状肌综合征引起的臀部疼痛、腰骶部疼痛、腰腿痛、下肢麻痹无力、膝关节疼痛、踝关节疼痛、髋外展疼痛等。

（3）梨状肌下孔筋结。

位置：在臀部，由大转子最高点与髂后上棘连线中点做一垂直线，此垂线交于股骨大转子最高点、髂后上棘和尾骨尖连线中点的连线上，即梨状肌下孔处。

局部解剖：皮肤—皮下组织—臀筋膜—臀大肌—臀中肌—梨状肌及其下孔—坐骨神经干、臀下经及动脉、静脉。布有臀上皮神经。筋结在梨状肌下孔处。

主治：梨状肌综合征、坐骨神经受压引起的臀后疼痛、腰腿疼痛、下肢麻痹无力、膝关节肿痛、踝关节肿痛等。

（4）梨状肌止点筋结。

位置：在臀部外侧，股骨大粗隆处。

局部解剖：皮肤—皮下组织、皮下滑囊—臀筋膜—臀大肌腱膜—臀中肌—梨状肌止点滑液囊—股骨大粗隆。布有股外侧皮神经。筋结在梨状肌止点滑液囊处。

主治：梨状肌综合征引起的髋股疼痛、髋部弹响、腰臀疼痛、下肢麻痹无力等。

11. 臀中肌筋结

臀中肌位于髂骨翼外面、臀大肌深层，起点于髂骨翼外面，止点于股骨大转子。臀中肌除有外展髋关节、固定骨盆的作用外，还在髋关节后伸和旋前动作中起作用。受臀上神经支配。筋结好发处为臀中肌起点筋结、臀中肌肌腹筋结、臀中肌止点筋结。

（1）臀中肌起点筋结。

位置：在臀部，当髂嵴后缘，髂骨翼外面臀中肌起缘处。

局部解剖：皮肤—皮下组织—臀筋膜、腰背筋膜—臀大肌—臀中肌—髂骨翼。布有臀上皮神经。筋结在臀中肌起缘处。

主治：臀中肌损伤、痉挛及肌筋膜炎引起的腰痛向臀或下肢放射痛、髋股疼痛、髋部弹响、下肢麻痹无力等。

（2）臀中肌肌腹筋结。

位置：在髋部，当髂骨翼外侧方，臀中肌肌腹处。

局部解剖：皮肤—皮下组织—臀筋膜—臀中肌、臀小肌—髂骨翼。布有臀上皮神经。筋结在臀中肌肌腹处。

主治：臀中肌损伤、痉挛引起的腰痛、髋部疼痛、腰臀疼痛向下肢放散痛等。

（3）臀中肌止点筋结。

位置：在髋部，当股骨大转子尖内侧缘处。

局部解剖：皮肤—皮下组织—臀筋膜—臀中肌、臀小肌、梨状肌及腱间滑液囊—股骨大转子。布有臀上皮神经、臀上神经。筋结在臀中肌止点及滑液囊处。

主治：臀中肌止点滑囊炎、臀中肌痉挛引起的髋部疼痛、腰臀疼痛向小腿放散痛、下肢麻痹无力等。

12. 肋间肌筋结

肋间肌位于肋间隙内，分内、外两层。肋间外肌从上斜向前下，肋间内肌肌束自下斜向前上。有协助呼吸的功能。

位置：在腋中线处，足少阳经筋走行线上。

局部解剖：皮肤—皮下组织—胸筋膜—腹内斜肌、腹外斜肌、胸大肌、胸小肌—肋骨。布有胸神经皮支及肌支，深部为胸腔。筋结在肋间肌及外斜肌、胸小肌于肋骨及肋软骨联合处。

主治：肋端综合征、心脏神经官能症、筋性冠心病、筋性肝胆综合征引起的胸痛、胸闷、腹痛、纳呆、呕恶等。

13. 胸锁乳突肌中点筋结

位置：在颈部，当胸锁乳突肌后缘中上 1/3 交点处。

局部解剖：皮肤—皮下组织—枕小神经、颈横神经、耳大神经、颈前皮神经—胸锁乳突肌、副神经—颈丛皮神经—中斜角肌、肩胛提肌—颈神经、舌下神经。深部为颈动脉、颈静脉、交感神经颈段。筋结在胸锁乳突肌肌腹层与副神经交叉处。

主治：落枕、颈椎病、胸锁乳突肌肌腱炎引起的颈肩痛、咽异物感、上肢冷痛、面血管扩张、少汗、瞳孔缩小、上眼睑下垂、眼球内陷等。

14. 提口角肌下筋结

提口角肌位于颊肌浅层，起于上颌骨尖牙凹，垂直下行止于口角上部皮肤。有上提口角的功能。

位置：在面部，当鼻面沟下近口角止点处。

局部解剖：皮肤—皮下组织—提上唇肌、提口角肌。布有上颌神经的眶下神经、面神经颊支。筋结在鼻面沟下近口角止点处。

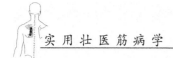

主治：面肌痉挛、面瘫、鼻炎、牙痛引起的面痛、鼻塞、流泪、流涕、面肌麻痹等。

15. 颞中线筋结

位置：在颞部足少阳经筋走行处。

局部解剖：皮肤—皮下组织—颞筋膜—耳上肌、颞肌。布有枕大神经、耳颞神经，深部为颅骨。筋结在颞筋膜层，即耳上肌、颞肌的颅缝隆起处。

主治：偏头痛、耳鸣、颞肌痉挛、面瘫引起的偏头痛、咀嚼痛、颈项痛、口眼㖞斜等。

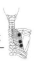

第九章　足阳明经筋

一、走行特点

足阳明经筋起于中三趾（第二趾、第三趾、第四趾），结于足背；斜向外上盖于腓骨，上结于膝外侧，直上结于髀枢（大转子部），向上沿胁肋，连属脊椎。直行者，上沿胫骨，结于膝部。分支结于腓骨部，并合足少阳经筋。直行者，沿伏兔向上，结于股骨前，聚集于阴部，向上分布于腹部，结于缺盆，上颈部，挟口旁，会合于鼻旁，下边结于鼻，上边与足太阳经筋相合为"目上纲"（上睑）；阳明为"目下纲"（下睑）。另一条分支从面颊部分出，结于耳前。

二、常见筋结解剖定位及主治

1. 趾间滑囊筋结

位置：在足趾部，当第二趾、第三趾近侧趾关节背侧面。

局部解剖：皮肤—皮下组织—皮下滑液囊—趾关节囊。筋结在趾间滑囊处。

主治：趾间关节炎、腱鞘炎引起的趾关节疼痛、足踝疼痛、活动受限等。

2. 足拇长伸肌筋结

足拇长伸肌位于小腿前侧，起于胫骨前外侧面、腓骨前面及其间的骨间膜，向下肌腹渐细，移行为肌腱，通过伸肌支持带深面到足部，止于拇趾远侧趾骨底。有使足背屈和伸趾的功能。筋结好发处为足拇长伸肌起点筋结、足拇长伸肌止点筋结。

（1）足拇长伸肌起点筋结。

位置：在小腿中部前面，当趾长伸肌下足拇长伸肌起点处。

局部解剖：皮肤—皮下组织—小腿筋膜—腓骨长肌、短肌—趾长伸肌—腓骨。布有腓肠外侧皮神经、腓深神经。筋结在足拇长伸肌起点处。

主治：足拇长伸肌损伤、踝关节扭伤引起的小腿疼痛、踝关节疼痛、趾痛、下肢无力等。

（2）足拇长伸肌止点筋结。

位置：在拇趾远侧趾骨底，足拇长伸肌止点处。

局部解剖：皮肤—皮下组织—足拇长伸肌腱—拇趾。筋结在足拇长伸肌腱止点处。

主治：足拇长伸肌损伤、肌腱炎引起的踝关节疼痛、趾痛、拇趾活动受限等。

3. 趾长伸肌筋结

见"中编　经筋腧穴·第八章　足少阳经筋"中的介绍。

4. 胫外髁筋结

位置：在小腿前面，胫骨外侧髁胫骨前肌起点处。

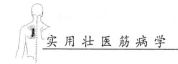

局部解剖：皮肤—皮下组织—小腿筋膜—胫骨前肌—胫骨。布有腓肠外侧皮神经。筋结在胫外髁胫骨前肌、趾长伸肌于胫骨起点处。

主治：膝关节损伤、关节炎及胫骨前肌、趾长伸肌损伤引起的小腿疼痛，膝关节疼痛，下肢无力、活动受限，等等。

5. 股直肌筋结

股直肌起自髂前下棘，四个头通过髌骨，借髌韧带止于胫骨粗隆。有使小腿伸、大腿伸和屈的功能。筋结好发处为股直肌起点筋结、股直肌神经入肌点筋结、股直肌止点筋结。

（1）股直肌起点筋结。

位置：在腹股沟部，正当髂前下棘处。

局部解剖：皮肤—皮下组织—股筋膜—腹股沟韧带—髂腰肌—股直肌起点—股直肌腱下滑液囊、髂耻囊—髂前下棘。布有髂腹股沟神经支，其内侧有股神经与股动脉、股静脉。筋结在髂前下棘股直肌起点处。

主治：股直肌痉挛、劳损及股四头肌萎缩引起的大腿疼痛、下肢麻痹无力、下肢冷痛、腹股沟疼痛等。

（2）股直肌神经入肌点筋结。

位置：在股前侧面，当股直肌腱起始部处。

局部解剖：皮肤—皮下组织—股筋膜—股直肌肌纤维与肌腱结合部—股中间肌—股骨。布有股神经皮支、股神经肌支、股外侧皮神经，深部内侧有股神经。筋结在股直肌神经入肌点处。

主治：股直肌痉挛、劳损及股神经受压、股四头肌萎缩引起的大腿疼痛、下肢麻痹无力、下肢冷痛、膝关节疼痛等。

（3）股直肌止点筋结。

位置：在膝部，正当髌骨上缘处。

局部解剖：皮肤—皮下组织—股筋膜—股直肌腱、股中间肌肌腱、腱下脂肪垫—髌骨。布有股神经皮支、肌支。筋结在髌骨上缘股直肌止点处。

主治：股直肌痉挛、劳损及股四头肌萎缩、膝关节损伤引起的膝关节疼痛、髋关节疼痛、大腿疼痛、下肢麻痹无力等。

6. 股外侧肌筋结

见"中编　经筋腧穴·第八章　足少阳经筋"中的介绍。

7. 股中间肌筋结

见"中编　经筋腧穴·第八章　足少阳经筋"中的介绍。

8. 腹股沟筋结

位置：在腹股沟部，当腹股沟韧带中点，股动脉外侧缘处。

局部解剖：皮肤—皮下组织—腹筋膜—腹股沟韧带—腰大肌、股神经、股动脉、股静脉—髂骨。布有髂腹股沟神经。筋结在腹股沟肌腔隙中。

主治：冲脉病、内收肌损伤引起的下肢麻痹无力、腰痛、腰腹痛、下肢疼痛、膝关节疼痛、股四头肌萎缩等。

9. **腰大肌筋结**

腰大肌位于腰椎前侧，起于腰椎体侧面和腰椎横突，止于股骨小转子。有大腿前屈和旋外的功能。下肢固定时，可使躯干和骨盆前屈。筋结好发处为腰大肌起点筋结、腰大肌肌腹筋结、腰大肌止点筋结。

（1）腰大肌起点筋结。

位置：在腰椎前侧，腰椎体侧面和腰椎横突腰大肌起点处。

局部解剖：皮肤—皮下组织—腹筋膜—腹腔脏器—腹腔后壁—腰大肌起点。布有腰丛和骶丛的神经通行。筋结在腰椎体侧面和腰椎横突腰大肌起点处。

主治：腰大肌损伤或痉挛引起的股疼痛、下肢无力、腹痛、腹胀、腰痛、膝关节疼痛、月经不调、性功能障碍、股外侧麻木、尿频尿急、大便异常等。

（2）腰大肌肌腹筋结。

位置：在脐旁四寸，腰大肌肌腹经过处。

局部解剖：皮肤—皮下组织—腹筋膜—腹腔脏器—腹腔后壁—腰大肌起点。布有腰丛和骶丛的神经通行，自上而下是髂腹下神经、髂腹股沟神经、生殖神经、股外侧皮神经、股神经、闭孔神经和腰骶干。筋结在腰大肌肌腹处。

主治：腰大肌损伤或痉挛、腰大肌萎缩等引起的股疼痛、下肢无力、腹痛、腹胀、腰痛、膝周疼痛、月经不调、性功能障碍、股外侧麻木、尿频尿急、大便异常等。

（3）腰大肌止点筋结。

位置：在股骨小转子，腰大肌止点处。

局部解剖：皮肤—皮下组织—股筋膜—缝匠肌、股直肌、股中间肌—髂腰肌—腰大肌止点—股骨小转子。布有股外侧皮神经、股神经皮支、股神经股支，内侧为股神经与股动脉、股静脉。筋结在股骨小转子腰大肌止点处。

主治：腰大肌损伤或痉挛、腰大肌萎缩等引起的大腿疼痛、髋外展疼痛、膝关节疼痛、腰痛、腰腹痛、下肢麻痹无力、月经痛等。

10. **臀上皮神经筋结**

臀上皮神经位于第一至第三腰神经后支的外侧支，在股骨大转子与第三腰椎间连线交于髂嵴处平行穿出深筋膜，分布于臀部皮肤。筋结好发处为臀上皮神经出口处筋结、臀上皮神经髂嵴处筋结。

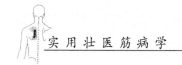

（1）臀上皮神经出口处筋结。

位置：在第一至第三腰椎横突旁臀上皮神经出口处。

局部解剖：皮肤—皮下组织—背阔肌腱膜、棘上韧带、棘间韧带。布有腰第一至第三脊神经后支，深部为椎管。筋结在第一至第三腰椎横突旁臀上皮神经出口处。

主治：臀上皮神经损伤、臀上皮神经嵌压综合征等引起的腰背疼痛、臀部疼痛、腰腿痛等。

（2）臀上皮神经髂嵴处筋结。

位置：在股骨大转子与第三腰椎间连线交于髂嵴处。

局部解剖：皮肤—皮下组织—臀筋膜—臀大肌—臀中肌—髂嵴。布有臀上皮神经。筋结位于臀上皮神经于髂嵴穿出深筋膜处。

主治：臀上皮神经损伤、臀上皮神经嵌压综合征等引起的腰背疼痛、臀部疼痛麻木、腰腿痛等。

11. 胸锁乳突肌筋结

胸锁乳突肌筋结位于颈部两侧皮下，起自胸骨柄前面和锁骨的胸骨端，两头会合斜向后上方，止于颞骨的乳突。胸锁乳突肌有使头部旋转和后仰的功能，受副神经支配。筋结好发处为胸锁乳突肌起点筋结、胸锁乳突肌肌腹筋结、胸锁乳突肌止点筋结。

（1）胸锁乳突肌起点筋结。

位置：在颈根部，当胸骨柄前面和锁骨的胸骨端胸锁乳突肌起点处。

局部解剖：皮肤—皮下组织—颈阔筋膜—胸锁乳突肌胸骨头、胸骨体。布有锁骨上皮神经，深部为胸腔。筋结在胸锁乳突肌起点处。

主治：落枕、颈椎病、胸锁乳突肌肌腱炎引起的颈项疼痛、斜颈、胸闷、颈部活动受限等。

（2）胸锁乳突肌肌腹筋结。

位置：在颈部，当胸锁乳突肌后缘中上 1/3 交点处。

局部解剖：皮肤—皮下组织—枕小神经、颈横神经、耳大神经、颈前皮神经—胸锁乳突肌、副神经—颈丛皮神经—中斜角肌、肩胛提肌—颈神经、舌下神经。深部为颈动脉、颈静脉、交感神经颈段。筋结在胸锁乳突肌肌腹层与副神经交叉处。

主治：落枕、颈椎病、胸锁乳突肌肌腱炎引起的颈肩痛、咽异物感、上肢冷痛、面血管扩张、少汗、瞳孔缩小、上睑下垂、眼球内陷等。

（3）胸锁乳突肌止点筋结。

位置：在头部，当耳后乳突下缘处。

局部解剖：皮肤—皮下组织—胸锁乳突肌、头夹肌、头最长肌—乳突。布有耳大神经、枕小神经。深层当茎乳突孔、面神经。筋结在枕骨乳突部，胸锁乳突肌止点处。

主治：落枕、颈椎病、胸锁乳突肌肌腱炎引起的颈项痛、头痛、肩背痛、斜颈等。

12. 提口角肌筋结

提口角肌位于颊肌浅层，起于上颌骨尖牙凹，垂直下行止于口角上部皮肤。有上提口角的功能。

位置：在面部，上颌骨尖牙凹提口角肌起点处。

局部解剖：皮肤—皮下组织—提口角肌起点—上颌骨。布有上颌神经的眶下神经、面神颊支。筋结在上颌骨尖牙凹提口角肌起点处。

主治：面肌痉挛、面瘫、鼻炎、牙痛引起的面痛、鼻塞、流泪、流涕、面肌麻痹等。

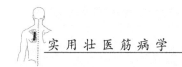

第十章　足太阴经筋

一、走行特点

足太阴经筋起于大趾内侧端，向上结于内踝。直行者，络于膝内辅骨（胫骨内踝部），向上沿大腿内侧，结于股骨前，聚集于阴部，上向腹部，结于脐，沿腹内，结于肋骨，散布于胸中；其在里者，附着于脊椎。

二、常见筋结解剖定位及主治

1. 足拇展肌筋结

足拇展肌位于足底内侧缘皮下，起自跟骨结节的内侧及舟骨粗隆，部分起自跖腱膜和分裂韧带，肌束向前移行成肌腱，止于第一节趾骨底跖侧。腱内常有一籽骨。功能为可使其外展，能持足弓。受足底内侧神经分配。筋结好发处为足拇展肌止点滑囊筋结、足拇展起点滑囊筋结。

（1）足拇展肌止点滑囊筋结。

位置：在足内侧，当第一跖趾关节内侧面处。

局部解剖：皮肤—皮下组织—皮下滑液囊—第一跖趾关节囊—跖趾关节。布有足内侧神经、隐神经支。筋结在第一趾关节滑液囊处。

主治：足拇展肌腱鞘炎、滑囊炎、肌劳损等引起的趾疼痛、踝关节疼痛、活动受限等。

（2）足拇展起点滑囊筋结。

位置：在足内侧，当第一跖楔关节处。

局部解剖：皮肤—皮下组织—趾展肌—胫骨前肌及滑液囊—第一跖骨。布有足内侧皮经、隐神经支。筋结在跖楔关节内侧凸面处，当展肌与关节滑囊间。

主治：足拇展肌腱鞘炎、滑囊炎、肌劳损等引起的趾疼痛、踝关节疼痛、活动受限等。

2. 内踝筋结

位置：在踝部，当踝背侧横纹内侧端，胫骨前肌与伸肌支持带相交处。

局部解剖：皮肤—皮下组织—伸肌上支持带—胫骨前肌腱鞘—胫骨前肌肌腱—距骨。布有隐神经。筋结在伸肌下支持带与胫骨前肌腱鞘处。

主治：踝关节扭伤、腱鞘炎引起的关节疼痛、膝关节疼痛、足内侧弓疼痛、活动受限等。

3. 内侧副韧带筋结

位置：在膝内侧部，正当膝关节间隙处。

局部解剖：皮肤—皮下组织—膝筋膜—膝内侧副韧带—膝内侧副韧带下滑液囊—膝关节。布有小腿内侧皮神经、小腿内侧隐神经。筋结在膝内侧副韧带下滑液囊处。

主治：内侧副韧带损伤、膝关节炎引起的关节疼痛、活动受限及膝部弹响等。

4. 长收肌筋结

长收肌位于大腿内侧，耻骨肌内侧。起于耻骨上支外面，止于股骨粗线内侧唇中部。有内收大腿，并可使大腿外旋的功能。筋结好发处为长收肌起点筋结、长收肌肌腹筋结、长收肌止点筋结。

（1）长收肌起点筋结。

位置：在大腿内侧，耻骨肌内侧，耻骨上支外侧长收肌起点处。

局部解剖：皮肤—皮下组织—股筋膜—耻骨肌—长收肌起点—耻骨上支、耻骨梳。布有髂腹股沟神、闭孔神经。筋结在长收肌起点处。

主治：长收肌痉挛、萎缩、损伤等引起的耻骨阴部疼痛、股外展疼痛、小腹疼痛、大腿内侧痛等。

（2）长收肌肌腹筋结。

位置：在上段大腿内侧，长收肌肌腹处。

局部解剖：皮肤—皮下组织—股筋膜直肌、股外侧肌及其间深筋膜—长收肌—股骨。筋结在长收肌肌腹神经入肌点处。

主治：长收肌痉挛、萎缩、损伤等引起的耻骨阴部疼痛、股外展疼痛、大腿内侧痛等。

（3）长收肌止点筋结。

位置：在大腿内侧，股骨粗线内侧唇中部长收肌止点处。

局部解剖：皮肤—皮下组织—股筋膜直肌、股外侧肌及其间深筋膜—长收肌—股骨。筋结在长收肌止点处。

主治：长收肌痉挛、萎缩、损伤等引起的耻骨阴部疼痛、股外展疼痛、大腿内侧痛、下肢无力等。

5. 短收肌筋结

短收肌位于大腿内侧，耻骨肌和长收肌深层。起自耻骨下支外面止于股骨粗线上部。有使大腿屈曲、内收的功能。筋结好发处为短收肌起点筋结、短收肌止点筋结。

（1）短收肌起点筋结。

位置：在大腿内侧，耻骨肌和长收肌深层，耻骨下支外面短收肌起点。

局部解剖：皮肤—皮下组织—股筋膜—耻骨肌—长收肌起点、短收肌起点—耻骨上支、耻骨梳。布有髂腹股沟神经、闭孔神经。筋结在短收肌起点处。

主治：短收肌痉挛、萎缩、损伤引起的耻骨阴部疼痛、股外展疼痛、大腿内侧痛

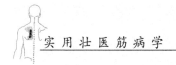

等。

（2）短收肌止点筋结。

位置：在大腿内侧，股骨粗线上部短收肌止点处。

局部解剖：皮肤—皮下组织—股筋膜直肌、股外侧肌及其间深筋膜—长收肌—股骨。筋结在短收肌止点处。

主治：短收肌痉挛、萎缩、损伤等引起的耻骨阴部疼痛、股外展疼痛、大腿内侧痛、下肢无力等。

6. 髂肌筋结

髂肌位于髂部，呈扇形，起自髂窝，向下与腰大肌相合，经腹股沟韧带深面，止于股骨小转子。有可屈并外旋大腿的功能。筋结好发处为髂肌起点筋结、髂肌止点筋结。

（1）髂肌起点筋结。

位置：在髂窝，髂肌腹股沟肌间隙处。

局部解剖：皮肤—皮下组织—腹股沟韧带—股神经、髂腰肌—髂骨。上方为腹腔，布有髂腹股沟神经、髂腹下神经。筋结在髂肌腹股沟肌间隙处。

主治：髂肌筋膜间隔综合征、髂肌软组织损伤引起的髋股疼痛、下肢无力、腹痛、腹胀、腰痛、膝周疼痛、月经不调、性功能障碍、股外侧麻木、尿频尿急、大便异常等。

（2）髂肌止点筋结。

位置：在股内侧部，当股骨小转子上缘处。

局部解剖：皮肤—皮下组织—股筋膜—缝匠肌、股直肌、股中间肌—髂腰肌—髂腰肌腱下滑液囊—股骨小转子。布有股外侧皮神经及股神经皮支、股支，内侧为股神经与股动脉、股静脉。筋结在股骨小转子上缘髂肌止点处。

主治：髂肌筋膜间隔综合征、髂肌软组织损伤引起的腿疼痛、髋外展疼痛、膝关节疼痛、腰痛、腰腹痛、下肢麻痹无力等。

第十一章　足厥阴经筋

一、走行特点

足厥阴经筋起于大趾上边，向上结于内踝之前，沿胫骨向上结于胫骨内踝之上，向上沿大腿内侧，结于阴部，联络各经筋。

二、常见筋结解剖定位及主治

1. 大趾筋结

位置：在趾背侧，当第一趾间关节处。

局部解剖：皮肤—皮下组织—皮下滑液囊—趾间关节囊—趾间关节。布有胫神经皮支。筋结在趾间滑液囊处。

主治：大趾部趾间滑囊炎及腱鞘炎引起的趾关节疼痛、踝关节疼痛、胫前疼痛等。

2. 内踝韧带筋结

位置：在足内侧部，当内踝下趾长屈肌、胫骨后肌及长屈肌腱腱鞘处。

局部解剖：皮肤—皮下组织—足筋膜—三角韧带—胫骨后肌腱鞘及肌腱。布有足内侧皮神经，下方有胫动脉、胫静脉及胫神经。筋结点在三角韧带下层各肌腱腱鞘处。

主治：内踝韧带损伤、踝关节炎引起的踝关节疼痛，小腿疼痛，足底部疼痛、趾麻木、灼痛等。

3. 足拇长伸肌筋结

见"中编　经筋腧穴·第九章　足阳明经筋"中的介绍。

4. 胫骨内髁筋结

位置：在小腿内侧部，当胫骨内髁内侧缘。

局部解剖：皮肤—皮下组织—小腿筋膜—膝外侧副韧带—膝外侧副韧带下滑液囊—胫骨内髁。布有小腿外侧皮神经、隐神经。筋结在胫骨内髁、膝内侧副韧带滑液囊处。

主治：膝关节内侧韧带损伤、膝关节炎引起的膝关节疼痛、膝痛引小腿部疼痛、踝关节疼痛。

5. 缝匠肌筋结

缝匠肌起自髂前上棘，斜向内下方，经膝关节内侧，止于胫骨上端内侧面。有屈髋、屈膝、大腿外展与外旋、小腿内旋等功能。筋结好发处为缝匠肌起点筋结、缝匠肌股外侧皮神经经过处筋结、缝匠肌髌尖隐神经并行处筋结、缝匠肌止点筋结。

（1）缝匠肌起点筋结。

位置：在侧腹部，正当髂前上棘内缘处。

局部解剖：皮肤—皮下组织—腹筋膜、腹股沟韧带、阔筋膜张肌腱膜、缝匠肌腱

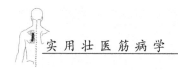

膜。侧有股外侧皮神经干通过，布有髂腹股沟神经支。筋结在髂前上棘内缘缝匠肌起点处。

主治：缝匠肌肌腱损伤、下肢肌肉痉挛或萎缩引起的腰痛、髋股疼痛、股外侧麻木、异常感等。

（2）缝匠肌股外侧皮神经经过处筋结。

位置：在侧腹部，正当髂前上棘内缘下1 cm处。

局部解剖：皮肤—皮下组织—腹筋膜、腹股沟韧带、阔筋膜张肌腱膜、缝匠肌腱膜。侧有股外侧皮神经干通过，布有髂腹股沟神经支。筋结在缝匠肌股外侧皮神经经过处。

主治：缝匠肌肌腱损伤、股外侧皮神经卡压综合征引起的腰痛，髋股疼痛，股外侧麻木、异常感等。

（3）缝匠肌髌尖隐神经并行处筋结。

位置：在股内侧部，髌内缘直上与缝匠肌交界处。

局部解剖：皮肤—皮下组织—股筋膜—缝匠肌—股内侧肌—大收肌—收肌结节—股骨。布有股神经皮支、肌支。筋结在缝匠肌隐神经并行处。

主治：缝匠肌肌腱损伤、隐神经损伤和卡压引起的大腿痛、膝关节疼痛、小腿内侧麻木等。

（4）缝匠肌止点筋结。

位置：在小腿内侧面，当胫骨内髁内侧面，平胫骨结节处。

局部解剖：皮肤—皮下组织—小腿筋膜—鹅掌—鹅掌滑液囊—胫骨。布有隐神经、小腿内侧皮神经。筋结在缝匠肌止点处。

主治：缝匠肌肌腱损伤、胫骨内侧滑囊炎引起的膝关节疼痛、小腿疼痛、踝关节疼痛等。

6. 大收肌筋结

大收肌位于大腿内侧，起自坐骨结节、坐骨支和耻骨下支的前面，肌纤维束作扇形分散，上束几呈水平方向，最下束则几乎垂直，止于股骨粗线内外唇的全长及内上髁。其功能为内收大腿，上部纤维还可以使大腿外旋。筋结好发处为大收肌起点筋结、大收肌经收肌管下口处筋结、大收肌止点筋结。

（1）大收肌起点筋结。

位置：在股内侧部，当大收肌于耻骨下支起点部。

局部解剖：皮肤—皮下组织—股筋膜—大收肌、长收肌、短收肌—耻骨下支。布有股内侧皮神经、闭孔神经。筋结在大收肌于耻骨下支起点处。

主治：内收肌劳损、痉挛及不明原因下肢软瘫引起的股阴部疼痛、膝关节疼痛、少腹部疼痛、腰痛等。

（2）大收肌经收肌管下口处筋结。

位置：在股内侧部，当大收肌经收肌管下口处。

局部解剖：皮肤—皮下组织—股筋膜—缝匠肌、股内侧肌—收肌管腱裂上孔—股隐神经、股动脉、股静脉—股骨内髁。布有股内侧神经、股隐神经。筋结在大收肌经收肌管下口处。

主治：内收肌劳损、痉挛及不明原因下肢软瘫引起的腿内侧疼痛，膝关节疼痛、小腿内侧缘麻痛、下肢麻痹无力等。

（3）大收肌止点筋结。

位置：在股内侧部，髌内缘大收肌止点处。

局部解剖：皮肤—皮下组织—股筋膜—缝匠肌—股内侧肌—大收肌—收肌结节—股骨。布有股神经皮支、肌支。筋结在股内侧部，髌内缘大收肌止点处。

主治：内收肌劳损、痉挛及不明原因下肢软瘫引起的大腿痛、膝关节疼痛、小腿内侧麻木等。

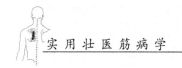

第十二章　足少阴经筋

一、走行特点

足少阴经筋起于小趾的下边，同足太阳经筋并斜行内踝下方，结于足跟，与足太阳经筋会合，向上结于胫骨内踝下，同足太阴经筋一起向上，沿大腿内侧，结于阴部，沿脊里，挟膂，向上至项，结于枕骨，与足太阳经筋会合。

二、常见筋结解剖定位及主治

1. 足底筋结

位置：在足底部，当第二跖趾、第三跖趾关节间后方凹陷处。

局部解剖：皮肤—皮下组织—足底腱膜—收肌、趾短屈肌、短屈肌、蚓状肌。布有趾足底总神经。筋结在足底筋膜处。

主治：足底筋膜炎引起的足底疼痛、踝关节疼痛、足跟痛等。

2. 跖神经筋结

位置：在足跟底部，当足跟内侧缘中心。

局部解剖：皮肤—皮下组织—足跖筋膜、胫神经根支—跟骨。布有小腿外侧皮神经、神经根支，内上方有胫神经及胫动脉、胫静脉通过。筋结在跖筋膜胫神经根支穿入点处。

主治：踝关节扭伤、跖管综合征引起的足跟疼痛，踝关节疼痛、活动受限等。

3. 踝管筋结

踝管位于踝部，深筋膜在胫骨内踝下后方形成屈肌支持带，张于内踝与跟骨结节间，形成管状结构。

位置：在足内踝后，当胫骨后肌、长屈肌、趾长屈肌肌腱与腱鞘处。

局部解剖：皮肤—皮下组织—小腿筋膜—分裂韧带—肌骨后肌、长屈肌、趾长屈肌腱鞘与肌腱—跟骨。有胫神经与胫动脉、胫静脉伴行。布有小腿内侧皮神经。筋结在踝管，即内踝后三角韧带与胫骨后肌、长屈肌、趾长屈肌的腱鞘层。

主治：踝管综合征引起的足髋疼痛，足趾疼痛，足趾感觉异常、麻痹无力，小腿疼痛，等等。

4. 股薄肌筋结

股薄肌位于大腿内侧，部位表浅，以宽而薄的腱起自耻骨下支的前面，肌束向下行移行于长腱，在缝匠肌腱与半腱肌腱之间止于胫骨粗隆内侧。其功能为内收大腿，并使小腿屈曲和内旋。筋结好发处为股薄肌起点筋结、股薄肌经隐神经处筋结、股薄肌止点筋结。

（1）股薄肌起点筋结。

位置：在股内侧部，当股薄肌于耻骨下支起点处。

局部解剖：皮肤—皮下组织—股筋膜—大收肌、长收肌、短收肌、股薄肌—耻骨下支。布有股内侧皮神经、闭孔神经。筋结在股薄肌于耻骨下支起点处。

主治：股薄肌损伤、内收肌劳损引起的股阴部疼痛、膝关节疼痛、小腹疼痛等。

（2）股薄肌经隐神经处筋结。

位置：在大腿中下 1/3 处，股薄肌经隐神经处。

局部解剖：皮肤—皮下组织—股筋膜—缝匠肌、股内侧肌—收肌管腱裂上孔—股隐神经动静脉—股骨内髁。布有股内侧神经、隐神经。筋结在股薄肌经隐神经。

主治：隐神经损伤、股薄肌损伤引起的大腿内侧疼痛、小腿内侧缘麻痛、下肢麻痹无力等。

（3）股薄肌止点筋结。

位置：在膝内侧部，胫骨内髁上，股薄肌滑车转折处。

局部解剖：皮肤—皮下组织—膝筋膜—缝匠肌、股薄肌、半腱肌、半膜肌肌腱与腱鞘—胫骨内髁。布有隐神经。筋结在股薄肌于股骨内踝的止端处。

主治：股薄肌损伤、膝关节炎引起的大腿内侧疼痛、膝关节疼痛、小腿内侧缘麻痛、下肢麻痹无力等。

5. 耻骨肌筋结

耻骨肌属于髋关节肌肉，位于大腿上部前面皮下，在髂腰肌和长收肌之间，短收肌及闭孔外肌的表面，起于耻骨梳附近，止于股骨体的耻骨肌线。其功能为屈曲髋关节、内收髋关节，受股神经支配。筋结好发处为耻骨肌起点筋结、耻骨肌止点筋结。

（1）耻骨肌起点筋结。

位置：在下腹部，当耻骨结节处。

局部解剖：皮肤—皮下组织—腹筋膜—耻骨肌、腹直肌、锥状肌—耻骨结节。布有髂腹股沟神经，深部为腹腔。筋结在耻骨肌起点处。

主治：耻骨肌痉挛、肌筋膜损伤引起的阴股部疼痛、大腿内侧痛、下腹疼痛等。

（2）耻骨肌止点筋结。

位置：在大腿内侧上段耻骨肌止点处。

局部解剖：皮肤—皮下组织—股筋膜—股薄肌、半腱肌、半膜肌—耻骨肌止点—股骨。筋结在耻骨肌止点处滑囊。

主治：耻骨肌痉挛、肌筋膜损伤引起的阴股部疼痛、大腿内侧痛、下腹疼痛等。

下编
各论

第一章 头颈部筋病

第一节 头皮下静脉丛炎

【疾病概述】

头皮下静脉丛炎是指头皮局部增厚、增粗，乃至皮下肿块隆起，伴头晕、头痛，严重者出现头部麻木的一种病症。常由晚上睡觉前洗头没有认真地擦干头发，使大量的水分滞留于头皮表面，阻滞经络引起。

【病因病机】

壮医认为，本病是由头发未干即入眠，寒湿毒邪入侵，筋结形成，阻塞三道两路，阻滞头部肌筋而引起。

【临床诊断】

（1）有感受风寒或洗头未干入睡史。

（2）发病初期，多于巅顶部有沉重不适感，时轻时重，受风遇寒加重。随着病情发展，巅顶部疼痛逐步加重，头皮有麻木感，局部皮肤增厚、增粗，乃至皮下肿块隆起，伴头晕、头痛。

（3）头颅 CT 检查多显示正常。

【壮医摸结】

本病筋结形成多在头顶部肌筋，多聚集于头部筋区、百会穴周围。发病初期，头皮增厚，在颅骨间沟可摸到颗粒状、条索样筋结，触之疼痛；部分筋结为软性，按压疼痛不明显。

【壮医解结】

1. **经筋手法**

先以拇指在患者头部筋结施按、压、点、揉等手法，使硬性筋结松解，促进气血运行，然后手肘结合，松解颈肩部肌筋，尤其是上颈部肌筋。

2. **经筋针法**

使用头部刺血疗法，对局部进行常规消毒，采用 5 号一次性注射器针头刺入筋结，使瘀血排出，每个筋结刺 1～3 针。

3. **拔火罐**

在颈肩拔火罐治疗，隔日 1 次，5 次为一个疗程。

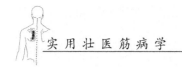

第二节　颞动脉炎

【疾病概述】

颞动脉炎是以颞动脉中层脉壁增厚，弹力纤维被肉芽组织所取代，管壁弹力降低，管腔变窄引起患部呈搏动性刺痛，沿颞动脉走行方向，可伴有患处皮肤潮红，或呈蛇形条索状的一种病症。

【病因病机】

颞动脉炎是动脉内壁炎症，受累细胞以淋巴细胞、类上皮细胞和巨细胞为主，导致内膜层显著增厚，管腔狭窄或阻塞。壮医认为，本病的发生多由体质虚弱，复感风寒湿毒邪，颞部肌筋失衡，筋结形成，横络盛加，阻塞两路，使三气不得同步引起。

【临床诊断】

（1）多发生于中年以上女性。

（2）一侧或双侧的周期性反复发作的偏头痛在经期来潮或夜间诱发，可伴全身乏力、厌食、失眠等症状。

（3）局部呈搏动性刺痛，沿颞动脉走行方向，局部潮红，或呈蛇形条索状，动脉搏动减弱。

（4）头颅 CT 检查一般显示正常。

【壮医摸结】

颞动脉炎筋结形成以颞动脉周围肌筋形成的筋结为主，与太阳经筋、少阳经筋、阳明经筋关系密切。

常见的筋结有颞上筋结、枕大神经筋结、耳根筋结、咬肌筋结等。

【壮医解结】

1. 经筋手法

以拇指按压松解颞上筋结，视患者筋结的敏感度，手法由轻到重，直至局部发热，筋结松软。

2. 经筋针法

急性发作期，可在所选筋结点行刺血疗法，重点在颞上筋结及周围肌筋形成的筋结处施治，出血量以 1~2 mL 为宜；寒性患者，可选用壮医火针，重点在颞上筋结，采用快进快出，或一孔多针，不留针。

3. 拔火罐

对额部、颞部以及颈肩背可行拔火罐治疗，以疏通气血，松筋解结。隔日 1 次，5 次为一个疗程。

【其他疗法】

生姜片置火上烤热，涂生盐，轻搓颞部筋结，直至局部皮肤潮红，筋结松软。每日1次，7次为一个疗程。

第三节 颞下颌关节炎

【疾病概述】

颞下颌关节炎是颞下颌关节受到外伤或慢性劳损、寒冷等刺激或其周围炎症，引起颞下颌关节区疼痛、运动时关节弹响、下颌运动障碍的一种病症。本症以青壮年多见。

【病因病机】

壮医认为，本病由单侧长期用力嚼硬物、牙齿缺损、外伤及寒冷刺激使颞下颌关节周围肌筋力学平衡失调，筋结形成，横络盛加，阻塞三道两路，使三气不得同步引起。

【临床诊断】

（1）有颞下颌部劳损及受寒冷刺激史。

（2）颞下颌关节以疼痛为主，持续或用力咀嚼、受寒冷刺激时症状可加重，还可伴有颞部疼痛、头晕、耳鸣等症状。

（3）颞下颌关节处有轻微的肿胀，耳前触诊有轻度空虚感，有时两侧不对称，关节活动异常，有关节摩擦音，甚至开口障碍。开口初期和闭口末期出现弹响。

（4）X射线检查多为正常，偶尔可见关节密度增高。

【鉴别诊断】

（1）多发于40岁以上的中老年，女性多于男性。

（2）开口运动出现绞锁，有关节摩擦音或弹响。

（3）X射线片可见颞下颌骨质致密、增厚、不光滑，髁状突骨质致密、变形，边缘有骨刺生成。

【壮医摸结】

颞下颌关节炎的筋结形成以颞下颌关节周围肌筋为主，经筋摸结可在颞下颌韧带、蝶下颌韧带、茎突下颌韧带、颞肌、咬肌部位发现痛性筋结或条索状硬结。

常见的筋结有颞下颌韧带筋结、颞肌筋结、咬肌筋结

【壮医解结】

1. 经筋手法

患者取坐位，医者站立患侧，用手大拇指与四指指腹配合行点、按、推、揉、弹拨等理筋手法，重点对上述肌群的起止点、交叉点、应力点所形成的筋结进行松筋解结，手法由轻到重，使局部发热、松软为宜。然后用捏拿法和弹拨法在颞下颌韧带、

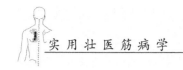

蝶下颌韧带、茎突下颌韧带、颧肌、咬肌等处进行全面松筋。

2. 经筋针法

经筋针法包括壮医火针法和固结行针法，寒证用壮医火针法，热证用固定行针法。

壮医火针法。若属寒证，采用壮医火针法。方法：将毫针针头置于酒精灯上烧红发亮，快速刺入筋结，当针刺局部出现酸、胀、麻的感觉后即可出针。

固结行针法。贯彻"以结为腧"的取穴原则，采用固结行针法。方法：医者左手固定筋结，右手持2.5寸毫针，在筋结部位常规消毒后快速进针，根据筋结的大小、深浅进行探刺，使气达病所后快速出针。

3. 拔火罐

针后在筋结上拔火罐8分钟，隔天治疗1次，5次为一个疗程。

【其他疗法】

（1）壮医刮痧疗法。

刮痧部位：面部。

刮痧手法：平刮。

刺血部位：下关穴、地仓穴、颊车穴、阿是穴。

拔罐部位：下关穴、颊车穴。

疗程：3天1次，3次为一个疗程。

（2）小针刀松解颞下颌关节粘连肌筋。

第四节　偏头痛

【疾病概述】

偏头痛是一种以发作性中度、重度，搏动样头痛为主症的病症。头痛多为偏侧，可伴有恶心、呕吐，光、声刺激或日常活动均可加重，在安静环境或休息时可缓解。多见于中青年女性，临床上以神经性头痛常见。

【病因病机】

壮医认为，本病是由于头颈部肌筋劳损，复感风寒湿毒邪，筋结形成，横络盛加，阻塞龙路、火路，使三气不能同步而致病。一般因过度疲劳、情绪紧张、月经来潮等诱发。现代医学认为，血管周围神经纤维和三叉神经是偏头痛发生的生理基础与痛觉传导通路。

【临床诊断】

（1）多有家族遗传史。

（2）头痛多偏于一侧，以颞区的疼痛为主。严重者，头若紧箍，痛不可忍，烦躁不安，可见局部热感、流泪、头晕、颈僵等，常伴有恶心、呕吐、畏光、畏声、出汗、全身不适、头皮触痛等症状。

（3）头部或颈椎 CT 检查结果多为正常。

【鉴别诊断】

（1）丛集性头痛。本病疼痛的特点是密集的、短暂的、严重的单侧钻痛。疼痛剧烈，并出现面部潮红，结膜充血，流泪，流涕，鼻塞。疼痛部位多局限于一侧眼眶部、球后部和额颞部。发病时间较固定，持续 15 分钟至 3 小时，发病年龄平均为 25 岁，以男性多见。

（2）痛性眼肌麻痹。本病以头痛和眼肌麻痹为特征，为阵发性眼球后部及眶周的顽固性胀痛、刺痛或撕裂样疼痛，伴随动眼、滑车和（或）展神经麻痹。MRI 检查可发现海绵窦、眶上裂或眼眶内有病变。

【壮医摸结】

偏头痛筋结的形成以颞肌及周围肌筋为主。

常见的筋结有颞上线筋结、眶上筋结、头夹肌筋结、颈夹肌筋结、颞中线筋结等。

【壮医解结】

1. 经筋手法

用点、揉、按、摩、分筋、理筋等手法对足三阳分布于颈项、背胸及肢体的肌筋进行广泛的松筋治疗，以调节整体机能。

2. 经筋针法

采用固结行针法，重点对眶上筋结、颞中筋结、头夹肌筋结、颈夹肌筋结行一孔多针或移行点刺。如果为筋结较大者，可采用壮医火针法，使筋结处血脉通畅、气血调和。

3. 拔火罐

在颈部、肩部及背部的肌筋拔火罐，隔日治疗 1 次，5 次为一个疗程。

【其他疗法】

（1）用生姜、艾叶、青蒿等煎水，外洗挛缩的肌筋，促进局部的血脉通畅。

（2）药线点灸疗法。取穴：百会穴、印堂穴、头维穴、风池穴、完骨穴、天柱穴、颈夹脊穴、中渚穴、后溪穴、合谷穴、外关穴、神门穴。每日 1 次，10 次为一个疗程。

第五节　筋性眩晕

【疾病概述】

筋性眩晕是以头晕、视物旋转为主症，时伴胸闷、心悸、恶心呕吐、眼球震颤的一种病症。

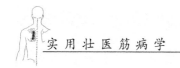

【病因病机】

壮医认为眩晕的发作与颈部肌筋有关，可能由头颈部肌筋劳损，复感风寒湿毒邪，导致肌筋失衡，筋结形成，横络盛加，阻塞三道两路，使三气不得同步引起。

【临床诊断】

（1）有慢性劳损及感受风寒史。

（2）患者感觉视物旋转或头部有昏沉感，时伴胸闷、心慌、头颈部肌筋疼痛，常牵扯至颞部和眼眶，部分患者出现恶心呕吐、眼球震颤表现。

（3）颈部 X 射线检查及头颅 CT 检查多显示正常。

【壮医摸结】

筋性眩晕筋结的形成以头颈部肌筋为主，主要涉及的肌筋有头夹肌、颈夹肌、颈斜角肌、肩胛提肌、项韧带等。

常见的筋结有冈上肌筋结、肩胛提肌筋结、项韧带筋结、上项线筋结、眶上筋结、胸锁乳突肌筋结、头夹肌筋结、颈夹肌筋结、下项线筋结等。

【壮医解结】

1. 经筋手法

用点、揉、按、摩、分筋、理筋等复式手法，对手三阳经筋、足三阳经筋分布于颈项、背胸及肢体的肌筋进行松筋治疗，以调节肌筋平衡。

2. 经筋针法

采用固结行针法，重点对冈上肌筋结、肩胛提肌筋结、项韧带筋结、上项线筋结、眶上筋结、胸锁乳突肌筋结、头夹肌筋结、颈夹肌筋结、下项线筋结，行一孔多针或移行点刺。如果为筋结较大者，可采用壮医火针，使筋结处血脉通畅、气血调和。

3. 拔火罐

在颈、肩及背部拔火罐治疗，隔日治疗 1 次，5 次为一个疗程。

【其他疗法】

（1）用生姜、艾叶、青蒿、藿香等煎水，外洗颈枕部的肌筋，促进颈部的血脉流通。

（2）药线点灸疗法。取穴：百会穴、印堂穴、头维穴、风池穴、完骨穴、天柱穴、颈夹脊穴、劳宫穴、合谷穴、内关穴、间使穴、神门穴。每日 1 次，10 次为一个疗程。

第六节　颈椎病

【疾病概述】

颈椎病是指颈椎骨质增生、椎间盘变性、周围肌筋劳损，导致以颈部疼痛、活动受限为主症的一种病症。从现代解剖学来看，肩胛提肌、颈斜角肌、胸锁乳突肌、斜方肌和菱形肌等附着于颅骨与颈椎和肩胛骨之间，能保持头、颈、胸椎的平衡。当这些肌群在超阈限牵拉的条件下发生损伤，形成筋结，压迫神经血管则可导致局部及头部气血运行不畅，形成颈椎病。

【病因病机】

壮医认为，本病为颈部肌筋劳损，复感风寒湿毒邪，筋结形成，横络盛加，阻塞两路，使三气不得同步引起。《灵枢·经筋》中论述本病与手三阳经筋关系十分密切，如"手太阳经筋病候，……绕肩胛牵引颈部痛，若颈筋拘急，则为筋痿，颈肿，则是颈部中了寒热之邪"，故各型颈椎病都可在颈、肩、背的肌筋起止点查到筋结。若椎体骨赘形成，压迫神经根或脊髓可导致颈椎病。

【临床诊断及分型】

1. 颈型颈椎病

（1）有颈部外伤、慢性劳损或感受风寒史。

（2）颈部呈持续性酸痛或隐痛，头颈部呈强迫体位，活动或受寒时加重，疼痛部位可累及颈项部、肩背上部，严重者可涉及后头和上肢，但无根性区域放射性痛。

（3）经筋摸结可在手太阳经筋线（相当于肩胛提肌、斜方肌起止点）、手少阳经筋（相当于第三至第六颈椎横突点、颈斜角肌起止点）、手阳明经筋（相当于胸锁乳头肌起止点）等部位有痛性筋结或条索状硬结。

（4）X 射线片显示：颈椎生理弯曲正常，也可有轻度、中度变直或退行性改变。CT、MRI 等检查显示正常。

2. 神经根型颈椎病

此型较常见，发病率仅次于颈型。其发病的主要原因是骨赘压迫或刺激颈脊神经根。尤以下段颈椎多见。

（1）有颈部外伤、慢性劳损或感受风寒史。

（2）临床表现可见患者颈部强直、活动受限，严重者头部处于强迫体位。颈部脊神经根性疼痛。呈刺痛或刀割样痛，也可以是持续性隐痛或酸痛，并向肩、上臂、前臂乃至手指部放射，多局限于一侧。当咳嗽、打喷嚏、上肢伸展以及颈部过屈、过伸时均可诱发或加剧疼痛。部分患者可伴有一侧上肢沉重无力或手指麻木萎缩。

（3）患侧臂丛神经牵拉试验阳性，椎间孔挤压试验阳性。

（4）经筋摸结可见颈第四至第七横突尖部有明显的筋结，触压可向肩、臂放射痛。

（5）X 射线片可提示有骨刺形成，CT 检查可见椎管狭窄、椎间盘突出或膨出。

3. 椎动脉型颈椎病

此型约占 25%，多由于颈椎增生或椎体滑脱，压迫椎动脉，使椎动脉痉挛、管腔

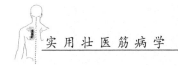

狭窄引起基底动脉供血不足，出现以头晕、头痛为主症。

（1）有颈部慢性劳损或感受风寒史。

（2）以头痛、眩晕、视觉障碍为主症，头痛呈阵发性，多局限于一侧颈枕部或枕顶部，有时可向眼眶区和鼻根部放射，转动头颈部加重。眩晕呈阵发性眩晕，常因变换体位时加重。视觉障碍主要表现为阵发性视力减弱，出现闪光、暗点、复视等。

（3）位置性眩晕试验阳性。

（4）经筋摸结可见颈后棘突有压痛点，颈部乳突椎动脉点（相当于安眠穴）和胸锁乳突肌中点后缘下方可查出明显的筋结，触压此点可引发显著的疼痛和不适感，有部分可放射到头部。

（5）X射线片可见颈椎钩椎关节骨刺形成，脑血流图常有异常改变。

4. 交感神经型颈椎病

此型是由于颈椎退变，肌筋痉挛压迫颈部交感神经引起，以颈部酸困、头晕或偏头痛、胸闷、心悸、肢凉、手足发热、四肢酸胀为主症。

（1）有颈部外伤、慢性劳损或感受风寒史。

（2）以颈部酸困、压迫性或烧灼性痛为主症。疼痛部位深且界限不清。出现枕部痛、头晕、胸闷、心悸、肢凉、手足发热、四肢酸胀伴血压改变等症状。

（3）经筋摸结可见颈椎横突处、颈中交感神经节处（相当于胸锁乳头肌中段后下点）、乳突点、颈下交感神经节处触及痛性筋结。

（4）X射线、CT检查有诊断意义。

5. 脊髓型颈椎病

此型约占10%，脊髓型颈椎病是由于颈椎退变，如椎间盘突出、椎体骨质增生、黄韧带肥厚或钙化，导致脊髓受压或缺血，出现脊髓的功能障碍。

（1）有颈部外伤、慢性劳损或感受风寒史。

（2）上肢以手臂的麻木疼痛为主，深感受累，可有胸或腹束带感，常伴有腹壁反射增强。上肢以下运动神经元通路损害为主，手笨拙、无力，表现为写字、系鞋带及纽扣、用筷子等动作困难，随病情发展可有手部肌萎缩。霍夫曼征呈阳性。

（3）高位脊髓病变可有肌张力增高，腱反射亢进等上运动神经元损害表现。下肢多为上运动神经元通路异常，表现为肌张力不同程度的增高和肌力减弱，膝反射和跟腱反射活跃、亢进，出现踝阵挛、髌阵挛，Babinski征阳性。肌张力增高，腱反射亢进导致走路不稳，尤其快走易跌倒，步态蹒跚，可出现痉挛步态。部分患者可引起排尿、排便困难及括约肌功能障碍。

（4）经筋摸结可见颈椎旁肌筋常有痛性筋结，横突旁肌肉痉挛，压痛伴向全身传导。

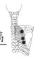

（5）X射线、CT检查有诊断意义。颈椎MRI检查可了解椎间盘、后纵韧带、钩椎关节、黄韧带等的病变以及脊髓受压病理改变。

【鉴别诊断】

（1）偏头痛。典型偏头痛的发作先兆是视力障碍，如出现闪彩、暗点、偏盲、黑蒙等，疼痛常在颞、额、眼眶等处，为胀痛、跳痛，可伴有恶心、呕吐、眩晕、汗出、腹痛等症状，每次发作持续数小时，无颈部压痛，颈椎X射线片多显示正常。

（2）脑动脉硬化。多见于40岁以上人群，以头晕、记忆力减退、睡眠障碍为主症，与颈椎活动无明显关系。常伴有全身性动脉硬化，如眼底动脉、主动脉、冠状动脉或肾动脉硬化，血压异常，血清总胆固醇含量增高，脑血流图有缺血性改变。

【壮医摸结】

颈椎病的筋结形成以颈肩部肌筋为主，经筋摸结可在手太阳经筋线（相当于肩胛提肌、项韧带、头夹肌、颈夹肌、斜方肌）、手少阳经筋（颈椎横突点、颈斜角肌）、手阳明经筋（胸锁乳头肌）等部位有痛性筋结或条索状硬结。

常见的筋结有头夹肌筋结、颈夹肌筋结、项韧带筋结、颈斜角肌筋结、胸锁乳突肌筋结、斜方肌筋结、菱形肌筋结、肩胛提肌上筋结、肩胛提肌下筋结、冈上肌筋结。

【壮医解结】

1. 颈型颈椎病

（1）经筋手法。

患者取坐位，医者站立其后，先用滚法在颈肩背部松筋3～5遍，继用肘部软（前臂内侧）、硬（前臂外侧）、尖（鹰嘴）、钝（肱骨内上髁）4个部位分别在斜方肌、肩胛提肌、菱形肌、冈上肌等处采取行点、按、推、揉、弹拨等理筋手法，重点对上述肌群的起止点、交叉点、应力点所形成的筋结进行松筋解结，手法由轻到重，刚柔相济，使局部发热、松软为宜。然后用捏拿法和弹拨法在颈项两侧横突点、后棘突、胸锁乳突肌、颈斜角肌、臂丛神经点等进行全面松解，使颈三角，即由肩胛提肌（手太阳经筋）—颈斜角肌（手少阳经筋）—胸锁乳突肌（手阳明经筋）构成的三角形达到动力学平衡。最后点天宗、拿肩井结束手法。

（2）经筋针法。

贯彻"以结为腧"的原则，采用固结行针法：医者左手固定筋结，右手持1～2寸毫针，在筋结部位常规消毒后快速进针，根据筋结的大小、深浅进行探刺，使气达病所后快速出针。若为寒证，可采用壮医火针法：将毫针针头置于酒精灯上烧红发亮，快速刺入筋结，当针刺局部出现酸、胀、疼痛的感觉后即可出针。

（3）拔火罐。

针后在针刺部位拔罐10分钟，隔天治疗1次，5次为一个疗程。

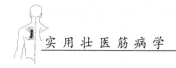

（4）其他疗法。

香丹配合维生素 B_{12} 于筋结处穴位注射。

2. 神经根型颈椎病

（1）经筋手法。

第一步：患者取坐位，医者站立其后，先用滚法在颈肩背部松筋 3～5 遍，继用肘部软（前臂内侧）、硬（前臂外侧）、尖（鹰嘴）、钝（肱骨内上髁）4 个部位分别在斜方肌、肩胛提肌、菱形肌、冈上肌等处采取点、按、推、揉、弹拨等理筋手法，重点对上述肌群的起止点、交叉点、应力点所形成的筋结进行松筋解结，手法由轻到重，刚柔相济，使局部发热、松软为宜。然后用捏拿法和弹拨法在颈项两侧横突点、后棘突、胸锁乳突肌、颈斜角肌、臂丛神经点等进行全面松筋。

第二步：颈椎侧旋提推法。以颈第四棘突偏左为例。患者取低端坐位，颈部稍前屈位，医者站于患者后面，左手拇指触及颈第四棘突并固定之，右手扶持下颌部，使头向右旋转 45°，此时右手向上轻轻提牵，同时左手拇指迅速用力向右轻推，常听到"咯"的一声，拇指下有轻微移动感，触之平复或有改善，手法告毕。

（2）经筋针法。

贯彻"以结为腧"的取穴原则，采用固结行针法：医者左手固定筋结，右手持 2.5 寸毫针，在筋结部位常规消毒后快速进针，根据筋结的大小、深浅进行探刺，使气达病所后快速出针。若为寒证，采用壮医火针法：将毫针针头置于酒精灯上烧红发亮，快速刺入筋结，当针刺局部出现酸、胀、疼痛的感觉后即可出针。

（3）拔火罐。

针后在筋结上拔火罐 10 分钟，隔天治疗 1 次，5 次为一个疗程。

（4）小针刀松解神经卡压。

3. 椎动脉型颈椎病

（1）经筋手法。

同"颈型颈椎病"的手法。

（2）经筋针法。

医者左手固定筋结，重点是颈部乳突椎动脉点（相当于安眠穴）和胸锁乳突肌中点，右手持 2.5 寸的毫针，在筋结部位常规消毒后快速进针，根据筋结的大小、深浅进行探刺，使气达病所后快速出针。

（3）拔火罐。

针后在针刺处拔火罐 10 分钟，隔天治疗 1 次，5 次为一个疗程。

4. 交感神经型颈椎病

（1）经筋手法。

方法同颈型颈椎病。

（2）经筋针法。

医者左手固定筋结，重点是颈部上、中、下交感神经节点及风池、安眠、大椎、神门等穴位。右手持 1～2 寸的毫针，在筋结部位常规消毒后快速进针，根据筋结的大小、深浅进行探刺，使气达病所后快速出针。

（3）拔火罐。

针后在针刺处拔火罐 10 分钟，隔天治疗 1 次，5 次为一个疗程。

（4）配合颈部行交感神经阻滞法。

5. 脊髓型颈椎病

（1）经筋手法。

方法同颈型颈椎病。手法要轻柔，忌暴力，以免加重病情。慎用手法复位。

（2）经筋针法。

医者左手固定筋结，重点是颈椎旁及横突旁筋结处；右手持 1～2 寸的毫针，在筋结部位常规消毒后快速进针，根据筋结的大小、深浅进行探刺，使气达病所后快速出针。

（3）拔火罐。

针后在针刺处拔火罐 10 分钟，隔天治疗 1 次，5 次为一个疗程。

（4）如患者出现肢体截瘫或大小便功能障碍，要尽快转外科进行手术治疗。

第七节　颈椎间盘突出症

【疾病概述】

颈椎间盘突出症是椎间盘在退行性变的基础上，由于外力的作用使纤维环部分或完全断裂，髓核及纤维环突出，压迫或刺激邻近组织及神经根而产生颈椎疼痛，活动受限，头顶部加压时可诱发颈肩部或上肢疼痛的一种病症。由于 C5/C6、C6/C7 椎间盘活动最多，因此最易损伤，加之此处椎管内正是颈髓膨大处，椎管内腔相对狭窄，椎间盘突出后轻微压迫脊髓即可出现症状。

【病因病机】

壮医认为，本病由颈部肌筋劳损，复感风寒湿毒邪，筋结形成，阻塞两路，三气不得同步引起。颈部肌筋以太阳经筋（肩胛提肌、项韧带、斜方肌）、少阳经筋（颈斜角肌）、阳明经筋（胸锁乳突肌）构成的"颈三角"，是维持颈部活动的动力结构，颈部的正常活动靠"颈三角"动态平衡来维持，颈椎间盘突出与"颈三角"动态失衡有

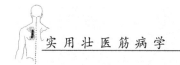

关。现代医学认为，其主要是在慢性劳损和椎间盘退变的基础上发病。

【临床诊断】

（1）有颈部外伤或劳损史。

（2）颈部疼痛，沿受累颈神经的支配区域引起放射痛和麻木感。当咳嗽、喷嚏时疼痛加重。变动体位、颈部活动也使疼痛加重。

（3）严重者以脊髓受压症状为主，表现为锥体束受压症状：两下肢肌肉紧张、腱反射亢进、双侧 Babinski 征阳性，严重者发生下肢瘫痪、大小便失禁。

（4）颈椎 X 射线片示颈椎生理弯曲减少或消失或者向后突，椎间隙变窄。颈椎 CT 片或 MRI 片可显示椎间盘突出的位置和程度。

【鉴别诊断】

（1）颈椎病。无明确外伤史，或在外伤前即有颈椎病的症状，起病缓慢，症状、体征可与颈椎间盘突出症相似，影像学显示骨赘和椎间盘共同构成致压物，且往往以前者为主。

（2）颈椎椎管内肿瘤。无外伤史，起病一般较缓慢，影像学可提供重要的鉴别依据，髓内肿瘤分辨较容易，髓外肿瘤与椎间盘有明确界限。

【壮医摸结】

颈椎间盘突出症的筋结形成以颈部肌筋及肩背部肌筋为主，经筋摸结可在手太阳经筋线（肩胛提肌、项韧带、斜方肌）、手少阳经筋（颈椎横突点、颈斜角肌）、手阳明经筋（胸锁乳突肌）等部位有痛性筋结或条索状硬结。

常见的筋结有颈夹脊筋结、项韧带筋结、颈斜角肌筋结、胸锁乳突肌筋结、斜方肌筋结、菱形肌筋结、肩胛提肌筋结、冈上肌筋结。

【壮医解结】

1. 经筋手法

第一步：患者取坐位，医者站立其后，先用滚法在颈肩背部松筋 3～5 遍，继用肘部软（前臂内侧）、硬（前臂外侧）、尖（鹰嘴）、钝（肱骨内上髁）4 个部位分别在斜方肌、肩胛提肌、菱形肌、冈上肌等处采取点、按、推、揉、弹拨等理筋手法，重点对上述肌群的起止点、交叉点、应力点所形成的筋结进行松筋解结，手法由轻到重，刚柔相济，使局部发热、松软为宜。然后用捏拿法和弹拨法在颈项两侧横突点、后棘突、胸锁乳突肌、颈斜角肌、臂丛神经点等进行全面松筋。

第二步：行颈椎侧旋提推法，以颈第六棘突偏左为例。患者取低端坐位，颈部稍前屈位，医者站于患者后面，左手拇指触及颈第六棘突并固定之，右手扶持下颌部，使头向右旋转45°，此时右手向上轻轻提牵，同时左手拇指迅速用力向右轻推，常听到"咯"的一声，拇指下有轻微移动感，触之平复或改善，手法告毕。

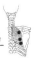

2. 经筋针法

贯彻"以结为腧"的取穴原则，以固结行针法：医者左手固定筋结，右手持2.5寸的毫针，在筋结部位常规消毒后快速进针，根据筋结的大小、深浅进行探刺，使气达病所后快速出针。若为寒证，采用壮医火针法：将毫针针头置于酒精灯上烧红发亮，快速刺入筋结，当针刺局部出现酸、胀、麻的感觉后即可出针。

3. 拔火罐

针后在筋结拔火罐10分钟，隔天治疗1次，5次为一个疗程。

【其他疗法】

（1）壮医刮痧疗法。

刮痧部位：颈项部、肩背部、肩周部、上肢。

刮痧手法：平刮。

刺血部位：大椎穴、肩中俞穴、天宗穴、缺盆穴、阿是穴。

拔罐部位：颈项部、肩周、背部、阿是穴、刺血点。

疗程：3天1次，2次为一个疗程。

（2）小针刀松解神经卡压。

（3）颈椎牵引。

第八节　枕部神经卡压综合征

【疾病概述】

枕部神经卡压综合征是枕大神经与枕小神经在运行线路上和穿出筋膜处的软组织损伤变性，压迫和刺激神经引起后枕部麻痛、跳痛，有时牵及头顶痛，甚至涉及前额和眼眶的一种病症。枕大神经为第二颈神经后支的内侧支，从寰椎后弓和枢椎椎板之间走出，钩绕头下斜肌下缘和头半棘肌之间穿过斜方肌腱膜和颈深筋膜，在上项线下方发出分支，分布于上项线以上颅顶的皮肤。枕小神经由颈第二、第三前支组成，沿胸锁乳突肌后缘，向后上方走行，至枕部穿过腱弓分布于枕区外侧，耳郭背面上1/3的皮肤。斜方肌、胸锁乳突肌止点之间有一横行腱弓相连，该腱弓位于项深筋膜下方，两者密不可分。枕大神经、枕小神经及枕动脉从腱弓下穿过。枕大神经支配后枕部及头顶部皮肤感觉，枕小神经支配耳后及颞部的感觉，其分支对头顶也有影响。

【病因病机】

壮医认为，本病因睡眠姿势不正或外伤导致项部肌肉挫伤、寰枢椎关节移位等使头项部肌肉、筋膜劳损，复感风寒湿毒邪，筋结形成，横络盛加，阻塞三道两路，使三气不得同步而致病。

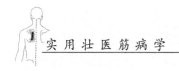

【临床诊断】

（1）有颈部外伤、劳损史。

（2）枕大神经、枕小神经支配区疼痛、麻木，转头和咳嗽时可加重疼痛。

（3）在枕大神经、枕小神经穿出肌肉、筋膜处，第二颈椎棘突、第二颈椎横突后结节，斜方肌、胸锁乳突肌止点有压痛、硬结、条索或软组织变硬。

（4）部分患者有颅骨膜肌压痛，范围从痛点到整个帽状腱膜大小不等。以偏头痛为主症，病程较长的患者，多有颞肌变性（硬结或索条）疼痛，压之可减轻头痛。

（5）X射线片显示多为正常，部分可见寰枢关节错位。

【鉴别诊断】

三叉神经痛疼痛部位在三叉神经分布区，发生闪电、刀割、火烧样剧烈疼痛。大多数疼痛部位表浅、呈阵发性，每次疼痛可持续数秒至数分钟，间歇期一如常人。可因进食、讲话、洗脸动作等激发局部的触发点而引起疼痛发作。

【壮医摸结】

枕部神经卡压综合征筋结的形成以上颈部肌筋为主，经筋摸结可在头夹肌、颈夹肌、头后大直肌、肩胛提肌、项韧带、斜方肌、胸锁乳头肌上颈段等部位触及痛性筋结或条索状硬结。

常见的筋结有颈第二横突筋结、项韧带筋结、头夹肌筋结、颈夹肌筋结、胸锁乳突肌筋结、斜方肌筋结、肩胛提肌筋结。

【壮医解结】

1. 经筋手法

第一步：患者取坐位，医者站立其后，先用滚法在颈肩背部松筋3～5遍，继用手大拇指与四指指腹配合行点、按、推、揉、弹拨等理筋手法，重点对上述肌群的起止点、交叉点、应力点所形成的筋结处采取松筋解结。然后用捏拿法和弹拨法在颈项两侧横突点、后棘突、胸锁乳突肌、颈斜角肌等进行全面松筋。

第二步：①侧偏型。术者用左肘固定患者下颌（轻提），右拇指、食指分别置于寰枢两侧（相当于风池穴），行欲合先离手法旋转，反复3～5次，则侧突之寰枢复位，两侧平衡，再无压痛即可。②前倾型。术式同上，但拇指按压第二颈椎棘突，反复2～3次。当拇指下有轻移动感，触之平复或改善，手法告毕。

2. 经筋针法

贯彻"以结为腧"的取穴原则，行固结行针法：医者左手固定筋结，右手持2.5寸毫针，在筋结部位常规消毒后快速进针，根据筋结的大小、深浅进行探刺，使气达病所后快速出针。若为寒证，采用壮医火针法：将毫针针头置于酒精灯上烧红发亮，快速刺入筋结，当针刺局部出现酸、胀、麻的感觉后即可出针。

3. 拔火罐

针后在筋结上拔火罐 10 分钟，隔天治疗 1 次，5 次为一个疗程。

【其他疗法】

（1）壮医刮痧疗法。

刮痧部位：颈项部、肩背部、后枕部。

刮痧手法：平刮。

刺血部位：风池穴、风府穴、大椎穴、肩中俞穴、天宗穴、缺盆穴、阿是穴。

拔罐部位：颈项部、阿是穴、刺血点。

疗程：3 天 1 次，2 次为一个疗程。

（2）用小针刀松解神经卡压。

第九节　落枕

【疾病概述】

落枕多为睡眠时使用枕头不当，引起颈肩部疼痛、活动受限的一种病症。本病起病突然，常于睡眠起床时发作，与平时劳伤及夜间感受风寒有关。病情程度轻重不一，可伴有全身疲倦或轻度发烧、颈肩部局限性疼痛等。

【病因病机】

壮医认为，本疾病是由睡眠时颈部体位不佳，复感风寒，肌筋失衡，筋结形成，横络盛加，阻塞三道两路，使三气不得同步引起。现代医学认为，本病由颈肩部肌纤维炎所致。

【临床诊断】

（1）颈部多有劳损和感受风寒史。

（2）起床后感觉颈后部、上背部疼痛不适，以一侧为多，或两侧疼痛，身体由平躺改为直立，颈部肌群力量改变，可引起进行性加重，甚至累及肩部和胸背部。颈项活动不利，不能自由旋转，严重者俯仰也有困难，甚至头部强直于异常位置，使头偏向病侧。

（3）患侧常有颈肌痉挛，胸锁乳突肌、斜方肌、菱形肌及肩胛提肌等处压痛。在肌肉紧张处可触及肿块和条索状的改变。

（4）颈椎 X 射线片显示大多正常。

【鉴别诊断】

（1）颈椎病。神经根型颈椎病常伴有颈神经根受压的症状，如上肢窜麻、颈部活动或咳嗽时疼痛加重。X 射线片显示有较明显的改变，颈部 CT、MRI 可见颈椎相应

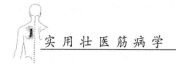

神经根受压。

（2）颈椎后关节紊乱症。棘突上或棘突一侧韧带肥厚，压痛明显，可出现棘突偏歪，并局限在1～2个棘突上。X射线片有的可见到后关节两侧不对称或关节间隙不等宽。

【壮医摸结】

落枕的筋结形成以颈部肌筋为主，经筋摸结多在肩胛提肌、斜方肌、颈前斜角肌、颈中斜角肌、颈后斜解肌、胸锁乳突肌、枕大神经风池处、项韧带、枕区、菱形肌、冈上肌触及痛性筋结或条索状硬结。

常见的筋结有肩胛提肌起止点及肌腹筋结、斜方肌筋结、颈前斜角肌筋结、颈中斜角肌筋结、颈后斜解肌筋结、胸锁乳突肌起止点及肌腹筋结、枕大神经风池处筋结、项韧带筋结、枕区筋结、冈上肌筋结、菱形肌筋结。

【壮医解结】

1. 经筋手法

患者取坐位，医者站立其后，先用滚、揉、点、按、分筋法在颈肩背上部松筋3～5遍，继用肘部软（前臂内侧）、硬（前臂外侧）、尖（鹰嘴）、钝（肱骨内上髁）4个部位分别在斜方肌、肩胛提肌、颈斜角肌、胸锁乳突肌、冈上肌、菱形肌等处采取点、按、推、揉、弹拨等理筋手法，重点对上述肌群的起止点、交叉点、应力点所形成的筋结进行松筋解结，手法由轻到重，刚柔相济，使局部发热、松软为宜。然后用捏拿法和弹拨法在肩胛提肌起止点及肌腹筋结、斜方肌筋结、颈前斜角肌筋结、颈中斜角肌筋结、颈后斜解肌筋结、胸锁乳突肌起止点及肌腹筋结、枕大神经风池处筋结、项韧带筋结、枕区筋结、冈上肌筋结、菱形肌筋结等进行全面松筋解结，使颈部肌筋达到动力学平衡。

2. 经筋针法

贯彻"以结为腧"的取穴原则，行固结行针法：医者左手固定筋结，右手持2寸毫针，在筋结部位常规消毒后快速进针，根据筋结的大小、深浅进行探刺，使气达病所后快速出针。若为寒证，可采用壮医火针法：将毫针针头置于酒精灯上烧红发亮，快速刺入筋结，当针刺局部出现酸、胀、麻后即可出针。

3. 拔火罐

针后在针刺处拔火罐10分钟，隔天治疗1次，5次为一个疗程。

【其他疗法】

（1）壮医刮痧疗法。

刮痧部位：颈项部、背部、前肩部。

刮痧手法：重刮。

刺血部位：大椎穴、肩中俞穴、肩井穴、肩贞穴、小海穴、阿是穴。

拔罐部位：颈部、肩背部、阿是穴、刺血点。

疗程：3天1次，2次为一个疗程。

（2）以武打将军酒外敷，配合红外线照射治疗。

第十节　寰枢关节错缝

【疾病概述】

寰枢关节错缝是指颈椎寰椎与枢椎关节错离，引起颈部疼痛、偏头痛、后枕痛、眩晕、呕吐、心慌、心悸、失眠、血压升高或降低、活动受限等症状的一种病症。

本病若未经及时治疗，其脱位程度加重，会出现顽固性头晕头痛。

【病因病机】

壮医认为，本病是由颈部肌筋劳损，复感风寒，筋结形成，肌筋受力不平衡，寰椎与枢椎关节错离，阻塞火路、龙路而引起。阻塞火路可出现偏头痛、枕部疼痛及麻木、头晕、呕吐、视物不清、失眠、重影等症状；阻塞龙路可出现心慌、心悸，血压升高或降低，颈部疼痛、活动受限等症状。

【临床诊断】

（1）有颈部外伤、慢性劳损和受风寒史。

（2）颈项部疼痛僵硬，不能转头，动则痛剧，呈强迫性头向一侧偏歪，头部前倾时引起后头痛，脖子转动时有呻轧音，枕部疼痛麻木，病人可感到头颅向前下坠落。有的病人可有上肢麻木无力以及步态不稳等症状。

（3）在枢椎棘突部位可有压痛和隆起，或者棘突偏歪。

（4）X射线片显示，张口位齿状突偏歪或前倾，侧位颈第一至第三椎体有成角旋转。

【鉴别诊断】

（1）落枕。以颈肩部疼痛，转侧不灵活，甚至转动困难为主症。发病急，多因睡眠姿势不佳，感受风寒而突然发病，无头晕、恶心、呕吐等症状，多在一周左右恢复。

（2）美尼尔氏综合征。为内耳膜迷路积水，表现为发作性眩晕，波动性听力减退及耳鸣。其特点是耳鸣加重后眩晕发作，眩晕发作后耳鸣逐渐减轻或消失。

【壮医摸结】

寰枢关节错缝属关节错位，但肌筋不平衡是发病的关键，所以本病的筋结形成以关节周围肌筋为主。经筋摸结可在头夹肌、颈夹肌、头下斜肌、头半棘肌、头后大直肌、头后小直肌、肩胛提肌、斜方肌起止点、枕大神经点、项韧带触及痛性筋结、寰

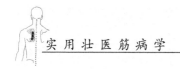

枢关节棘突部位触及压痛和隆起，或者棘突偏歪。

常见的筋结有头夹肌筋结、颈夹肌筋结、头下斜肌筋结、头半棘肌筋结、头后大直肌筋结、头后小直肌筋结、肩胛提肌筋结、斜方肌起筋结、枕大神经点筋结、项韧带筋结。

【壮医解结】

1. 经筋手法

患者取坐位，医者立其后，先用滚、揉、点、按、分筋法在颈肩背上部松筋 3～5 遍，继用肘部软（前臂内侧）、硬（前臂外侧）、尖（鹰嘴）、钝（肱骨内上髁）4 个部位分别在头夹肌、颈夹肌、头下斜肌、头半棘肌、头后大直肌、头后小直肌、肩胛提肌、斜方肌、冈上肌等处采取点、按、推、揉、弹拨等理筋手法，重点对上述肌群的起止点、交叉点、应力点所形成的筋结进行松解，手法由轻到重，刚柔相济，使局部发热、松软为宜。然后用捏拿法和弹拨法在颈项两侧横突点、后棘突、胸锁乳突肌、颈斜角肌等进行全面松筋解结，使颈部肌筋达到动力学平衡。

2. 整复方法

宜辨证施治。①侧偏型：术者用左肘固定患者下颌（轻提），右拇指、食指分别置于寰枢两侧（相当于风池穴），行欲合先离手法旋转，反复 3～5 次，则侧突之寰枢复位，两侧平衡，再无压痛即可。②前倾型：术式同上，但拇指按压第二颈椎棘突，反复 2～3 次。

上述方法施行 2～3 次后，可行颈胸枢纽旋转复位法。

注意事项：①严格掌握适应证，诊断不明或不适于手法治疗者，不能施治；②施行手法前向病人讲清楚手法的有关事项，使病人精神不要紧张，肌肉放松，主动配合治疗；③施行手法时医患体位要适当，手法用力要柔和，边做手法、边观察病人反应，出现不良反应时立即停止手法治疗；④对于行手法后出现头晕、恶心、心慌、出汗等反应者，应立即让病人平卧，密切观察血压、脉搏、呼吸、心跳等情况，并采取必要的治疗措施；⑤在行颈椎复位手法时，用力要适中，以防发生意外。

3. 经筋针法

贯彻"以结为腧"的取穴原则，行固结行针法：医者左手固定筋结，右手持 2 寸毫针，在筋结部位常规消毒后快速进针，根据筋结的大小、深浅进行探刺，使气达病所后快速出针。若为寒证，可采用壮医火针法：将毫针针头置于酒精灯上烧红发亮，快速刺入筋结，当针刺局部出现酸、胀、麻的感觉后即可出针。

4. 拔火罐

针后在针刺处拔火罐 10 分钟，隔天治疗 1 次，5 次为一个疗程。

【其他疗法】

（1）壮医刮痧疗法。

刮痧部位：肩颈部、颈枕部、肩背部、上肢部。

刮痧手法：平刮。

刺血部位：哑门穴、风池穴、颈百劳穴、颈夹脊穴、列缺穴、肩颈穴。

拔罐部位：肩颈部、肩背部、压痛点。

疗程：3天1次，2次为一个疗程。

（2）用小针刀松解筋结形成的挛缩及粘连。

第十一节　颈肌筋膜炎

【疾病概述】

颈肌筋膜炎是由多种致病因素引起颈部筋膜内的血管收缩、微循环障碍、血液渗出、水肿而形成的无菌性炎症。临床表现为颈肩部肌肉、肌腱疼痛，无明显器质性改变，间歇发作。

【病因病机】

壮医认为，本病是由颈肌筋膜劳损，复感风寒湿邪毒，筋结形成，阻塞龙路、火路，使三气不得同步引起。当天气变化，温度突降时，体表血管收缩，深部血管扩张，导致血液渗出并积存在体内，引起疼痛；或当肌肉痉挛，极度缺血时，会产生大量有害的代谢产物，刺激神经感受器而引起疼痛。

【临床诊断】

（1）有颈部损伤或感受风寒湿毒史。

（2）以颈肩部疼痛为主症，可为隐痛、胀痛、酸痛，伴肌痉挛和颈僵直。疼痛可向远处放射，如涉及肩臂部、上背部以及头部，还可伴有交感神经症状，如头痛、头晕、耳鸣，甚至出现手臂发凉、血压改变等。

（3）检查时可发现局部肌痉挛，可触到较硬的筋结或条索状硬结。

（4）血沉可增快，X射线检查多显示正常。

【鉴别诊断】

（1）颈椎病。即颈椎骨关节增生造成的颈僵硬、活动障碍和肩臂痛，无固定压痛点或深处有压痛点。X射线片显示有骨质增生、项韧带钙化等改变。

（2）落枕。常在睡眠姿势不当、枕头高度不适和睡眠时颈肩部受风寒侵袭，以醒后颈项部疼痛，头歪向一侧而不能转动，颈项肌肉痉挛，压痛明显为特征。

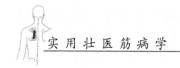

【壮医摸结】

颈部肌筋炎的筋结形成以颈肩部肌筋为主。经筋摸结可在肩胛提肌、颈斜角肌、胸锁乳突肌、斜方肌、菱形肌、冈上肌、项韧带触及痛性筋结或条索状硬结。

常见的筋结有肩胛提肌筋结、斜方肌筋结、颈斜角肌筋结、胸锁乳突肌筋结、菱形肌筋结、冈上肌筋结、项韧带筋结。

【壮医解结】

1. 经筋手法

患者取坐位，医者立其后，先用滚、揉、点、按、分筋法在颈肩背上部松筋3～5遍，继用肘部软（前臂内侧）、硬（前臂外侧）、尖（鹰嘴）、钝（肱骨内上髁）4个部位分别在斜方肌、肩胛提肌、冈上肌等处采取点、按、推、揉、弹拨等理筋手法，重点对上述肌群的起止点、交叉点、应力点所形成的筋结进行松解。然后用捏拿法和弹拨法在颈项两侧横突点、后棘突、胸锁乳突肌、颈斜角肌等位置进行全面松筋解结，使颈部肌筋达到动力学平衡。

2. 经筋针法

采用壮医火针法：将毫针针头置于酒精灯上烧红发亮，快速刺入筋结，当针刺局部出现酸、胀、麻的感觉后即可出针。

3. 拔火罐

针后在针刺处拔火罐10分钟，隔天治疗1次，5次为一个疗程。

【其他疗法】

（1）壮医刮痧疗法。

刮痧部位：肩颈部、肩背部、上肢部。

刮痧手法：平刮。

刺血部位：颈百劳穴、颈夹脊穴、列缺穴、肩井穴。

拔罐部位：肩颈部、肩背部、压痛点。

疗程：3天1次，2次为一个疗程。

（2）局部以武打将军酒外敷，配合红外线照射治疗。

第十二节　臂丛神经损伤

【疾病概述】

臂丛神经损伤是由外伤引起的一种周围神经损伤。受伤后患者出现疼痛，同时伴有运动及感觉障碍，上肢功能部分或完全丧失。臂丛神经由颈 C5 - T1 神经根组成，分支主要分布于上肢，有些小分支分布到胸上肢肌、背部浅层肌和颈深肌。主要的分

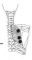

支有胸背神经、胸长神经、腋神经、肌皮神经、正中神经、桡神经、尺神经。臂丛神经主要支配上肢、肩背、胸部的感觉和运动。

【病因病机】

臂丛神经损伤较常见的为牵拉伤或撞击伤引起，可合并颈椎骨折、锁骨骨折及肩关节损伤，亦可单纯因牵拉引起。壮医认为，本病由外伤后，损伤局部肌筋，筋结形成，阻塞龙路、火路，使三气不得同步引起。

【临床诊断】

（1）患者有不同程度的外伤史。

（2）上臂丛包括颈第五、第六、第七神经根，其与上干神经相同，即腋神经支配的三角肌麻痹致肩外展障碍和肌皮神经支配的肱二头肌麻痹所致的屈肘功能障碍。下臂丛为颈第八、胸第一神经，其与下干神经相同，主要临床表现为尺神经及部分正中神经和桡神经麻痹，即手指不能伸屈，并有手内部肌麻痹表现，而肩关节、肘关节、腕关节活动基本正常。全臂丛损伤表现为整个上肢肌呈弛缓性麻痹，全部关节主动活动功能丧失。臂丛神经如为根性撕脱伤，则其特征性的表现为颈第五至第七神经根损伤肩胛提肌、菱形肌麻痹及前锯肌麻痹；颈第八神经根及胸第一神经根出现 Horner征，即患侧眼裂变窄，眼球轻度下陷，瞳孔缩小，面颈部不出汗。臂丛神经根的感觉支配为颈第五神经根上臂外侧，颈第六神经根前臂外侧及拇、食指、颈第七神经根中指，颈第八神经根环、小指及前臂内侧，胸第一神经根上臂内侧中下部。

（3）臂丛神经分支有胸背神经、胸长神经、腋神经、肌皮神经、正中神经、桡神经、尺神经。各神经支损伤可按其所支配的主要肌肉的肌力及反射确定。

（4）X射线检查可辅助诊断。

【鉴别诊断】

（1）颈椎病。颈椎病引起的上肢症状多以上肢疼痛为主，一般无上肢功能障碍。X射线片有骨质增生、项韧带钙化等改变。

（2）颈椎椎管内肿瘤。无外伤史，起病一般较缓慢，临床多以全身症状为主。影像学可提供重要的鉴别依据。

【壮医摸结】

臂丛神经损伤的筋结形成以在损伤部位及神经支配的肌筋为主，临床可根据神经解剖定位定性配合手法摸结相合寻找筋结。

常见的筋结有三角肌筋结、冈上肌筋结、肱二头肌筋结、肩胛提肌筋结、菱形肌筋结等。

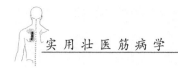

【壮医解结】

1. 经筋手法

患者取坐位，医者立其后，先用滚、揉、点、按、分筋法在颈肩背部及上肢松筋3～5遍，继用肘部软（前臂内侧）、硬（前臂外侧）、尖（鹰嘴）、钝（肱骨内上髁）4个部位分别在臂丛神经支配的肌筋等处采取点、按、推、揉、弹拨等理筋手法，重点对上述肌群的起止点、交叉点、应力点所形成的筋结进行松解，手法由轻到重，刚柔相济，使局部发热、松软为宜。然后用捏拿法和弹拨法在臂丛神经走行及分支进行全面松筋解结，使肌筋疏通达到动力学平衡。

2. 经筋针法

贯彻"以结为腧"的取穴原则，行固结行针法：医者左手固定筋结，右手持2寸毫针，在筋结部位常规消毒后快速进针，根据筋结的大小、深浅进行探刺，使气达病所后快速出针。若属寒证，可采用壮医火针法：将毫针针头置于酒精灯上烧红发亮，快速刺入筋结，当针刺局部出现酸、胀、麻后即可出针。避免神经二次损伤。

3. 拔火罐

针后在针刺处拔火罐10分钟，隔天治疗1次，5次为一个疗程。

【其他疗法】

（1）壮医刮痧疗法。

刮痧部位：肩颈部、肩背部、上肢部。

刮痧手法：平刮。

刺血部位：颈百劳穴、颈夹脊穴、列缺穴、肩井穴、手三里穴。

拔罐部位：肩颈部、肩背部、压痛点。

疗程：3天一次，2次为一个疗程。

（2）以小针刀松解肌筋形成的瘢痕、挛缩及粘连。

第十三节　颈肩综合征

【疾病概述】

颈肩综合征是由于颈椎急慢性损伤、退变或颈项部软组织病损，刺激压迫颈脊神经，导致其所支配的肩周有关肌肉痉挛，肩关节疼痛、活动障碍的一种综合征。

【病因病机】

壮医认为，本病是由颈肩部肌筋劳损，复感风寒湿毒邪，筋结形成，横络盛加，阻塞三道两路，使三气不得同步引起。颈肩的经筋起自上肢指爪，循行而上的经筋线组成。其中，手三阴经筋循至腋下后，分布于胸廓及缺盆（锁骨）；手三阳经筋跨越颈

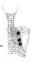

肩，向头部上行，终止于头面；而手阳明经筋分支环绕肩胛部，止于上脊椎。所以颈肩综合征与颈肩的活动关系密切。

【临床诊断】

（1）多发于 40 岁及以上的中老年人，有慢性劳损或感受风寒湿毒邪史。

（2）颈项肩臂部僵硬疼痛，为根性疼痛，多发生在颈椎病急性期或慢性期，以夜间为甚。多为间歇性痛，多从锁骨上窝较快扩散至整个肩臂部，咳嗽、打喷嚏可诱发放射痛，上肢外展、上举和颈项健侧转动时疼痛加重，伴有头痛、上肢无力、持物落地现象。

（3）颈部活动受限，以后伸及向患侧弯曲明显。压痛点多为棘突、脊旁、肩胛骨内上角等处。病变神经根分布区可有痛、温、触觉改变，早期痛觉过敏，后期感觉减退。肱二头肌、肱三头肌肌腱反射减弱，患肢肌力下降，甚至肌肉萎缩。臂丛神经牵拉试验、挤压头试验均呈阳性。

（4）X 射线检查可见颈椎生理曲度改变、失稳及椎间孔变小、钩椎关节增生等。

【鉴别诊断】

（1）颈椎病。颈椎退行性骨关节病，也可以表现为颈僵硬及颈肌痛，两者不易区别，但颈椎病有较明显的骨关节改变，且颈椎病多在活动时开始痛，活动后渐缓解，无固定肌痛及压痛点等特点，有时可出现根性痛及放射痛。

（2）肩周炎。肩周炎是一种慢性的肩部软组织炎症，早期以剧烈疼痛为主，中晚期以功能障碍为主。无根性疼痛症状，颈部活动不受限。

【壮医摸结】

颈肩综合征的筋结形成主要以颈肩部肌筋为主。经筋摸结可在肩胛提肌、颈斜角肌、胸锁乳突肌、斜方肌、菱形肌、冈上肌、肱二头肌、喙肱肌、肱肌、肱桡肌、旋前圆肌的位置触及痛性筋结或条索状硬结。

常见的筋结有肩胛提肌筋结、斜方肌起筋结、颈斜角肌筋结、胸锁乳突肌筋结、菱形肌筋结、冈上肌筋结、肱二头肌长头及短头筋结、喙肱肌筋结、肱肌筋结、肱桡肌筋结、旋前圆肌筋结。

【壮医解结】

1. 经筋手法

患者取坐位，医者立其后，先用滚、揉、点、按、分筋法在颈肩背上部松筋 3～5 遍，继用肘部软（前臂内侧）、硬（前臂外侧）、尖（鹰嘴）、钝（肱骨内上髁）4 个部位分别在肩胛提肌、颈斜角肌、胸锁乳突肌、斜方肌、菱形肌、冈上肌、肱二头肌、喙肱肌、肱肌、肱桡肌、旋前圆肌等处采取点、按、推、揉、弹拨等理筋手法，重点对上述肌群的起止点、交叉点、应力点所形成的筋结进行松解。然后用捏拿法和弹拨法在颈项两侧横突点、后棘突、胸锁乳突肌、颈斜角肌、斜方肌、菱形肌、冈上肌、

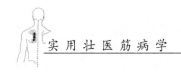

肱二头肌等进行全面松筋解结，使颈部肌筋达到动力学平衡。

2. 经筋针法

贯彻"以结为腧"的取穴原则，行固结行针法：医者左手固定筋结，右手持 2 寸毫针，在筋结部位常规消毒后快速进针，根据筋结的大小、深浅进行探刺，使气达病所后快速出针。若属寒证，可采用壮医火针法：将毫针针头置于酒精灯上烧红发亮，快速刺入筋结，当针刺局部出现酸、胀、麻的感觉后即可出针。

3. 拔火罐

针后在针刺处拔罐 10 分钟，隔天治疗 1 次，5 次为一个疗程。

【其他疗法】

（1）壮医刮痧疗法。

刮痧部位：肩颈部、肩背部、上肢部。

刮痧手法：平刮。

刺血部位：颈百劳穴、颈夹脊穴、列缺穴、肩井穴。

拔罐部位：肩颈部、肩背部、压痛点。

疗程：3 天 1 次，2 次为一个疗程。

（2）局部用武打将军酒外敷，配合红外线照射治疗。

（3）用小针刀松解肌筋形成的挛缩及粘连。

第十四节　肌性斜颈

【疾病概述】

肌性斜颈是由一侧胸锁乳突肌挛缩引起的头颈歪斜的一种病症。胎儿在宫内位置不正或受到不正常的子宫壁压力可使一侧颈部受压，胸锁乳突肌内局部血运障碍，致使该肌发生缺血性纤维变性引起斜颈。本病好发于儿童，大多有胎位不正和产伤史。

【病因病机】

壮医认为，本病是由于先天不足，或胎产损伤阻塞三道两路，使三气不得同步引起。胎儿时期，胎儿在子宫内，头向一侧倾斜，或分娩时头位不正、难产引产等，皆可造成一侧胸锁乳突肌的创伤或血流暂时停滞、血管栓塞等，导致胎儿出生后颈部凝血块，使肌肉出现肿块，胸锁乳突肌纤维细胞增生和肌纤维变性，最后变为结缔组织而成条索状挛缩硬结导致本病。

【临床诊断】

（1）有胎位不正或产伤史。

（2）斜颈畸形、颈部肿块、颜面部畸形是本病的典型表现。

（3）X射线及彩色B超检查可明确诊断。

【鉴别诊断】

（1）骨性斜颈：多因先天性颈枕部畸形所致，包括短颈畸形、颅底凹陷、半椎体畸形、寰枕融合及齿状突发育畸形。可引起斜颈及面部不对称，但一般不会产生胸锁乳突肌的典型条索状挛缩带及肿块。X射线检查可明确上述诊断。

（2）寰枢椎旋转性半脱位：可有斜颈，但此病多有轻微外伤或上呼吸道感染病史，主要表现为颈部旋转运动受限及颈部疼痛症状明显，胸锁乳突肌内无紧张条索带。X射线检查可鉴别。

【壮医摸结】

肌性斜颈的筋结形成主要以患侧胸锁乳突肌为主，可于胸锁乳突肌查到圆卵状、索样或颗粒状的筋结，按压局部或头颈部运动时，产生牵引性疼痛及压痛。筋结大小各异，多见于胸锁乳突肌的中段。部分可在斜方肌的颈段外侧肌纤维束、颈斜角肌、冈上肌、冈下肌等部位触察到索样、结块状、颗粒状的筋结。

常见的筋结有胸锁乳突肌筋结、斜方肌筋结、颈斜角肌筋结、冈上肌筋结、冈下肌筋结、肩胛提肌筋结等。

【壮医解结】

1. 经筋手法

患者取坐位，医者立其后，先用滚、揉、点、按、分筋法在颈肩背上部松筋3～5遍，继用拇指指腹配合4指合力分别在肩胛提肌、颈斜角肌、胸锁乳突肌、斜方肌、菱形肌、冈上肌等处采取点、按、推、揉、弹拨等理筋手法，重点对上述肌群的起止点、交叉点、应力点所形成的筋结进行松解，手法由轻到重，刚柔相济，使局部发热、松软为宜。然后用捏拿法和弹拨法在颈项两侧胸锁乳突肌、颈斜角肌、斜方肌、菱形肌、冈上肌等进行全面松筋解结，使颈部肌筋达到动力学平衡。

2. 经筋针法

贯彻"以结为腧"的取穴原则，行固结行针法：医者左手固定筋结，右手持2寸毫针，在筋结部位常规消毒后快速进针，根据筋结的大小、深浅进行探刺，使气达病所后快速出针。若属寒证，可采用壮医火针法：将毫针针头置于酒精灯上烧红发亮，快速刺入筋结，当针刺局部出现酸、胀、麻的感觉后即可出针。

3. 拔火罐

针后在针刺处拔火罐8分钟，隔天治疗1次，5次为一个疗程。

【其他疗法】

（1）壮医刮痧疗法。

刮痧部位：肩颈部、肩背部、上肢部。

刮痧手法：平刮。

刺血部位：颈百劳穴、人迎穴、肩井穴。

拔罐部位：肩颈部、肩背部、压痛点。

疗程：3天一次，2次为一个疗程。

（2）用小针刀松解肌筋形成的挛缩及粘连。

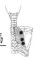

第二章　肩背部筋病

第一节　胸腔出口综合征

【疾病概述】

胸腔出口综合征是由于某些原因导致胸廓上口出口处臂丛神经和锁骨下血管受压，所产生的患侧上肢不同程度感觉障碍、运动障碍或循环障碍的一种病症。根据病因学分类，颈肋综合征、前斜角肌综合征、肋骨—锁骨综合征、胸小肌综合征和 Paget - Shrother 综合征统称胸腔出口综合征。本病发病率女性多于男性，右侧胸腔多于左侧胸腔，且以瘦弱垂肩者较多。

【病因病机】

壮医认为，本病是由于颈部解剖位置异常，或外伤、劳损及风寒湿邪侵袭导致颈部肌筋失衡，筋结形成，横络盛加，阻塞三道两路，使三气不得同步引起。

【临床诊断】

（1）多见于中年人，女性多于男性，右侧胸腔多于左侧胸腔，一般呈下垂肩，肩胛部肌肉不发达。

（2）症状因受压组织不同而异。

①锁骨下动脉受压：其疼痛具有血管性质，起病突然并有酸痛和不适。开始为从颈部放射到手与手指，以麻木、刺痛为主，疼痛部位界限不清，颈部活动，尤其颈部伸直时可有疼痛加重；颈部屈曲，疼痛可以缓解。牵引患侧上肢使肩胛下降也可使症状加重。此外，可有患肢发凉，发绀或呈苍白色，以手部最明显，尤其下垂时更加明显。患侧脉搏减弱，血压降低，可出现患肢水肿。

②臂丛神经受压迫：臂丛下干受压，锐性疼痛并向前臂内侧以及无名指、小指手指放射。长时间出现受累区及手部小肌肉萎缩，肌力减退，如大鱼际肌、小鱼际肌、蚓状肌及骨间肌等。

③锁骨下动脉与臂丛神经同时受压，与颈肋症状相同。

（3）体征。

①头向患侧倾斜。

②颈部压痛：在锁骨上窝有胀满或增粗现象，可触及前斜角肌紧张压痛，颈部伸直疼痛加重，压迫肌肉不仅疼痛加重且有放射痛。

③手部出现过敏与寒冷，但无感觉障碍、运动障碍及反射消失。局部注射麻醉药

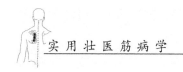

可解除前斜角肌的痉挛，使症状获得缓解。

（4）特殊检查。

①Adson征阳性：患者端坐于凳上，做深呼吸，并维持在深吸气状态。嘱患者仰首，向对侧转头。检查者一只手托住患者下颌，另一只手摸着桡动脉。之后，让患者用力回旋下颌，并与检查者的手对抗，此时如诱发或加重神经症状，或桡动脉搏动减弱、消失，则为阳性。

②上臂牵拉试验阳性：也称为臂丛神经牵拉实验，即病者取坐位，头偏向健侧，术者一手抵头部患侧，一手握患腕，向相反方向牵拉。因臂丛神经被牵张，刺激已受压之神经根而出现放射痛或麻木等感觉。

③肋锁试验阳性：患者两臂外展上举90°，肘屈90°，同时手指作快速伸屈活动数十次，立即出现皮肤苍白及疼痛，再继续上举两臂，将两手搁置头顶时，疼痛加剧，脉搏消失或变弱。

【鉴别诊断】

（1）颈椎病：有明显颈项部疼痛或神经根受压或脊髓受压症状，常伴有肩、臂放射性疼痛，但血管受压症状不明显。X射线片提示颈椎骨质增生、项韧带钙化、颈椎间变窄、曲度变直等。

（2）雷诺氏病：上肢疼痛、麻木及皮肤苍白、发绀、潮红等症状呈阵发性，且为双侧对称性的肢端，颈臂活动时脉搏无变化。

（3）肩周炎：患者年龄多在50岁左右，主要表现为肩关节活动受限、疼痛，可有三角肌的肌萎缩，但无上肢神经和血管受压的症状。

【壮医摸结】

胸腔出口综合征的筋结形成以颈斜角肌的起点、止点、胸廓上口出口处为主。涉及神经主要为臂丛神经和锁骨下血管。肌筋形成的筋结分点、线、面等形状，以触压疼痛异常敏感为特征。其中神经出口处的筋结多为点状，肌筋形成的筋结多为线状。

其中常见的筋结有桡管筋结、肱桡肌筋结、胸大肌筋结、尺侧腕屈肌筋结、掌长肌筋结、肱骨内上髁筋结、肱三头肌内侧筋结、腋神经筋结。

【壮医解结】

1. 经筋手法

手法的原则：松筋为主，解结为要。根据筋结大小、硬软及位置，采取轻以松结、中以解结、重以破结的措施。

第一步：患者取端坐位，根据手太阴经筋走行，先从手大拇指开始，医者拇指指腹部在患者的手指部点按，使手部发热伴有热感向上传导后，用肘法（点、揉、按、摩、分筋、理筋等复式手法综合应用）沿手太阴经筋线的走向从手到锁骨下进行全线松筋解结，重点推按拇长屈肌腱鞘筋结、肱桡肌筋结、胸大肌筋结等，要求手法刚柔相济，气到病所。

第二步：患者取端坐位，根据手少阴经筋走行，患者用拇指指腹配合肘部点按推揉手少阴经筋线，重点松解手少阴经筋结：第五掌骨中筋结、尺侧腕屈肌筋结、掌长肌筋结、肱骨内上髁筋结、肱三头肌内侧筋结、腋神经筋结。

2. 经筋针法

经筋针法包括壮医火针法和固结行针法，寒证用壮医火针法，热证用固结行针法。

壮医火针法：在经筋手法的基础上，采用火针解结。具体针法：在查找到的筋结点处进行常规消毒后，将毫针针尖在酒精灯上烧红，迅速刺入治疗部位，得气后迅速出针。针刺的深度主要根据病情、体质、年龄、针刺部位肌肉的厚薄及神经、血管的分布而定。

固结行针法：在经筋手法的基础上，采用固结行针法。针刺原则：以结为腧，固结行针，不留针，减压止痛。具体针法：常规消毒后，采用2.5～3寸的毫针，选取压痛点、胸大肌筋结、肱三头肌内侧筋结、肱桡肌筋结等筋结点进针，可一孔多刺，不留针，以有针感传电到手指为佳。

3. 拔火罐

针后在针刺处拔火罐10分钟，隔天治疗1次，10次为一个疗程。

【其他疗法】

（1）以壮药内服外洗。

（2）配合穴位注射、小针刀治疗、药线点灸、神灯照射、功能锻炼等。

第二节　胸椎小关节紊乱症

【疾病概述】

在劳损、退变或外力作用下，胸椎小关节发生损伤或解剖移位，使局部软组织产生急性、慢性炎症反应，刺激或压迫其周围的肋间神经、交感神经纤维而引起相应部位肋间神经和脏器的症状，称之为胸椎小关节紊乱症。胸椎小关节是胸椎后关节、肋骨小头关节、肋横突关节的统称。

【病因病机】

壮医认为，本病内因是局部软组织的急性、慢性炎症，外因是劳损、退变和外力作用致胸椎小关节发生损伤或移位，复感风寒湿毒邪，肌筋失衡，筋结形成，横络盛加，阻塞三道两路，从而引发本病。故其本在筋，其标在骨。

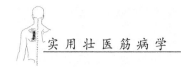

【临床诊断】

（1）有外伤史或长期不良姿势史。

（2）反复发作、久治不愈的胸腹部疼痛不适、肋间神经痛，伴有胸腹腔脏器功能紊乱。根据受损部位与炎症波及的组织的不同，临床有以下3个方面的症状：

①关节炎症状：受损部位棘突隆起或凹陷，有叩痛和压痛，棘旁肌紧张、有压痛，有时可触及阳性反应物。

②肋间神经痛：轻者仅表现为肋间神经支配范围的不适或疼痛，少数病人仅表现为局限性疼痛，如T9小关节右侧损伤。病人感觉右季肋部疼痛不适，常被误为肝胆疾患而反复检查未有阳性发现。重者发生肋椎关节半脱位，病人因剧烈的肋间神经痛而手捂患处，不能挺胸、大声说话和深呼吸，呈痛苦面容。

③胸腹腔脏器功能紊乱：如T1～T4损伤，表现为胸闷气急、心烦易躁、胸部堵塞压迫感、咳喘，甚至有哮喘以及心悸、心律失常、早搏（期前收缩）等呼吸和心血管系统的症状；T5～T12损伤，表现为胃脘胀痛、胃酸过多或减少、食欲不振、腹胀腹痛、消化不良、胃肠道无力或胃肠蠕动亢进甚至诱发胆囊炎、胃溃疡出血等消化系统的症状。

（3）体检胸椎棘突有叩痛、压痛或排列紊乱，棘旁软组织有阳性反应物。

（4）胸椎X射线检查。胸椎正位片、侧位片可见相关椎体有损伤性改变或退行性变、韧带钙化和胸椎代偿性侧凸或后凸畸形、骨折畸形等改变。

【鉴别诊断】

（1）肋间神经痛：疼痛沿肋间神经分布区出现，疼痛性质为针刺样、刀割样，疼痛表现为走蹿，时发时止，伴有胸部挫伤者多见。

（2）肋间关节与胸肋关节半脱位：主要表现为局部明显肿胀，呼吸受限，痛连胸肋，呈放射性。

【壮医摸结】

胸椎小关节紊乱的筋结形成以胸椎小关节连接点为主。筋结的形成大多与分布的相应神经支配相对应。涉及神经主要为肋间神经、交感神经纤维。肌筋形成的筋结分点、线、面等形状，以触压疼痛异常敏感为特征。筋结的形成分布与相应神经走行一致。筋结越多，或涉及多经病变的，一般症状比较重。

其中，常见的筋结有冈上肌筋结、肩胛提肌筋结、夹脊止点筋结、胸锁乳突肌上筋结。

【壮医解结】

1. 经筋手法

手法的原则：松筋为主，解结为要。根据筋结大小、硬软及位置，采取轻以松结、中以解结、重以破结。

第一步：患者取俯卧位，根据足太阳经筋走行，用肘法（点、揉、按、摩、分筋、理筋等复式手法综合应用）沿足太阳经筋线的走向从足到胸进行全线松筋解结，重点推按冈上肌筋结、肩胛提肌筋结、夹脊筋结、胸锁乳突肌上筋结等，要求手法刚柔相济，气到病所。

第二步：中上胸段胸椎小关节错位的，患者端坐于矮凳上，令患者十指相扣置于颈项部。医者在其身后，两手抓住患者双肘，膝关节顶在患者偏歪或后凸的棘突上，两手徐徐用力向后牵引，至牵引到最大限度时，膝顶与双手的后扳瞬间发力，此时可听见"咔咔"的响声。

2. 经筋针法

经筋针刺包括壮医火针法和固结行针法，寒证用壮医火针法，热证用固结行针法。

壮医火针法：对查找到的筋结点处进行常规消毒，筋结部位一般在胸椎关节小关节连接处，将毫针针尖在酒精灯上烧红，迅速刺入治疗部位，得气后迅速出针。

固结行针法：常规消毒后，采用 2.5～3 寸的毫针，选取突出部位的棘突旁压痛点进针，可一孔多刺，不留针，以有针感传至疼痛区域为宜。

3. 拔火罐

针后在针刺处拔火罐 10 分钟，隔天治疗 1 次，10 次为一个疗程。

【其他疗法】

（1）以壮药内服外洗。

（2）功能锻炼：加强腰背和胸背肌力的平衡，养成良好的生活和工作习惯，改变不良姿势。

（3）配合穴位注射、小针刀疗法、药线点灸、神灯照射等外治法治疗。

第三节　胸椎棘突炎

【疾病概述】

胸椎棘突炎是指在胸椎棘突上附着的棘上、棘间韧带发生的无菌性炎症，出现以背部疼痛、棘突上或棘突间的压痛为主的一种病症。本病多发于青壮年，表现为局限性的疼痛和压痛，有的还伴有胸闷不适、情绪躁动等症状。

【病因病机】

胸椎棘突上有棘上韧带附着，其间有棘间韧带附着，两条韧带对胸椎都起着一定的稳定作用，限制着脊柱胸段的过度前屈。壮医认为，本病的内因是局部韧带软组织粘连的慢性损伤，外因是外伤、劳损等。因脊柱受力过重，棘上韧带被牵拉而致损伤，肌筋失衡，筋结形成，横络盛加，阻塞三道两路而引发本病。故胸椎棘突炎其本在骨，其标在筋。

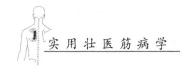

【临床诊断】

（1）患者有长期弯腰劳动、搬移重物致扭伤、腰背劳损史等。

（2）背部局限性的酸胀疼痛，身体前屈时疼痛明显，咳嗽、深呼吸时疼痛加重，伴有胸部胀闷，用手拍打胸部后稍感舒适，局部疼痛与天气变化有关。

（3）在胸椎棘突上或棘间可触及压痛点，急性损伤期局部肿胀，压痛明显；触压时感到局部组织松弛，指下有搓揉湿润发丝的感觉；慢性期局部压痛不明显，但局部肌紧张，指下有钝厚或条索状感觉，胸廓挤压试验阴性。脊背部有局限性的肿胀、压痛或叩痛，做疼痛部位的普鲁卡因封闭后，疼痛减轻或消失。

（4）X射线检查可排除结核、肿瘤、骨折等疾病。

【壮医摸结】

胸椎棘突炎的筋结形成以损伤棘上韧带、棘间韧带及周围肌筋为主。筋结形成大多与棘突周围的肌筋有关。以触压疼痛异常敏感为特征。

其中常见的筋结有棘上韧带及棘间韧带筋结、菱形肌筋结、肩胛提肌下筋结、肩胛提肌上筋结、肩胛骨脊柱缘筋结、斜方肌筋结。

【壮医解结】

1. 经筋手法

患者取俯卧位，根据足太阳经筋走行，用手法（点、揉、按、摩、分筋、理筋等复式手法综合应用）对棘上韧带、棘间韧带及周围肌筋进行全面松解，重点推按病变棘突、冈上肌筋结、肩胛提肌筋结、夹脊筋结、胸锁乳突肌上筋结等，要求手法刚柔相济，气到病所。

2. 经筋针法

经筋针法包括壮医火针法和固结行针法，寒证用壮医火针法，热证用固结行针法。

壮医火针法：在经筋手法的基础上，采用火针解结。具体针法：对查找到的棘突部位的筋结进行常规消毒，将毫针针尖在酒精灯上烧红，迅速刺入治疗部位，得气后迅速出针。

固结行针法：在经筋手法的基础上，采用固结行针法。针刺原则：以结为腧，固结行针，不留针，减压止痛。可一孔多刺，在炎症棘突部位采用鸡爪刺的方法，不留针。

3. 拔火罐

针后在针刺处拔火罐10分钟，隔天治疗1次，10次为一个疗程。

【其他疗法】

（1）壮药药物外敷。取藤当归、藤杜仲、海风藤、两面针、宽筋藤、三钱三等，用布袋包扎好，蒸热后作局部热敷，每日1次，每次15～20分钟。可改善局部的血液循环，加快损伤组织的修复。

（2）配合穴位注射、小针刀疗法、神灯疗法、功能锻炼等。

第四节　肋软骨炎

【疾病概述】

肋软骨炎是肋软骨非特异性、非化脓性炎症。以肋软骨疼痛、肿大、变粗，压痛明显为特征。好发于青壮年，女性多于男性。其疼痛一般历时 2～3 个月后可自行消失，但肋软骨肿大可持续存在多年，反复发作。

【病因病机】

壮医认为，本病是滑膜和周围韧带损伤致关节腔压力增高后引起骨膜炎，复感风寒湿毒邪，肌筋失衡，筋结形成，横络盛加，阻塞三道两路所致。现代医学认为，本病是先有上呼吸道感染而导致反复剧烈咳嗽，造成胸肋关节面、肋骨与肋软骨连接处的接触面和周围韧带损伤所致。

【临床诊断】

（1）无明显外伤史，发病前多有上呼吸道感染史。

（2）早期局部刺痛、跳痛或酸痛。以后受累的肋骨逐渐肿大、隆起，触之肿块表面光滑，边缘规则，压痛明显。严重者，同侧上肢活动、咳嗽以及躯干转动、牵扯胸大肌时均可引起疼痛，以致病人不敢做上肢大幅度运动，不愿用力咳嗽和深呼吸。

（3）X 射线检查局部可见局限性软组织肿大。

【鉴别诊断】

（1）肋骨结核：多有结核病史、血沉高，结核病灶侵及胸壁软组织，形成寒性脓肿时，压之有波动感，胸壁 X 射线照片可显示肋骨结核引致的骨质破坏。

（2）肋骨肿瘤：良性肿瘤生长缓慢，局部表现与肌肉软骨相似，但局部硬结不规则，局部疼痛及压痛不明显；恶性肿瘤生长速度较快，肿瘤表面不规则，疼痛剧烈，难以忍受，压痛明显，X 射线照片可显示骨质破坏。

【壮医摸结】

肋软骨炎形成以病变部位的肋软骨及周围肌筋为主。筋结的形成大多与肋骨分布及相应的神经支配相对应。以触压软骨肿大、疼痛为特征。多处肋软肌炎症，筋结越多，一般症状越重。

其中，常见的筋结有肋软骨及周围肌筋、胸大肌筋结。

【壮医解结】

1. 经筋手法

手法的原则：松筋为主，解结为要。用手法（点、揉、按、摩、分筋、理筋等复

137

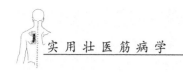

式手法综合应用）对肋软骨及周围肌筋进行全面松解，要求手法刚柔相济，气到病所。

2. 经筋针法

经筋针法包括壮医火针法和固结行针法，寒证用壮医火针法，热证用固结行针法。

壮医火针法：在经筋手法的基础上，采用火针解结。具体针法：对查找到的肋软骨炎症部位及周围肌筋的筋结处进行常规消毒，采用局部围刺法，将毫针针尖在酒精灯上烧红，迅速刺入治疗部位，得气后迅速出针。

固结行针法：在经筋手法的基础上，采用固结行针法。针刺原则：以结为腧，固结行针，不留针，减压止痛。具体针法：常规消毒后，采用1～2寸的毫针，选取肋软骨炎症部位及周围肌筋的筋结点，采用一孔多刺，不留针。

3. 拔火罐

针后在针刺处拔火罐10分钟，隔天治疗1次，10次为一个疗程。

【其他疗法】

（1）以壮药内服外洗。

（2）物理疗法。可选用离子导入疗法、超短波或红外线疗法。

（3）神经阻滞疗法。疼痛严重时，可于局部施行浸润阻滞术。

（4）以小针刀松解局部形成的粘连及硬结。

第五节　肋间神经痛

【疾病概述】

肋间神经痛是指胸神经根或肋间神经由于不同原因受损或受刺激产生的一种胸背部或腰腹部呈带状区的疼痛或感觉异常的综合征。较常见的如急性损伤、慢性损伤、传染性疾病、中毒性病因引起的肋间神经炎和带状疱疹等。

【病因病机】

壮医认为，本病主要是由于胸神经根及肋间神经受损，导致肌筋失衡，筋结形成，横络盛加，阻塞三道两路引起。现代医学认为，胸部的扭挫、挤压、进气伤，发生肋椎关节半脱位时，可刺激肋间神经引起急性肋间神经痛。胸椎小关节及其周围软组织劳损，涉及其附近的胸神经根或肋间神经时，可引起慢性肋间神经痛。

【临床诊断】

（1）有胸背部外伤史或长期不良姿势史。

（2）临床表现以背部向前胸或腹部，肋间或者肋间神经走向的放射痛，性质为刺痛或灼痛。深呼吸、咳嗽、身体的转动均能引起剧烈疼痛，患者呼吸急促表浅，神情紧张。慢性肋间神经痛多呈反复发作的牵扯痛或恒定部位的隐痛和感觉异常。部分患

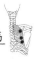

者伴有胸腹腔脏器功能紊乱症状。急慢性肋间神经痛的部位或区域，与受损神经大致相同，如上臂内侧和腋窝（T1～T2）、心前区（T4）、胃脘区（T6）、季肋部（T7～T9）、脐周（T10）、下腹部、腹股沟以及腰部（T12）等。

（3）急性肋间神经痛患者，多以手轻捂痛处，身体屈向患侧，痛苦面容。查体见沿受损神经经过的肋间隙或神经支配区域均有压痛和肌紧张，在脊椎旁、腑线及胸骨旁尤为显著。病损神经相应胸椎棘突有叩痛，棘旁隆起，肌紧张和压痛，可触及呈结节状或条索状的阳性反应物。主动或被动挺胸均可诱发剧烈的肋间神经痛症状。慢性肋间神经痛患者，查体无明显异常发现，仅受损神经相间胸椎棘突可有隆起或凹陷，棘突偏离中轴线、压痛和叩痛。受损神经支配区域感觉过敏或感觉减退，肌紧张或肌萎缩。胸背后伸时，相应胸椎部位产生疼痛，有时有受损神经支配区域的牵扯痛或局限部位的隐痛。

（4）X射线检查或其他理化检查可排除胸椎和肋骨的骨折、结核、肿瘤以及胸腹腔脏器的病变。

【壮医摸结】

肋间神经痛的筋结形成以受损神经及神经支配区域肌筋形成的筋结为主，涉及神经主要是肋间神经。以触压疼痛异常敏感并向神经支配区域放射为特征。多支肋间神经受累，可出现面状筋结。筋结越多，或涉及多神经病变的，一般症状比较重。

常见的筋结有肋间神经肌筋筋结。

【壮医解结】

1. 经筋手法

手法的原则：松筋为主，解结为要。根据受损肋间神经及肌筋分布区域进行手法松解。采用点、揉、按、摩、分筋、理筋等复式手法松筋解结。

2. 经筋针法

经筋针法包括壮医火针法和固结行针法，寒证用壮医火针法，热证用固结行针法。

壮医火针法：在经筋手法的基础上，采用火针解结。具体针法：对查找到的肋间神经出口及分布区域等处进行常规消毒，将毫针针尖在酒精灯上烧红，迅速刺入治疗部位，得气后迅速出针。针刺的深度主要根据病情、体质、年龄、针刺部位肌肉的厚薄及神经、血管的分布而定，避免损伤肋间血管及神经。

固结行针法：在经筋手法的基础上，采用固结行针法。针刺原则：以结为腧，固结行针，不留针。具体针法：常规消毒后，采用0.5～1寸的毫针，选取肋间神经出口及分布区域进针，可一孔多刺，不留针。

3. 拔火罐

针后在针刺处拔火罐10分钟，隔天治疗1次，10次为一个疗程。

【其他疗法】

（1）以壮药内服外洗。

（2）配合穴位注射、小针刀疗法、药线点灸、神灯疗法、功能锻炼等。

第六节　斜方肌损伤

【疾病概述】

斜方肌损伤是因外伤或劳损致斜方肌肌肉纤维反复撕伤引起颈肩部疼痛为主症的一种病症。

【病因病机】

斜方肌损伤常见的原因有挥鞭式损伤，如汽车急刹车时，乘客的头颈突然前后摆动，以及暴力撞击、摔伤或因长期歪头斜颈肩扛重物，如搬运工常超出肌肉承受力，反复提拉重物，以及长期低头伏案工作者，肌肉附着点处肌纤维被反复撕伤，出现增生、粘连，甚至钙化而引起。壮医认为，本病是由斜方肌纤维组织损伤，复感风寒湿毒邪致肌筋失衡，筋结形成，横络盛加，阻塞三道两路，使三气不得同步引起。

【临床诊断】

（1）多为缓慢发病，以单侧损伤为多见。患侧颈部、肩部、背部酸痛沉紧，活动颈部时有牵拉感。上颈部酸痛、僵硬，向患侧做后仰活动时减轻，甚至伴有头痛，按压、捶打患处有舒服感并可缓解症状。重者做低头、耸肩和旋颈等动作都有障碍。

（2）枕骨隆凸下外部肌肉隆起处有压痛，肌纤维变性，弹性减退。颈根部和肩峰之间及肩胛冈下缘可触及条索状物，压之酸胀或疼痛，可牵及患肩部和患侧头枕部。

（3）固定患肩向健侧旋转患头颈部，可引起疼痛。

（4）X 射线检查一般无明显变化。

【鉴别诊断】

（1）肩胛提肌损伤：疼痛范围在颈肩之间，压痛在颈椎第一至第三横突后结节及肩胛骨内上角，与肩关节外展功能变化无关。

（2）冈上肌损伤：冈上窝部压痛较深在，冈上肌试验阳性（令患者上肢外展 $60°\sim120°$ 时，若引起上肢疼痛或不适并使外展运动受限制者为阳性）。

【壮医摸结】

斜方肌损伤其肌筋形成的筋结分点、线、面等形状，以触压疼痛异常敏感为特征。疼痛的部位多位于斜方肌的起点、止点、颈肩部交叉处。其中肌肉起止点处的筋结多为点状，肌筋形成的筋结多为线状，多支配神经受累可出现面状筋结。筋结越多，或涉及多经病变的，一般症状比较重。

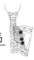

常见的筋结有斜方肌筋结、菱形肌筋结、肩胛提肌上筋结、肩胛提肌下筋结。

【壮医解结】

1. 经筋手法

手法的原则：松筋为主，解结为要。根据受损斜方肌肌筋分布区域进行手法松解。采用点、揉、按、摩、分筋、理筋等复式手法松筋解结。重点松解斜方肌的起点、止点、颈肩部交叉处。根据筋结的大小、硬软及位置，采用轻以松结、中以解结、重以破结的方法。

2. 经筋针法

经筋针法包括壮医火针法和固结行针法，寒证用壮医火针法，热证用固结行针法。

壮医火针法：在经筋手法的基础上，采用火针解结。具体针法：对查找到的筋结点处进行常规消毒，将毫针针尖在酒精灯上烧红，迅速刺入治疗部位，得气后迅速出针。针刺的深度不宜过深，以免穿过胸腔导致气胸。

固结行针法：在经筋手法的基础上，采用固结行针法。针刺原则：以结为腧，固结行针，不留针，减压止痛。具体针法：常规消毒后，采用1～2寸的毫针，选取肌筋损伤处筋结点进针，可一孔多刺，不留针。

3. 拔火罐

针后在针刺处拔火罐10分钟，隔天治疗1次，10次为一个疗程。

【其他疗法】

（1）以壮药内服外洗。

（2）配合穴位注射、小针刀疗法、药线点灸、神灯疗法、功能锻炼等。

第七节　肩峰下滑囊炎

【疾病概述】

肩峰下滑囊炎是由于各种致病因素刺激肩峰下滑囊引起肩部广泛疼痛，肩关节运动受限制，活动疼痛加重的一种病症。肩峰下滑囊位于肩峰与冈上肌之间，为人体最大的解剖滑液囊，具有滑利肩关节、减少磨损、不易劳损的作用。当肩关节外展90°时，该滑囊完全缩进肩峰下面。当肩部外伤时可致本病。

【病因病机】

本病大多继发于肩关节周围的软组织损伤和退行性变，尤以滑囊底部的冈上肌腱的损伤、炎症、钙盐沉积等为主。肩峰下滑液囊组织在肩峰与肱骨头之间，长期反复摩擦可致损伤。滑膜受到损伤后，发生充血、水肿和滑液分泌增多，形成滑液囊积液。日久慢性炎症残存，不断刺激，滑膜增生，囊壁增厚，滑液分泌减少，组织粘连，从

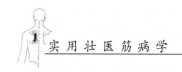

而影响关节外展、上举及旋转活动。壮医认为，本病是由于肩关节周围软组织损伤或退变后，肩峰下滑囊部筋结形成，导致龙路、火路不通而引起。

【临床诊断】

（1）常有肩部劳损病史。

（2）急性起病者，肩部广泛疼痛，肩关节运动受限制，活动时疼痛加重。肩关节前方有压痛，可触及肿胀的滑囊。慢性起病者，疼痛多不剧烈。疼痛部位常有三角肌止点，当肩关节外展或内旋时疼痛加剧，夜间疼痛严重可影响睡眠，检查时压痛常在肱骨大结节部位。X射线检查结果常为阴性。

（3）X射线检查显示多为正常。

【鉴别诊断】

冈上肌腱炎：冈上肌腱尚未受挤压时，没有疼痛；在上肢外展 60°～120°时，冈上肌腱被挤压于肩峰与肱骨大结节之间而产生疼痛，即"疼痛弧"。

【壮医摸结】

肩峰下滑囊炎的筋结形成以肩峰下滑囊及周围肌筋为主，采用壮医手触摸结法，沿手三阳经筋循行路线查找，筋结点多分布于肩峰下、三角肌部。

常见筋结点有大结节筋结、肩峰下筋结、三角肌筋结等。

【壮医解结】

1. 经筋手法

对肩关节周围肌筋进行手法松解。采用点、揉、按、摩、分筋、理筋等复式手法松筋解结。重点松解深部滑囊处。

2. 经筋针法

主要采用壮医火针法。在经筋手法的基础上，采用火针解结，具体针法：对查找到的筋结点处进行常规消毒，将毫针针尖在酒精灯上烧红，迅速刺入治疗部位，得气后迅速出针。

3. 拔火罐

针后在针刺处拔火罐 10 分钟，隔天治疗 1 次，5 次为一个疗程。

【其他疗法】

（1）以壮药内服外敷。

（2）配合穴位注射、小针刀疗法。

（3）练功疗法：可做耸肩环绕以及肩关节环转运动等练习。

第八节 肩周炎

【疾病概述】

肩周炎是肩关节周围肌肉、韧带、肌腱、滑囊和关节囊等软组织损伤、退变而引起的关节囊和关节周围软组织的一种慢性无菌性炎症，临床以肩部疼痛、肩关节活动受限、肩部肌肉萎缩为主症，又称肩凝症（冻结肩）。因多发生于 50 岁左右的中年人，又称"五十肩"。

【病因病机】

壮医认为，本病是由于肩部软组织退行病变，对各种外力的承受能力减弱，长期过度活动，姿势不良，如上肢外伤后肩部固定过久，肩周组织继发萎缩、粘连，肌筋劳损，复感风寒湿毒邪，筋结形成，横络盛加，导致龙路、火路不通所致。

【临床诊断】

（1）多发于 50 岁左右的中年人。

（2）肩部疼痛，初始往往较轻，且呈阵发性，常因天气变化及劳累而诱发。随着时间的推移，逐渐发展为持续性疼痛，尤其在肩部内旋、后伸、外展时表现更为明显，甚至剧痛难忍。

（3）肩关节活动受限。肩关节明显僵硬，并呈全方位的关节功能活动受限。从事穿衣、插手、摸兜、梳头、摸背、擦肛、晾晒衣物等日常活动都会发生困难。

（4）肩部肌肉萎缩。肩周炎后期，因患者惧怕疼痛，患肩长期不能活动，三角肌等肩部肌肉可发生不同程度的失用性萎缩。

（5）X 射线检查结果多为阴性，病程久者可见肩部骨质疏松，或冈上肌腱、肩峰下滑囊钙化征。

【鉴别诊断】

冈上肌肌腱炎：疼痛在大结节处，肩关节有外展 60°～120°的疼痛弧。

【壮医摸结】

（1）采用壮医手触摸结法。肩周炎筋结多分布于手三阳经筋：①手阳明经筋手触摸结，可查到患侧喙突（肱二头肌短头、喙肱肌起点）、小结节（大圆肌和肩胛下肌止点），及它们之间的喙肱韧带、结节间沟（肱二头肌长头）、大结节（冈上肌、胸大肌止点）等筋结点，压痛明显；②手少阳经筋手触摸结，可查到肩峰下滑囊、三角肌止点、大结节（冈下肌和小圆肌止点）等筋结，压痛或放射痛；③手太阳经筋手触摸结，可查到冈下窝（冈下肌和小圆肌起点）、肱三头肌长头与冈下肌和小圆肌交叉点等筋结，压痛明显。

（2）经筋分型：根据筋结的分布规律可分为手太阳经筋型、手少阳经筋型、手阳

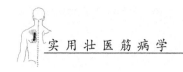
明经筋型以及混合型。

①手太阳经筋型：以肩后部疼痛为主，向上肢外侧后缘放射。

②手少阳经筋型：以肩外部疼痛为主，向上肢外侧中间放射。

③手阳明经筋型：以肩前部疼痛为主，向上肢外侧前缘放射。

④混合型：肩前侧、肩后侧、肩外侧均有疼痛，向上肢放射。

【壮医解结】

1. 经筋手法

第一步：患者取坐位，医者用肘关节之尖（鹰嘴）、钝（肱骨内髁）、硬（前臂尺骨面）、软（前臂内侧面）4个部位及拇指指尖、指腹从患者的手指起按，顺着手三阳经筋线从手到头方向进行全线按、揉、点、推、弹拨等松筋理筋，重点推按上述查到的筋结点，使手三阳经筋全线松解为佳。

第二步：对肩关节已广泛粘连，肩部僵硬的患者施行扳动手法。主要是在术者的帮助下做肩关节的上举、梳头、后背三个动作，在扳动的过程中常能听到粘连被撕裂的声音。操作时要轻柔，防止用力过猛而造成肩部骨折或脱位。

2. 经筋针法

肩周炎多为寒证，主要采用壮医火针法。在经筋手法的基础上，采用火针解结。具体针法：对查找到的筋结点处进行常规消毒，将毫针针尖在酒精灯上烧红，迅速刺入治疗部位，得气后迅速出针。

3. 拔火罐

针后在针刺处拔火罐10分钟，隔天治疗1次，10次为一个疗程。

【其他疗法】

（1）以壮药内服外敷。

（2）配合穴位注射、小针刀疗法、壮医药线点灸、红外线治疗等。

（3）功能锻炼：患者在早晚做内旋、外旋、外展、环转上臂动作，反复锻炼。

第九节 劳损性肩胛背部软组织疼痛综合征

【疾病概述】

劳损性肩胛背部软组织疼痛综合征是因劳损致肩胛背部疼痛，伴有或不伴有功能障碍。疼痛范围以在肩胛骨周围为多见，但不牵涉或很少牵涉上肢。

【病因病机】

壮医认为，本病的病因与外伤、劳损和寒湿毒侵袭有关，常见的外伤有超负荷负重、压伤、挫伤等，或因寒冷、潮湿等外因使疲劳的肌肉遭病损等。其病机为肩胛背部外伤或劳损后，复感风寒湿毒侵袭，肌筋失衡，筋结形成，横络盛加，导致龙路、火路不通所致。

【临床诊断】

（1）有外伤及劳损史。

（2）肩胛背部疼痛与致伤时的体位密切相关，首先临床常见的是肩胛骨向上活动的肌群的劳损；其次是肩胛骨的外展肌群的劳损，且与肩关节周围肌起止点的劳损相关。疼痛、疼痛点与活动、负荷的增加密切相关，以致在检查时，检查者施加对抗力量时，疼痛点处的疼痛症状加重。

（3）X射线检查结果一般正常，可有部分局部韧带钙化。

【壮医摸结】

采用手触摸结法，沿手足三阳经筋循行路线查找，筋结多分布在肩胛骨周围和其背面，筋结的形成以肩胛背部肌筋形成的筋结为主。

常见筋结点有小圆肌筋结、大圆肌筋结、菱形肌筋结、肩胛提肌筋结、斜方肌筋结、三角肌筋结、肩峰筋结、肩胛上神经筋结、冈上肌筋结等。

【壮医解结】

1. 经筋手法

第一步：患者取坐位，医者用肘关节之尖（鹰嘴）、钝（肱骨内髁）、硬（前臂尺骨面）、软（前臂内侧面）4个部位及拇指指尖、指腹从患者的手指起按，顺着手三阳经筋线从手到头方向进行全线按、揉、点、推、弹拨等松筋理筋，重点推按上述查到的手三阳经筋以及足太阳经筋的筋结，以手三阳经筋全线松解为佳。

第二步：患者取坐位，屈肘，手放在健侧肩上。医者一只手拉患肘向健侧，另一只手手掌推患侧肩胛骨内缘向前下方，先一松一紧推拉数次，再突然反向顿挫一下。再用一只手及前臂托握患肘及前臂，向后内方推，另一只手按住患肩胛骨内缘，向前方压。待患者放松，突然顿挫一下。

2. 经筋针法

主要采用壮医火针法。在经筋手法的基础上，采用火针解结。具体针法：对查找到的肩胛背部的筋结处进行常规消毒，将毫针针尖在酒精灯上烧红，迅速刺入治疗部位，得气后迅速出针。针刺的深度主要根据病情、体质、年龄、针刺部位肌肉的厚薄及神经、血管的分布而定。避免损伤神经及胸腔。

3. 拔火罐

针后在针刺处拔火罐10分钟，隔天治疗1次，10次为一个疗程。

【其他疗法】

（1）以壮药内服外敷。

（2）配合穴位注射、小针刀疗法、壮医药线点灸等治疗。

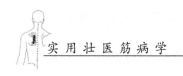

第十节　肩胛上神经卡压症

【疾病概述】

肩胛上神经卡压症是指肩胛上神经经过肩胛上切迹时，受卡压引起选择性的冈上肌或冈下肌麻痹、萎缩及肩周疼痛和运动受限的一种病症。该病症状与肩关节周围软组织损伤的病症相类似，容易误诊。

【病因病机】

当上肢动作过于猛烈，如举重、练标枪等，周围肌肉骤然收缩，会挤伤肩横韧带使之出血、渗出、刺激肩胛上神经而出现症状，久之肩横韧带与肩胛上神经发生粘连或横韧带部分纤维痉挛，压迫肩胛上神经产生症状。小部分由于肩部活动度较大，或长时间保持一种姿势，使肩部持续紧张，如体操运动员、干重活农民等，肩部持续大幅度活动，或肩挑重担长途行走，甚至单肩挎书包、皮包时间过长，坚韧而紧张如弓弦般的横韧带不断受挤压、摩擦形成慢性损伤，使肩胛上神经在切迹处反复挤压、摩擦可出现炎性反应而水肿，导致神经卡压性损害。壮医认为，本病是由于肩胛上部肌筋外伤或慢性劳损后，筋结形成，横络盛加，导致龙路、火路不通所致。

【临床诊断】

（1）一般有外伤或劳损史。

（2）肩胛骨后外侧钝痛不适，疼痛放射至上臂和项部，造成肩及上肢活动受限。抬举重物时尤甚，时间较长者可出现冈上肌或冈下肌肉萎缩无力。有些患者肩部疼痛剧烈，夜间明显。

（3）肩胛上切迹压痛，仔细触诊可摸到硬结或硬性索状物。

（4）特殊检查。

①肩胛骨牵拉试验阳性：令患者把患侧手搭于健侧肩上，并将肘部处于水平位，向健侧牵拉患侧肘部，可刺激卡压的肩胛上神经，诱发患肩疼痛。

②肩胛上神经阻滞试验：用1％利多卡因1～2 mL注入患肢肩胛上切迹处以阻滞肩胛上神经，疼痛缓解即为阳性。

（5）肩关节X光平片显示无明显异常。

【壮医摸结】

采用壮医手触摸结法，沿手三阳经筋和足太阳经筋循行路线查找，筋结点多分布在肩胛骨后外侧，筋结的形成与肩胛上神经支配区域的肌筋有关。

常见筋结点有肩峰筋结、肩胛上神经筋结、三角肌筋结、冈上肌筋结、冈下肌筋结等。

【壮医解结】

1. 经筋手法

患者取坐位，医者用肘关节之尖（鹰嘴）、钝（肱骨内髁）、硬（前臂尺骨面）、软（前臂内侧面）4个部位及拇指指尖、指腹从患者的手指起按，顺着手三阳经筋线从手到头方向进行全线按、揉、点、推、弹拨等松筋理筋，重点推按上述查到的手三阳经筋以及足太阳经筋的筋结，使手三阳经筋全线松解为佳。

2. 经筋针法

主要采用壮医火针法。在经筋手法的基础上，采用火针解结。具体针法：对查找到的痛性筋结及肩胛上神经分布区进行常规消毒，将毫针针尖在酒精灯上烧红，迅速刺入治疗部位，得气后迅速出针。针刺的深度主要根据病情、体质、年龄、针刺部位肌肉的厚薄及神经、血管的分布而定。

3. 拔火罐

针后在针刺处拔火罐10分钟，隔天治疗1次，10次为一个疗程。

【其他疗法】

（1）以壮药内服外敷。

（2）配合穴位注射、小针刀疗法等治疗。

第十一节 肩背部肌筋膜炎

【疾病概述】

肩背部肌筋膜炎是指肩背部肌肉、肌筋膜等结缔组织因炎症而发生疼痛，并伴肌痉挛、压痛、触及硬结或束条、活动功能障碍，自主神经系统功能紊乱的一种病症。

【病因病机】

肩背部的肌肉、韧带以及关节囊的急性或慢性的损伤、劳损等是本病的基本病因。当机体受到风寒侵袭、疲劳、外伤和睡眠位置不当等外界不良因素刺激时，可以诱发肌肉筋膜炎的急性发作，或者由于病人受到反复的劳损、风寒等不良刺激，可有持续或者间断的慢性肌肉疼痛、酸软无力等症状。壮医认为，本病是由于肌筋劳损，加之风寒湿毒的侵袭，筋结形成，横络盛加，导致龙路、火路不通而引起。

【临床诊断】

（1）本病多见于青壮年、体力劳动者。

（2）肩背部酸痛，肌肉板硬，有沉重感，位置较广泛，疼痛常与天气变化有关，阴雨天及劳累后可使症状加重。

（3）局部压痛或压痛较广泛，可扪及条索状结节，背肌紧张，弯腰受限，并有引

147

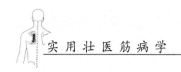

发放射区，重压肌筋膜区皮下结节，还可在该点周围或距离稍远区域引发疼痛或肌紧张。

（4）实验室检查：血沉、抗"O"检查结果一般正常，有时检查数值略偏高；X射线片一般显示正常。

【鉴别诊断】

该病要与神经系统、脊柱的疾病、脊柱旁的疾病相鉴别。肌筋膜疼痛综合征的疼痛并非沿着神经分布，并且不具有感觉障碍，还可因局部活动而增加疼痛。

【壮医摸结】

采用壮医手触摸结法，可在肩背部受累区查到痛性结节或索条状筋结，叩击疼痛区域时皮肤发生苍白或充血，并伴有毛孔粗糙及柚子皮样改变等现象。

常见筋结点有肩峰筋结、肩胛上神经筋结、三角肌筋结、冈上肌筋结、冈下肌筋结、背阔肌筋结等。

【壮医解结】

1. 经筋手法

患者取俯卧位，急性期手法以按、揉、推肩胛背部的深层筋结点为主，手法宜轻柔，以局部潮红充血为宜；慢性期手法以点、按、弹拨、理筋、分筋手法为主。

2. 经筋针法

主要采用壮医火针法。在经筋手法的基础上，采用火针解结。具体针法：对查找的筋结点处进行常规消毒，将毫针针尖在酒精灯上烧红，迅速刺入治疗部位，得气后迅速出针；针刺的深度主要根据针刺部位肌肉的厚薄及神经、血管的分布而定。避免穿透血管、神经或胸腔。

3. 拔火罐

针后在针刺处拔火罐10分钟，隔天治疗1次，10次为一个疗程。

【其他疗法】

（1）以壮药内服外敷。

（2）配合穴位注射、小针刀疗法、壮医药线点灸等治疗。

第十二节　肩胛骨周围肌筋劳损

【疾病概述】

肩胛骨周围肌筋劳损是指肩胛骨周围肌筋长期损伤和劳损引起以肩胛骨周围酸胀疼痛为主症的一种病症。本病多见于冈上肌和冈下肌劳损，大菱形肌、小菱形肌损伤，大圆肌、小圆肌和肩胛下肌损伤等。

【病因病机】

本病多见于上肢猛力掷物、摔跤和向后突然用力引起损伤。壮医认为，本病是由于肩胛骨周围肌筋急性损伤后未及时治愈或慢性劳损，加之风毒、寒毒、湿毒的侵袭，导致筋结形成，横络盛加于龙路、火路，使两路不通，三气不能同步所致。

【临床诊断】

（1）有上肢突然用力掷物或菱形肌损伤史。

（2）将患侧上肢被动向前上方上举，引起剧烈疼痛。

（3）压痛点在第五胸椎和肩胛下端的连线以上和肩胛骨的内侧缘。

【壮医摸结】

采用壮医手触摸结法，沿手太阳经筋和足太阳经筋循行路线查找，筋结点多分布在肩胛骨内侧缘至胸椎之间。

常见筋结点有菱形肌筋结、肩胛提肌筋结、冈上肌筋结和冈下肌筋结等。

【壮医解结】

1. 经筋手法

患者取坐位，医者用肘关节之尖（鹰嘴）、钝（肱骨内髁）、硬（前臂尺骨面）、软（前臂内侧面）4 个部位及拇指指尖、指腹从患者的手指起按，顺着手足三阳经筋线方向进行全线按、揉、点、推、弹拨等松筋理筋，重点推按上述查到的筋结。

2. 经筋针法

采用壮医火针法。在经筋手法的基础上，采用火针解结。具体针法：在查找的筋结常规消毒，将毫针针尖在酒精灯上烧红，迅速刺入治疗部位，得气后迅速出针。针刺的深度主要根据针刺部位肌肉的厚薄及神经、血管的分布而定。避免穿透胸腔引起气胸。

3. 拔火罐

针后在针刺处拔火罐 10 分钟，隔天治疗 1 次，5 次为一个疗程。

【其他疗法】

（1）以壮药内服外敷。

（2）配合穴位注射、小针刀疗法。

第十三节　肩胛肋骨综合征

【疾病概述】

肩胛肋骨综合征是指肩胛骨与胸廓形成的关节由于活动不协调，导致脊柱与肩胛骨之间、肩胛部、同侧颈和手臂发生疼痛的一种病症。

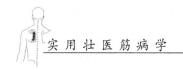

【病因病机】

肩胛胸壁关节参与肩关节的活动，肩关节的频繁活动，致使肩胛提肌、大菱形肌、小菱形肌在肩胛内上角与肩胛内侧缘的附着处的肌肉、筋膜以及附近的骨膜，由于反复牵拉、摩擦而发生急性、慢性损伤，胸壁肩胛关节在参与肩关节活动的同时，也使肩胛骨与胸廓之间的相对活动频繁。如此频繁的活动也致使肩胛骨与胸廓之间的滑膜长期受到摩擦而产生炎性渗出，出现增生、肥厚，影响肩胛胸壁关节的正常活动。壮医认为，本病因肩胛肋骨周围肌肉慢性劳损，加之风毒、寒毒、湿毒的侵袭，导致筋结形成，横络盛加于龙路、火路，使两路不通，三气不能同步所致。

【临床诊断】

（1）脊柱与肩胛骨之间以及肩胛、头颈和手臂等部位的酸胀疼痛，久治不愈，肩关节活动时疼痛明显。

（2）在肩胛骨内上角的上方、下方往往有明显的压痛点，压迫此痛点时，可诱发或加重酸胀痛。进行肩关节的抗阻力活动时，疼痛明显。

（3）X射线检查结果多为正常。

【鉴别诊断】

颈椎病：两种病症均多见于老年人，但颈椎病在做X射线检查时，可见颈椎生理曲度改变、颈椎骨质增生、颈椎间隙变窄等变化，臂丛牵引试验和颈椎间孔压迫试验可为阳性。

【壮医摸结】

肩胛肋骨综合征的筋结形成以肩胛提肌、大菱形肌、小菱形肌在肩胛内上角与肩胛内侧缘的附着处的肌肉、筋膜以及附近的骨膜为主，采用壮医手触摸结法，沿手太阳经筋和足太阳经筋循行路线查找，筋结多分布在两肩胛骨之间。

常见的筋结点有菱形肌筋结、肩胛提肌筋结、肩胛骨脊柱缘筋结等。

【壮医解结】

1. 经筋手法

患者取坐位，医者用肘关节之尖（鹰嘴）、钝（肱骨内髁）、硬（前臂尺骨面）、软（前臂内侧面）4个部位及拇指指尖、指腹从患者的手指起按，顺着手足阳经筋线方向进行全线按、揉、点、推、弹拨等松筋理筋，重点推按上述查到的筋结。

2. 经筋针法

主要采用壮医火针法。在经筋手法的基础上，采用火针解结。具体针法：对查找到的筋结处进行常规消毒，将毫针针尖在酒精灯上烧红，迅速刺入治疗部位，得气后迅速出针。针刺的深度主要根据针刺部位肌肉的厚薄及神经、血管的分布而定。避免穿透胸腔引起气胸。

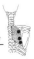

3. 拔火罐

针后在针刺处拔火罐 10 分钟，隔天治疗 1 次，10 次为一个疗程。

【其他疗法】

（1）以壮药内服外敷。

（2）配合穴位注射、小针刀疗法。

第十四节　肩胛下肌损伤

【疾病概述】

肩胛下肌损伤是因肩胛下肌劳损出现以肩背部疼痛为主症的一种病症。因该肌位置深在隐蔽，患者有症状，又不能准确地指出病变部位。有人描述自己"胸壳"下痛、肩胛骨里头痛，医生查体时又不易找到痛点，常得不到有效的治疗。

【病因病机】

肩胛下肌多因上肢突然内收、内旋引起损伤，或长期持续做上肢内收、内旋动作引起起止点处腱纤维撕裂或出血，不能很好地修复，日久而机化粘连、结疤致功能障碍。壮医认为，本病是因肩胛下肌筋损伤，加之风毒、寒毒、湿毒的侵袭，筋结形成，导致龙路、火路不通，三气不得同步所致。

【临床诊断】

（1）有外伤史或劳损史。

（2）肩关节前方疼痛、肩胛骨内酸痛不适。

（3）患肢后伸时疼痛，被动使患肢做后伸运动可使疼痛加剧。肩胛下肌止点肱骨小结节处疼痛且有压痛。

（4）肩关节内收、内旋抗阻力试验阳性。

【壮医摸结】

肩胛下肌损伤的筋结形成以肩胛下肌起止点及周围肌筋为主，采用壮医手触摸结法，沿手阳明经筋、手太阳经筋和足太阳经筋循行路线查找，筋结点多分布在肱骨小结节、肩胛肋骨面。

常见的筋结点有小结节筋结、肩胛下肌筋结。

【壮医解结】

1. 经筋手法

患者取坐位，医者用肘关节之尖（鹰嘴）、钝（肱骨内髁）、硬（前臂尺骨面）、软（前臂内侧面）4 个部位及拇指指尖、指腹，顺着手阳明经筋、手太阳经筋、足太阳经筋方向进行全线按、揉、点、推、弹拨等松筋理筋，重点推按上述查到的筋结。

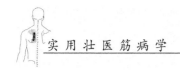
2. 经筋针法

主要采用壮医火针法。在经筋手法的基础上，采用火针解结。具体针法：对查找到的筋结处进行常规消毒，将毫针针尖在酒精灯上烧红，迅速刺入治疗部位，得气后迅速出针。

3. 拔火罐

针后在针刺处拔火罐 10 分钟，隔天治疗 1 次，5 次为一个疗程。

【其他疗法】

（1）以壮药内服外敷。

（2）配合穴位注射、小针刀疗法。

第十五节　肩锁关节挫伤

【疾病概述】

肩锁关节挫伤是指肩锁关节损伤引起的以肩部疼痛、活动受限为主症的一种病症。

【病因病机】

肩锁关节是由锁骨外侧端和肩峰的关节面构成，是一个平面关节。本病多因外伤、劳损或过度提起锁骨外端及抬肩运动不协调时，使锁骨外端离开原位，向上、向前或向后方轻微挫伤，造成肩锁关节骨错缝和周围韧带及关节囊挫伤。壮医认为，本病是由外伤使肩锁关节肌筋损伤，筋结形成，导致龙路、火路不通，三气不得同步所致。

【临床诊断】

（1）有用力过猛提起重物或过度抬肩等外伤劳损史。

（2）局部隐痛不适，在主动或被动活动肩部时，出现摩擦音；无明显压痛，但用手压住患侧肩峰加压旋动时，关节内有疼痛感；在主动抬起上肢开始时，或者抬高患肢超过 135°时出现疼痛。

（3）X 射线片显示多为正常，小部分可见关节错缝。

【鉴别诊断】

冈上肌肌腱炎：肩关节外展疼痛的弧度在 60°～120°，其余角度不产生疼痛，且压痛在肩峰下。

【壮医摸结】

肩锁关节挫伤的筋结形成以肩锁关节周围肌筋为主，采用壮医手触摸结法，沿手三阳经筋循行路线查找，筋结多分布于肩峰、三角肌部。

常见的筋结点有肩峰筋结、三角肌筋结。

【壮医解结】

1. 经筋手法

患者取坐位，医者采用肘关节之尖（鹰嘴）、钝（肱骨内髁）、硬（前臂尺骨面）、软（前臂内侧面）4个部位及拇指指尖、指腹，顺着手三阳经筋线方向进行全线按、揉、点、推、弹拨等松筋理筋，重点推按上述查到的筋结，对有肩锁关节错缝的行手法复位。

2. 经筋针法

主要采用壮医火针法。在经筋手法的基础上，采用火针解结。具体针法：对查找到的筋结处进行常规消毒，将针尖在酒精灯上烧红，迅速刺入治疗部位，得气后迅速出针。

3. 拔火罐

针后在针刺处拔火罐10分钟，隔天治疗1次，5次为一个疗程。

【其他疗法】

（1）以壮药内服外敷。

（2）配合穴位注射、红外线治疗、小针刀疗法等。

（3）固定方法：对有肩锁关节错缝的，在复位后行固定术，用胶布绕过腋窝及肩关节上面，将肩锁关节固定1～2周，可根据错位的方向在肩锁关节上面、前面、后面加垫。

（4）练功疗法：可做耸肩及肩部向前和向后运动。

第十六节 菱形肌损伤

【疾病概述】

菱形肌损伤是指由于急性扭伤或者慢性积累性劳损后出现肩背部疼痛的一种病症。菱形肌是大菱形肌和小菱形肌的合称，两者均在斜方肌覆被下。小菱形肌呈窄带状，起自第六、第七颈椎棘突而附着于肩胛骨脊柱缘的上部，大菱形肌起自第一至第四胸椎棘突，向外下附着于肩胛骨脊柱缘中下部。其神经支配是源于第五颈椎的肩胛背神经。此两肌收缩时，能牵拉肩胛骨下角向上使肩胛骨抬高并使肩胛骨下角固定于肋骨。

【病因病机】

菱形肌的起点为棘突，止于肩胛骨的脊柱缘，常因上肢的外展上举动作牵拉肩胛骨使之外旋外展，如上肢用猛力掷物、反复活动肩关节等，可使菱形肌受到过度的牵拉而撕裂，发生粘连、瘢痕、挛缩等病理变化。日久，肩胛骨被动地牵向外方使菱形肌处于持续紧张状态造成慢性损伤。壮医认为，本病是因菱形肌外伤或劳损后，复感

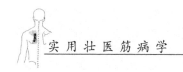

风寒湿毒邪，肌筋失衡，筋结形成，横络盛加，导致龙路、火路不通，三气不得同步所致。

【临床诊断】

（1）有肩背牵拉外伤或长时间肩部外展上举史。

（2）急性损伤：多发生在肩关节突然外展上举或掷物、举重等动作后，单侧多见。伤后患侧菱形肌痉挛、疼痛，上肢外展和上举时局部疼痛加剧。查体可见该肌隆起，其脊柱缘附着处有压痛或可触及条索状物。

慢性损伤：多继发于颈椎病或上胸段小关节紊乱症的患者菱形肌受长时间的牵拉，反向引起患侧肩部的疼痛或乏力。

上胸段交感神经功能紊乱：主要表现为肩背酸胀、疼痛，伴有胸闷气急、胸部压迫堵塞感、喘咳和心悸、心律失常等心血管、呼吸系统的功能紊乱症状。

（3）查体患侧菱形肌痉挛或萎缩、僵硬，第六颈椎至第四胸椎棘突之间有压痛或叩痛，肩胛骨脊柱缘附着点处可触及痛性结节或条索状硬结。

（4）特殊检查。

耸肩抗阻力试验阳性：检查者两手按住患者双肩稍向下用力，嘱患者做耸肩动作，可引起肩背部疼痛。

仰头挺胸试验阳性：令患者仰头挺胸，双肩向后做扩胸动作，肩背部出现疼痛。

（5）颈椎 X 射线片检查结果多为正常。

【壮医摸结】

菱形肌损伤的筋结形成以菱形肌起止点为主。采用壮医手触摸结法，沿手太阳经筋和足太阳经筋循行路线查找，筋结多分布于肩胛骨脊柱缘、下位颈椎与上段胸椎棘突及菱形肌处。

常见的筋结点有菱形肌筋结、肩胛骨脊柱缘筋结、夹脊筋结等。

【壮医解结】

1. 经筋手法

患者取坐位，医者用肘关节之尖（鹰嘴）、钝（肱骨内髁）、硬（前臂尺骨面）、软（前臂内侧面）4 个部位及拇指指尖、指腹，顺着手足太阳经筋线方向进行全线按、揉、点、推、弹拨等松筋理筋，重点推按上述查到的筋结。

2. 经筋针法

主要采用壮医火针法。在经筋手法的基础上，采用火针解结。具体针法：对查找到的筋结点处进行常规消毒，将毫针针尖在酒精灯上烧红，迅速刺入治疗部位，得气后迅速出针。

3. 拔火罐

针后在针刺处拔火罐10分钟，隔天治疗1次，5次为一个疗程。

【其他疗法】

（1）以壮药内服外敷。

（2）配合穴位注射、小针刀疗法。

第十七节　冈下肌损伤

【疾病概述】

冈下肌损伤是指冈下肌劳损后出现冈下肌剧烈疼痛，上臂内收、外旋困难的一种病症。

【病因病机】

壮医认为，本病的病因是由于冈下肌处劳损，复感风寒湿毒邪，肌筋失衡，筋结形成，横络盛加，阻塞三道两路，使三气不得同步导致。

【临床诊断】

（1）有肩部外伤或劳损史。

（2）在冈下窝和肱骨大结节处有疼痛；令患者上肢自主内收、外旋，可引起剧烈疼痛，故不能完成此动作。

（3）X射线检查结果多为正常。

【壮医摸结】

冈下肌损伤的筋结形成以冈下肌的起点、止点、交叉点、拐弯点为主。筋结形成大多与相应的神经支配相对应。

常见的筋结点有冈下肌筋结、菱形肌筋结、大圆肌筋结、小圆肌筋结。

【壮医解结】

1. 经筋手法

患者取坐位，医者用肘关节之尖（鹰嘴）、钝（肱骨内髁）、硬（前臂尺骨面）、软（前臂内侧面）4个部位及拇指指尖、指腹，顺着手足太阳经筋线方向进行全线按、揉、点、推、弹拨等松筋理筋，重点推按上述查到的筋结。手法的原则：松筋为主，解结为要。根据筋结大小、硬软及位置，采取轻以松结、中以解结、重以破结的措施。

2. 经筋针法

经筋针法包括壮医火针法和固结行针法两种，寒证用壮医火针法，热证用固结行针法。

壮医火针法：在经筋手法的基础上，采用火针法解结。具体针法：对查找的筋结

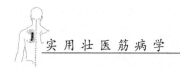

点处进行常规消毒，将毫针针尖在酒精灯上烧红，迅速刺入治疗部位，得气后迅速出针。

固结行针法：在经筋手法的基础上，采用固结行针法。针刺原则：以结为腧，固结行针，不留针。具体针法：常规消毒，采用2.5~3寸的毫针，选取筋结处进针，可一孔多刺，不留针。

3. 拔火罐

针后在针刺处拔火罐10分钟，隔天治疗1次，5次为一个疗程。

【其他疗法】

（1）封闭疗法：本病急性期应卧床休息，对其他疗法无效者，可用封闭疗法。用曲安奈德40 mg和利多卡因5 ml对肩胛上神经压痛点进行注射。每周1次，3~4次为一个疗程。

（2）配合小针刀疗法、神灯疗法、功能锻炼等。

第三章　上肢筋病

第一节　肱二头肌长头肌腱炎

【疾病概述】

肱二头肌长头腱起自肩胛盂上缘，向下通过关节腔内，行于结节间沟，再穿出关节及腱鞘之外，其主要功能是屈肘及稳定肩关节。肱二头肌经结节间沟出关节囊，在结节间沟内被腱滑液囊包裹，是肩关节滑膜向外突出形成。此处的炎症称为肱二头肌长头腱鞘滑膜炎，亦称为肱二头肌腱鞘炎。

【病因病机】

壮医认为，本病是由于肱二头肌长头腱劳损，复感风寒湿毒邪，肌筋失衡，筋结形成，横络盛加，阻塞三道两路，导致三气不得同步而引起。

【临床诊断】

（1）有肩关节外伤或劳损史。

（2）急性期肩前部疼痛，痛点位于肱骨结节间沟处，可反射至三角肌止点，有时难以指出确切部位。肩部活动受限，常将上臂紧贴身体，避免上肢旋转活动。一般受凉后症状加重，引起肱二头肌长头滑动的动作，如肘关节伸直前屈肩关节均导致肩痛加重。慢性期者，病史不清，常诉三角肌部疼痛，压痛点常常局限于结节间沟处，肩关节的活动除上臂外展上举再后伸作反张时疼痛外，其他方向的活动均不痛。

（3）肱二头肌肌腱通过盂肱关节及结节间沟处有剧烈压痛，肩外展 20°～40°受限，肱二头肌长头紧张试验阳性，对局部压痛点封闭可使疼痛缓解。

（4）肩部做特殊位置摄 X 射线检查（肱二头肌腱沟切线位），有时发现腱沟变浅、狭窄，沟底或侧面有骨赘形成。

【鉴别诊断】

冈上肌腱炎：主要在肩外侧及三角肌的附着处疼痛，有时疼痛可以放射至肘部和手指，肱骨大结节处有压痛，肩关节外展 60°～120°时出现疼痛明显，其余各方向运动均不受限。

【壮医摸结】

肱二头肌长头肌腱炎的筋结形成以肱二头肌及三角肌肌筋的起点、止点、交叉点、拐弯点为主。

常见的筋结有肱二头肌长头肌筋结、肱二头肌短头肌筋结、三角肌筋结。

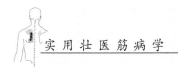

【壮医解结】

1. 经筋手法

患者取坐位或俯卧位，根据手太阳经筋走行，先从食指开始，医者取拇指指腹部在患者的食指点按，使手部发热伴有热感向上传导后用肘法（点、揉、按、摩、分筋、理筋等复式手法综合应用）沿手太阳经筋线的走向从手到肩关节进行全线松筋解结，重点推按肩关节，要求手法刚柔相济，气到病所。

2. 经筋针法

经筋针法包括壮医火针法和固结行针法两种，寒证用壮医火针法，热证用固结行针法。

壮医火针法：在经筋手法的基础上，采用火针解结。具体针法：对查找到的筋结处进行常规消毒，将毫针针尖在酒精灯上烧红，迅速刺入治疗部位，得气后迅速出针。

固结行针法：在经筋手法的基础上，采用固结行针法，具体针法：常规消毒后，采用2.5~3寸的毫针，选取筋结进针，可一孔多针，不留针。

3. 拔火罐

针后在针刺处拔火罐10分钟，隔天治疗1次，5次为一个疗程。

【其他疗法】

（1）以壮药内服外洗。

（2）配合穴位注射、小针刀疗法、壮医药线点灸、红外线照射疗法、功能锻炼等。

第二节　肘关节扭挫伤

【疾病概述】

肘关节扭伤是指肘关节间接外力如跌仆，失足滑倒，手掌着地，肘关节处于过度外展伸直位置，导致肘关节损伤疼痛、活动受限的一种病症。

【病因病机】

壮医认为，本病是由于肘关节劳损，复感风寒湿毒邪，肌筋失衡，筋结形成，横络盛加，阻塞三道两路，导致三气不得同步而引起。

【临床诊断】

（1）有外伤或长期劳损史。

（2）初起肘部疼痛，活动无力，肿胀常因关节内积液或肱桡关节后滑囊肿胀而加重，伸肘位时鹰嘴消失。

（3）部分严重者，可能是肘关节脱位后已复位，关节明显肿胀，其他关节囊及韧带、筋膜若有撕裂性损伤，做关节被动活动时有关节松动的不稳定感，并引起肘部剧烈疼痛。

（4）部分患者由于早期缺乏适当外固定，或者因进行反复被动牵伸治疗，后期出现局部的肌肉皮肤硬结，往往合并骨化性肌炎。

（5）肘关节正侧位 X 射线检查结果多为正常。

【壮医摸结】

肘关节扭伤的筋结形成以肘关节周围肌筋为主，特别是肌筋的起止点、受力点及神经走行分布区。

常见的筋结有肱骨外上髁筋结、肱骨内上髁筋结、腕中筋结、旋后肌筋结。

【壮医解结】

1. 经筋手法

先从小指次指开始，医者取拇指指腹部在患者的手掌远端点按，使手部发热伴有热感向上传导后用手法（点、揉、按、摩、分筋、理筋等复式手法综合应用）沿手三阳经筋线的走向进行全线松筋解结，重点推按腕中筋结、旋后肌筋结、肱骨外上髁筋结、肱骨内上髁筋结。

2. 经筋针法

经筋针刺包括壮医火针法和固结行针法两种，寒证用壮医火针法，热证用固结行针法。

壮医火针法：在经筋手法的基础上，采用火针解结。具体针法：对查找到的筋结处进行常规消毒，将毫针针尖在酒精灯上烧红，迅速刺入治疗部位，得气后迅速出针。

固结行针法：在经筋手法的基础上，采用固结行针法，具体针法：常规消毒后，采用 2.5～3 寸的毫针，选取筋结进针，可一孔多针，不留针。

3. 拔火罐

针后在针刺处拔火罐 10 分钟即可，隔天治疗 1 次，5 次为一个疗程。

【其他疗法】

（1）以壮药内服外洗。

（2）配合穴位注射、小针刀疗法、壮医药线点灸、红外线照射疗法等。

第三节 肘管综合征

【疾病概述】

肘管综合征是指因尺神经在肘部尺神经沟内的一种慢性损伤引起小指指腹麻木、不适、活动受限等症状的一种病症。

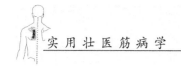

【病因病机】

壮医认为，本病是由于肘关节劳损，复感风寒湿毒邪，肌筋失衡，筋结形成，横络盛加，阻塞三道两路，导致三气不得同步而引起。

【临床诊断】

（1）有肘部创伤史。

（2）早期患者常感到小指指腹麻木、不适，写字、用筷子时动作不灵活。严重时，尺侧腕屈肌及环指、小指指深屈肌力弱，手内在肌萎缩，出现轻度爪形指畸形。

（3）X射线检查结果多为正常。

【鉴别诊断】

（1）颈椎病（神经根型）：下颈段之颈椎病可因椎间孔狭窄而发生颈神经刺激症状，以手尺侧麻木、乏力为主要表现，这与肘管综合征有相似之处，主要区别在于颈椎病发生时肘管区无异常发现。

（2）神经鞘膜瘤：肘部尺神经鞘膜瘤与肘管综合征有同样表现，检查时多可扪及节段性增粗的尺神经，而无肘部骨性关节病变，有时鉴别困难则需在手术中或经病理检查明确诊断。

【壮医摸结】

肘管综合征的筋结形成以肘管及肘关节肌筋形成的筋结为主。

常见的筋结有肘管筋结、肱骨内上髁筋结。

【壮医解结】

1. 经筋手法

先从小指次指开始，医者取拇指指腹部从患者的手掌远端点按，使手部发热伴有热感向上传导后用手法（点、揉、按、摩、分筋理筋等复式手法综合应用），沿手三阳经筋线的走向进行全线松筋解结，重点推按肘管筋结、肘关节筋区筋结、肱骨内上髁筋结。

2. 经筋针法

经筋针法包括壮医火针法和固结行针法两种，寒证用壮医火针法，热证用固结行针法。

壮医火针法：在经筋手法的基础上，采用火针解结。具体针法：对查找到的筋结处进行常规消毒，将毫针的针尖在酒精灯上烧红，迅速刺入治疗部位，得气后迅速出针。

固结行针法：在经筋手法的基础上，采用固结行针法。针刺原则：以结为腧，固结行针，不留针。具体针法：常规消毒后，采用0.5～1寸的毫针，选取疼痛部位筋结进针，可一孔多针，不留针。

3. 拔火罐

针后在针刺处拔火罐 10 分钟，隔天治疗 1 次，5 次为一个疗程。

【其他疗法】

（1）以壮药内服外洗。

（2）配合穴位注射、小针刀疗法。

第四节　尺骨鹰嘴滑囊炎

【疾病概述】

尺骨鹰嘴滑囊炎是指鹰嘴处两个滑囊，即鹰嘴结节与皮肤间的皮下滑囊以及肱三头肌肌腱深浅两层间的腱间滑囊炎症。以矿工、学生及家庭主妇较多见。

【病因病机】

壮医认为，本病是由于尺骨鹰嘴部劳损，复感风寒湿毒邪，肌筋失衡，筋结形成，横络盛加，阻塞三道两路，导致三气不得同步而引起。在正常情况下，有 3 个各不相同的滑液囊：尺骨鹰嘴皮下囊，在尺骨鹰嘴和皮肤之间；鹰嘴腱内囊，在肱三头肌肌腱内的滑液囊；肱三头肌肌腱下囊，在肱 3 头肌和尺骨鹰嘴之间。这 3 个滑液囊的病变均会引起本病。

【临床诊断】

（1）急性滑囊炎有局部损伤或撞伤史。慢性肘后滑囊炎也可因急性损伤而发作。

（2）临床表现为肘后肿胀处疼痛、压痛，使原肿胀更为增大，张力增高，有时皮肤温度或可稍高。慢性滑囊炎由多次损伤后引起，伤后局部疼痛、肿胀以及有压痛和波动感。肱三头肌抗阻力痛，肱三头肌伸肘重力试验阴性。

（3）肘关节 X 射线检查：晚期肘部侧位片可见尺骨鹰嘴结节变尖呈角样改变。

【壮医摸结】

尺骨鹰嘴滑囊炎的筋结形成以尺骨鹰嘴滑囊及周围肌筋为主，以在尺骨鹰嘴周围滑囊附近触及疼痛异常敏感为特征。

常见的筋结有尺骨鹰嘴滑囊筋结、肱三头肌筋结。

【壮医解结】

1. 经筋手法

医者取拇指指腹部在患者的手掌远端点按，使手部发热伴有热感向上传导后用手法（点、揉、按、摩、分筋、理筋等复式手法综合应用。）沿手三阳经筋线的走向进行全线松筋解结，重点推按尺骨鹰嘴滑囊筋结、肱骨内上髁筋结、肱三头肌筋结等。

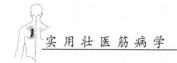

2. 经筋针法

经筋针法包括壮医火针法和固结行针法两种，寒证用壮医火针法，热证用固结行针法。

壮医火针法：在经筋手法的基础上，采用火针解结。具体针法：在查找到的筋结处进行常规消毒，将毫针的针尖在酒精灯上烧红，迅速刺入治疗部位，得气后迅速出针。

固结行针法：在经筋手法的基础上，采用固结行针法。针刺原则：以结为腧，固结行针，不留针。具体针法：常规消毒后，采用2.5～3寸的毫针，选取筋结进针，可一孔多针，不留针。

3. 拔火罐

针后在针刺处拔火罐10分钟，隔天治疗1次，5次为一个疗程。

【其他疗法】

（1）以壮药内服外洗。

（2）配合穴位注射、小针刀疗法、壮医药线点灸等治疗。

第五节　肱骨内上髁炎

【疾病概述】

肱骨内上髁炎是指由外伤或慢性劳损引起的以肱骨内上髁周围软组织疼痛，前臂旋前、主动屈腕受限为主要表现的一种病症，又称高尔夫球肘。常见于青壮年人，尤其是有肘部损伤或以前臂外旋、屈腕运动工种的劳动者。

【病因病机】

屈肌总腱和旋前圆肌附着于肱骨内上髁上，在肱骨内上髁后内侧的浅沟内，有尺桡神经通过。由于挫伤和积累性损伤引起屈肌群和旋前圆肌的牵拉，造成周围组织出血渗出，肿胀而刺激或挤压尺神经皮支，引起本病。壮医认为，本病是由于肘关节内侧劳损，复感风寒湿毒邪，肌筋失衡，筋结形成，横络盛加，阻塞三道两路，导致三气不得同步而引起。

【临床诊断】

（1）多有肘部外伤或劳损史。

（2）起病缓，皮肤外观无明显红肿。肘内侧疼痛，不能提重物、拧衣服等。前臂旋前、屈腕时疼痛加重，肘内侧骨突部有活动痛和压痛，向前臂掌侧扩散，可达前臂中段。

（3）压痛点在肱骨内上髁及周围软组织，屈肌群抗阻力活动试验阳性，即前臂作对抗性旋前运动时，诱发肱骨内上髁屈肌腱起始部剧烈疼痛。

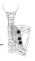

（4）肱骨内上髁有压痛点和屈肌试验抗阻即可确诊。

（5）肘关节 X 射线检查多显示正常。

【鉴别诊断】

（1）肘关节尺侧副韧带损伤：外展、外旋应力常伤及本韧带的前束及后束，合并滑膜损伤，关节肿胀，内侧间隙压痛，伸肘、屈肘、外翻痛阳性，X 射线片检查显示间隙增大。

（2）肱骨外上髁炎：疼痛部位在肘外侧，网球肘试验阳性。

【壮医摸结】

肱骨内上髁炎的筋结形成以肘关节内侧肌筋附着处为主。

常见的筋结有肱骨内上髁筋结、旋前圆肌筋结、旋后肌筋结。

【壮医解结】

1. 经筋手法

手法的原则：松筋为主，解结为要。医者取拇指指腹部在患者的手掌远端点按，使手部发热伴有热感向上传导后用手法（点、揉、按、摩、分筋、理筋等复式手法综合应用）沿手三阳经筋线的走向进行全线松筋解结，重点推按肱骨内上髁筋结、旋前圆肌筋结、旋后肌筋结。

2. 经筋针法

经筋针法包括壮医火针法和固结行针法，寒证用壮医火针法，热证用固结行针法。

壮医火针法：在经筋手法的基础上，采用火针解结。具体针法：对查找到的筋结处进行常规消毒，将毫针针尖在酒精灯上烧红，迅速刺入治疗部位，得气后迅速出针。

固结行针法：在经筋手法的基础上，采用固结行针法。针刺原则：以结为腧，固结行针，不留针。具体针法：常规消毒后，采用 2.5～3 寸的毫针，选取筋结进针，可一孔多针，不留针。

3. 拔火罐

针后在针刺处拔火罐 10 分钟即可，隔天治疗 1 次，5 次为一个疗程。

【其他疗法】

（1）以壮药内服外洗。

（2）配合穴位注射、壮医药线点灸、红外线照射等治疗。

第六节　网球肘

【疾病概述】

网球肘是指由急性、慢性损伤造成肱骨外上髁周围软组织无菌性炎症，以肘关节外侧疼痛、旋前功能受限为主要临床表现的一种病症。

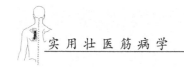

【病因病机】

壮医认为，本病是由于肘关节外侧劳损，复感风寒湿毒邪，肌筋失衡，筋结形成，横络盛加，阻塞三道两路，导致三气不得同步而引起。

【临床诊断】

（1）有肘部外伤或劳损史。

（2）起病缓，开始作某一动作时肘外侧疼痛，休息后缓解；以后疼痛变为持续性。轻者不敢拧毛巾，重者提物时有突然"失力"现象。

（3）在肱骨外上髁部有局限压痛点，压痛可向桡侧伸肌腱总方向扩散。局部无红肿，肘关节伸屈活动不受影响，但前臂旋前或旋后时，疼痛加重。

（4）前臂旋前位，做对抗性旋后运动时，肱骨外上髁部疼痛剧烈，为 Mill's 征阳性。严重者，做手指伸直、伸腕和执筷动作均可引起疼痛。

（5）肘部 X 射线检查结果多为正常。病程长者在肱骨外上髁附近有钙化影。

【鉴别诊断】

（1）肘关节尺侧副韧带损伤：外展、外旋应力常伤及本韧带的前束及后束，合并滑膜损伤，关节肿胀，内侧间隙有压痛，伸肘、屈肘、外翻痛阳性，X 射线片检查显示间隙有增大。

（2）肱骨内上髁炎：肘部疼痛部位在内上髁部。

【壮医摸结】

肱骨外上髁炎的筋结形成以肱骨外上髁肌筋附着处及周围肌筋为主。

常见的筋结有肱骨外上髁筋结、旋前圆肌筋结、旋后肌筋结。

【壮医解结】

1. 经筋手法

手法的原则：松筋为主，解结为要。医者取拇指指腹部在患者的手掌远端点按，使手部发热伴有热感向上传导后用手法（点、揉、按、摩、分筋、理筋等复式手法综合应用）沿手三阳经筋线的走向进行全线松筋解结，重点推按肱骨外上髁筋结、旋前圆肌筋结、旋后肌筋结。

2. 经筋针法

经筋针法包括壮医火针法和固结行针法两种，寒证用壮医火针法，热证用固结行针法。

壮医火针法：在经筋手法的基础上，采用火针解结。具体针法：对查找到的筋结处进行常规消毒，将毫针的针尖在酒精灯上烧红，迅速刺入治疗部位，得气后迅速出针。

固结行针法：在经筋手法的基础上，采用固结行针法。针刺原则：以结为腧，固结行针，不留针。具体针法：常规消毒后，采用 2.5～3 寸的毫针，选取筋结处进针，可一孔多针，不留针。

3. **拔火罐**

针后在针刺处拔火罐 10 分钟，隔天治疗 1 次，5 次为一个疗程。

【其他疗法】

（1）以壮药内服外洗。

（2）配合穴位注射、红外线照射治疗。

第七节　旋前圆肌综合征

【疾病概述】

旋前圆肌综合征是指因正中神经通过旋前圆肌或浅屈肌时神经受到卡压引起前臂近端疼痛，以旋前圆肌区疼痛为主，疼痛向肘部、上臂放射，也可向颈部和腕部放射的一种病症。常发于 50 岁左右，女性多于男性。

【病因病机】

壮医认为，本病是由于外伤、劳损与寒湿侵袭，肌筋失衡，筋结形成，横络盛加，阻塞三道两路，导致三气不得同步而引起。

【临床表现】

（1）前臂近端疼痛以旋前圆肌区疼痛为主，抗阻力旋前时疼痛加剧。疼痛可向肘部、上臂放射，也可向颈部和腕部放射。

（2）手掌桡侧和桡侧 3 个半手指麻木，反复旋前运动可使麻木加重。手指不灵活，拇指、食指捏力减弱，鱼际肌有轻度萎缩。

（3）正中神经激发试验、旋前圆肌激发试验：屈肘、抗阻力下使用前臂做旋前动作，肌力减弱者为阳性。

（4）上肢 X 射线检查多为正常。

【鉴别诊断】

腕管综合征：腕部和前臂痛，大鱼际肌肌力减弱，桡侧 3 个半手指麻木。

【壮医摸结】

旋前圆肌综合征的筋结形成以旋前圆肌的起止点、桡管处为主。筋结分点、线等形状，以触压疼痛异常敏感为特征。

常见的筋结有旋前肌筋结、桡管筋结、旋后肌筋结。

【壮医解结】

1. **经筋手法**

手法的原则：松筋为主，解结为要。医者取拇指指腹部在患者的手掌远端点按，

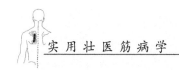

使手部发热伴有热感向上传导后用手法（点、揉、按、摩、分筋、理筋等复式手法综合应用）沿手三阳经筋线的走向进行全线松筋解结，重点推按旋前圆肌筋结、桡管筋结、旋后肌筋结。

2. 经筋针法

经筋针法包括壮医火针法和固结行针法两种，寒证用壮医火针法，热证用固结行针法。

壮医火针法：在经筋手法的基础上，采用火针解结。具体针法：对查找到的筋结处进行常规消毒，将毫针的针尖在酒精灯上烧红，迅速刺入治疗部位，得气后迅速出针。

固结行针法：在经筋手法的基础上，采用固结行针法。针刺原则：以结为腧，固结行针，不留针。具体针法：常规消毒后，采用2.5～3寸的毫针，选取筋结处进针，可一孔多针，不留针。

3. 拔火罐

针后在针刺处拔火罐10分钟，隔天治疗1次，5次为一个疗程。

【其他疗法】

（1）以壮药内服外洗。

（2）配合小针刀松解、红外线照射治疗。

第八节　桡侧伸腕肌腱周围炎

【疾病概述】

桡侧伸腕肌腱周围炎是指因腕部伸屈活动的劳损，引起桡侧腕伸肌周围腱膜、筋膜的无菌性炎症。多发于青壮年。

【病因病机】

壮医认为，本病是由于桡侧伸腕肌腱劳损，复感风寒湿毒邪，肌筋失衡，筋结形成，横络盛加，阻塞三道两路，导致三气不得同步而引起。

【临床诊断】

（1）有明显的上肢及腕部劳损病史。

（2）腕桡侧部疼痛、乏力。在前臂中下1/3段桡骨背侧肿胀疼痛明显，做腕关节的伸屈活动时，疼痛加剧。以单拇指按在患处，屈伸腕关节时可感到或听到有"吱吱"的捻发音。

（3）X射线检查结果多为正常。

【壮医摸结】

桡侧伸腕肌腱周围炎的筋结形成以伸腕肌腱与外展拇长肌腱、短肌腱交叉处为主。常见的筋结有桡侧伸腕肌腱筋结、外展拇长肌筋结、外展拇短肌筋结。

【壮医解结】

1. 经筋手法

手法的原则：松筋为主，解结为要。医者取拇指指腹部在患者的手掌远端点按，使手部发热伴有热感向上传导后用手法（点、揉、按、摩、分筋、理筋等复式手法综合应用）沿手三阳经筋线的走向进行全线松筋解结，重点推按桡侧伸腕肌腱筋结、外展拇长肌筋结、外展拇短肌筋结。

2. 经筋针法

经筋针法包括壮医火针法和固结行针法两种，寒证用壮医火针法，热证用固结行针法。

壮医火针法：在经筋手法的基础上，采用火针解结。具体针法：对查找到的筋结处进行常规消毒，将毫针的针尖在酒精灯上烧红，迅速刺入治疗部位，得气后迅速出针。

固结行针法：在经筋手法的基础上，采用固结行针法。针刺原则：以结为腧，固结行针，不留针。具体针法：常规消毒后，采用2.5～3寸的毫针，选取筋结进针，可一孔多针，不留针。

3. 拔火罐

针后在针刺处拔火罐10分钟，隔天治疗1次，5次为一个疗程。

【其他疗法】

（1）以壮药内服外洗。

（2）以武打将军酒外涂，配合红外线照射治疗。

第九节　桡管综合征

【疾病概述】

桡管综合征是指桡神经深支在肘关节外远侧的桡管内被旋后肌浅层的腱弓或桡侧腕短伸肌的肌腱弓处卡压、牵扯、摩擦、刺激，而产生以肘部及肘前臂外侧近端疼痛为主，腕部屈曲位时，前臂旋前、旋后也可使疼痛加重，前臂能主动旋前而不能主动旋后等症状的综合征。本病临床常被误诊为网球肘，久治不愈，甚至可致前臂背伸肌瘫痪。

【病因病机】

壮医认为，本病是由于臂长期用力做旋前、旋后，屈指伸指动作如乒乓球运动、

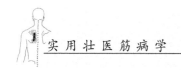

网球运动、修理工、理发师、木工、洗衣工、司机等，使局部软组织慢性损伤，腱弓处发生炎性水肿、结疤、粘连，或使腱弓肥厚、变性，复感风寒湿毒邪，肌筋失衡，筋结形成，横络盛加，阻塞三道两路，导致三气不得同步而引起。

【临床诊断】

（1）有前臂劳损史。

（2）早期以肘部及前臂外侧近端疼痛为主，劳累后可加重。腕部屈曲位时，前臂旋前、旋后也可使疼痛加重。前臂能主动旋前而不能主动旋后，后逐渐出现伸指、伸拇及展拇指无力，能伸直指间关节，但不能伸直掌指关节、腕无力。病程较长者，可出现前臂伸肌萎缩。

（3）桡骨小头、桡骨颈部、肱骨外上髁内侧及尺骨旋后肌嵴部有压痛。可有硬结或索状肿物，重压可向远端放散。伸肘位时，做伸中指抵抗试验或前臂旋后抵抗试验，肘外侧疼痛或对抗无力（阳性），桡管压迫试验阳性。

（4）肌电图检查为可见拇伸肌和指伸肌传导速度减慢，均出现纤维震颤。

（5）X射线检查结果多为正常。

【鉴别诊断】

网球肘：肱骨外上髁部疼痛、压痛，天气变化、劳累后加重，但多为背伸肌无力、伸腕困难，压痛点均在肱骨外上髁，且网球肘试验阳性。

【壮医摸结】

桡管综合征的筋结形成以桡管周围肌筋为主。

常见的筋结有腕中筋结、旋后肌筋结、旋前肌筋结、桡管筋结。

【壮医解结】

1. 经筋手法

手法的原则：松筋为主，解结为要。医者取拇指指腹部在患者的手掌远端点按，使手部发热伴有热感向上传导后用手法（点、揉、按、摩、分筋、理筋等复式手法综合应用）沿手三阳经筋线的走向进行全线松筋解结，重点推按碗中筋结、旋后肌筋结、旋前肌筋结、桡管筋结。

2. 经筋针法

经筋针法包括壮医火针法和固结行针法两种，寒证用壮医火针法，热证用固结行针法。

壮医火针法：在经筋手法的基础上，采用火针解结。具体针法：在查找到的筋结处进行常规消毒，将毫针的针尖在酒精灯上烧红，迅速刺入治疗部位，得气后迅速出针。

结行针法：在经筋手法的基础上，采用固结行针法。针刺原则：以结为腧，固结行针，不留针。具体针法：常规消毒后，采用 2 寸的毫针，选取筋结处进针，可一孔多针，不留针。

3. 拔火罐

针后在针刺处拔火罐 10 分钟，隔天治疗 1 次，5 次为一个疗程。

【其他疗法】

（1）以壮药内服外洗。内服药：治疗宜祛风通络，如大活络丹。外洗药：海桐皮汤熏洗。

（2）小针刀松解粘连。

第十节　桡骨茎突狭窄性腱鞘炎

【疾病概述】

桡骨茎突狭窄性腱鞘炎是指桡骨茎突部位的腱鞘因劳损、风寒刺激或发生创伤性炎症而出现桡骨茎突部或拇指周围有压痛，重者向前臂或肩部放射，拇指活动受限的一种病症。拇长展肌及拇短伸肌的肌腱，经过桡骨茎突部浅的骨沟，上有韧带覆盖，形成一纤维骨性鞘管，肌腱出鞘管后折成一定角度分别止于拇指及第一掌骨。当拇指及腕部活动时，此折角变大，增加肌腱与管壁的摩擦，鞘管内造成充血、水肿、肥厚、管腔变窄，肌腱在管内滑动困难而引起本病。

【病因病机】

壮医认为，本病是由于桡骨茎突部狭窄性腱鞘劳损，复感风寒湿毒邪，肌筋失衡，筋结形成，横络盛加，阻塞三道两路，使三气不得同步引起。

【临床诊断】

（1）有腕部的外伤、劳损史。

（2）发病缓慢，偶有因手腕部过度劳累，自觉腕部桡侧疼痛，提物乏力。桡骨茎突部可微有肿胀。局部有压痛，疼痛严重者可放射至全身，甚至夜不能眠。有时于桡骨茎突部触诊可有摩擦音。亦有因疼痛而拇指运动无力，以握拳时为甚。

（3）桡骨茎突部可有轻度肿胀、压痛、局部肥厚。食指、中指、环指、小指握拇指，腕尺侧倾，桡骨茎突部出现疼痛为阳性。

（4）X 射线片检查结果多为正常。

【壮医摸结】

桡骨茎突狭窄性腱鞘炎的筋结形成以桡骨茎突部及周围肌筋为主。

常见的筋结有桡骨茎突筋结、旋前肌筋结、肱桡滑囊筋结、拇长展肌肌腱筋结、拇短伸肌肌腱筋结。

169

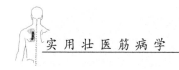

【壮医解结】

1. 经筋手法

手法的原则：松筋为主，解结为要。医者取拇指指腹部在患者的手掌远端点按，使手部发热伴有热感向上传导后用手法（点、揉、按、摩、分筋、理筋等复式手法综合应用）沿手三阳经筋线的走向进行全线松筋解结，重点推按桡骨茎突筋结、旋前肌筋结、肱桡滑囊筋结、拇长展肌肌腱筋结、拇短伸肌肌腱筋结。

2. 经筋针法

经筋针法包括壮医火针法和固结行针法两种，寒证用壮医火针法，热证用固结行针法。

壮医火针法：在经筋手法的基础上，采用火针解结。具体针法：对查找到的筋结处进行常规消毒，将毫针的针尖在酒精灯上烧红，迅速刺入治疗部位，得气后迅速出针。

固行针法：在经筋手法的基础上，采用固结行针法。针刺原则：以结为腧，固结行针，不留针。具体针法：常规消毒后，采用1寸毫针，选取筋结处进针，可一孔多针，不留针。

【其他疗法】

（1）以壮药内服外洗。内服药：治疗宜祛风通络，如大活络丹。外洗药：海桐皮汤熏洗。

（2）穴位注射法。局部注射曲安奈德40 mg，加5％利多卡因5～10 mL且每穴注射0.5～1 mL。

（3）对手法治疗无效者，可行手术松解粘连。

第十一节　腕关节扭挫伤

【疾病概述】

腕关节扭挫伤是指腕关节遭受直接或间接暴力使腕关节的关节囊及韧带损伤，在相应或相反的部位出现肿胀、腕部酸痛无力等症状的一种病症。腕关节的扭挫伤一般有两种情况：背伸、尺偏位损伤的外力持续性引起腕关节的韧带、筋膜等的损伤，也可发生屈腕桡偏位损伤。

【病因病机】

壮医认为，本病是由于腕部劳损，复感风寒湿毒邪，肌筋失衡，筋结形成，横络盛加，阻塞三道两路，导致三气不得同步而引起。

【临床诊断】

（1）有腕关节外伤或劳损史。

（2）根据受力的部位与方向，在相应或相反的部位发生肿胀，腕部酸痛无力，腕指部呈现一定的特殊位置。局部有压痛、肿胀，因肌肉痉挛，腕关节的功能活动受到限制。一般挫伤较扭伤者重，血肿较明显。

（3）X射线检查结果多为正常。

【鉴别诊断】

（1）腕舟骨骨折。本病亦出现腕关节疼痛，肿胀以桡侧为主，太溪穴处压痛明显，将腕关节桡偏挤压后疼痛明显，X射线检查可鉴别。

（2）月骨无菌性坏死。有外伤史，病程长，腕关节酸痛无力，活动受限，腕正中处有压痛。X射线片显示局部密度增高或呈囊样变。

【壮医摸结】

腕关节扭挫伤形成的筋结以腕关节周围肌筋形成的筋结为主。

常见的筋结有尺骨茎突筋结、腕中筋结、旋后肌筋结、第2掌骨筋结、桡骨茎突筋结、旋前肌筋结。

【壮医解结】

1. 经筋手法

手法的原则：松筋为主，解结为要。医者取拇指指腹部从患者的手掌远端点按，使手部发热伴有热感向上传导后用手法（点、揉、按、摩、分筋、理筋等复式手法综合应用）沿手三阳经筋线的走向进行全线松筋解结，重点推按尺骨茎突筋结、腕中筋结、旋后肌筋结、第二掌骨筋结、桡骨茎突筋结、旋前肌筋结。

2. 经筋针法

经筋针法包括壮医火针法和固结行针法两种，寒证用壮医火针法，热证用固结行针法。

壮医火针法：在经筋手法的基础上，采用火针解结。具体针法：对查找到的筋结处进行常规消毒，将毫针的针尖在酒精灯上烧红，迅速刺入治疗部位，得气后迅速出针。

固结行针法：在经筋手法的基础上，采用固结行针法。针刺原则：以结为腧，固结行针，不留针。具体针法：常规消毒后，采用1寸毫针，选取筋结处进针，可一孔多针，不留针。

【其他疗法】

（1）以壮药内服外洗。内服药：治疗宜祛风通络，如大活络丹。外洗药：用海桐皮汤熏洗外洗。

（2）穴位注射法。局部注射曲安奈德40 mg，加5%利多卡因5～10 mL且每穴注射0.5～1 mL。

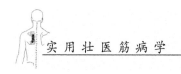

第十二节　腕关节背侧腱鞘囊肿

【疾病概述】

腕关节背侧腱鞘囊肿包膜为一种致密的纤维组织，内层为白色光滑的内皮膜覆盖，囊内充满胶状的无色透明或淡黄色的黏液，囊腔与关节腔或腱鞘相通。本病是临床常见病，好发于青壮年，以女性多见。临床以腕关节肿胀，自觉腕关节背侧腱鞘疼痛，提物乏力为主症。

【病因病机】

壮医认为，本病是由于腕关节外伤、劳损，复感风寒湿毒邪，肌筋失衡，筋结形成，横络盛加，阻塞三道两路，导致三气不得同步而引起。

【临床诊断】

（1）有腕关节外伤、劳损史。

（2）常因手腕部过度劳累，自觉腕关节背侧腱鞘疼痛，提物乏力。腕关节部可微有肿胀。局部有压痛，疼痛严重者可放射至全身，亦有因疼痛而致拇指运动无力，以握拳时为甚。

（3）囊肿常发生在腕背侧，表面光滑，皮肤正常，压之质硬韧有弹力，压痛不明显。拇指屈曲，握拳同时将腕向尺侧倾斜时可引起局部剧痛。有时于桡骨茎突部触诊可有摩擦音。

（4）X射线检查结果多为正常。

【壮医摸结】

腕关节背侧腱鞘囊肿形成的筋结以腕关节背侧腱鞘及周围肌筋形成的筋结为主。

常见的筋结有腕背腱鞘筋结、腕中筋结。

【壮医解结】

壮医火针法：对腕关节背侧腱鞘囊肿筋结处进行常规消毒，将毫针的针尖在酒精灯上烧红，迅速刺入治疗部位，得气后迅速出针，一般针3～5针，然后把囊液挤出，加压包扎。

第十三节　腕管综合征

【疾病概述】

腕管综合征是指腕管内组织增生或移位，压力增高，腕管狭窄，使正中神经在腕管内受压引起桡侧三个半手指麻木、疼痛等表现的一种病症。临床上较为常见，女性多于男性。

【病因病机】

壮医认为，本病是因腕部肌筋劳损，复感风寒湿毒邪，肌筋失衡，筋结形成，横络盛加，阻塞三道两路，使三气不得同步引起。

【临床诊断】

（1）常见于 40 岁左右的妇女。

（2）初期，患手桡侧三个半手指（拇指、食指、中指、无名指的一半）感觉异常、麻木、刺痛。症状一般夜间较重，当手部温度增高时更显著。劳累后症状加重，甩动手指，症状可缓解，偶可向上放射到臂部、肩部。患肢可发冷、发绀、活动不利。

（3）后期，患者出现鱼际肌（拇展短肌、拇对掌肌）萎缩、麻痹及肌力减弱，拇指外展，对掌无力，握力减弱。拇指、食指及无名指桡侧的一半感觉消失；拇指处于手掌的一侧，不能掌侧外展（即拇指不能与掌面垂直）。

（4）特殊检查。

①手掌叩击试验阳性：叩击腕部屈面正中时，可引起手指正中神经分布区域放射性触电样刺痛。

②屈腕实验阳性：腕关节掌屈 90°，40 秒后，可见症状加剧。

③止血带试验：上臂缚一止血带，加压到收缩压以上 1~2 分钟，若手疼痛、麻木加重为阳性。

（5）辅助检查。

①肌电图检查：刺激腕关节上正中神经，测定拇指对掌肌或拇短展肌的运动纤维传导时间。正常该传导时间小于 5 毫秒。但患腕管综合征时传导时间延长，可达 20 毫秒。

②X 射线检查多为正常，部分可见软组织肿胀影。

【鉴别诊断】

（1）颈椎病神经根型：神经根受刺激时，麻木不仅发生在手指，而且在颈臂部均有疼痛、麻木感，并且腱反射也出现某一种神经根受压的变化，结合颈椎 CT 可鉴别。

（2）多发性神经炎：症状常为双侧性，且不局限在正中神经，尺神经、桡神经均受累，呈手套状之感觉麻木区。

【壮医摸结】

腕管综合征的筋结形成以腕关节肌筋为主，涉及神经主要是正中神经。

常见的筋结有腕中筋结、次指掌骨筋结、第五掌中筋结、尺侧腕屈肌筋结。

【壮医解结】

1. 经筋手法

医者取拇指指腹部从患者的手掌远端点按，使手部发热伴有热感向上传导后用手

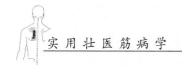

法（点、揉、按、摩、分筋、理筋等复式手法综合应用），沿手三阳经筋线的走向进行全线松筋解结，重点推按腕中筋结、次指掌骨筋结、第五掌中筋结、尺侧腕屈肌筋结。

2. 经筋针法

经筋针法包括壮医火针法和固结行针法两种，寒证用壮医火针法，热证用固结行针法。

壮医火针法：在经筋手法的基础上，采用火针解结。具体针法：对查找到的筋结处进行常规消毒，将毫针的针尖在酒精灯上烧红，迅速刺入治疗部位，得气后迅速出针。

固结行针法：在经筋手法的基础上，采用固结行针法。针刺原则：以结为腧，固结行针，不留针。具体针法：常规消毒后，采用0.5～1寸的毫针，选取疼痛部位筋结进针，可一孔多针，不留针。

3. 拔火罐

针后在针刺处拔火罐10分钟，隔天治疗1次，5次为一个疗程。

【其他疗法】

（1）以壮药内服外洗。内服药：治疗宜祛风通络，如大活络丹。外洗药：海桐皮汤熏洗。

（2）普通针刺：取阳溪、外关、合谷、劳宫等穴位，每日或隔日一次。

（3）手术治疗：对于症状严重的患者，若治疗无效时，可考虑切开腕横韧带以缓解压力。

第十四节　腕部尺神经卡压综合征

【疾病概述】

腕部尺神经卡压综合征是指尺神经在经过腕部尺侧、掌侧之尺管及豆一钩裂隙时，被周围肥厚、紧张、挛缩的软组织以及肿物刺激、压迫而引起的腕关节疼痛向小指、无名指、小鱼际放散，腕、手麻木无力等症状的一种病症。多发于中年男性。

【病因病机】

壮医认为，本病是由于腕关节劳损，复感风寒湿毒邪，肌筋失衡，筋结形成，横络盛加，阻塞三道两路，使三气不得同步引起。

【临床诊断】

（1）有腕部外伤、劳损史。

（2）腕关节及手指无力或疼痛，尺神经浅支在手部的分布区感觉异常，小鱼际肌萎缩等。当豌豆骨处软组织损伤可压迫、刺激尺神经，主要表现为腕关节的胀痛、刺痛、灼热、跳动感向小指、无名指、小鱼际放散，或者放射至肘部尺侧，甚至腋窝。腕、手麻木无力。可在夜间被痛醒，部分病人有骨间肌瘫痪，出现爪型指畸形；钩骨周围软组织损伤，主要可挤压尺神经深支，导致肌肉萎缩。出现患手无力、麻木，无名指、小指皮肤感觉迟钝，手掌肌肉萎缩，拇指不能内收。

（3）豌豆骨与钩骨之间软组织压痛，软组织变性发硬。

（4）特殊检查。

①夹纸试验阳性：第二至第五指因内在肌萎缩或肌力减退，无力夹紧纸张，而使纸从用力对夹的指间坠落。

②强力屈腕或伸腕关节可引起腕部疼痛及小指疼痛、麻木加重。

③叩击试验或 Tinel 氏征阳性，叩击患侧豌豆骨和钩骨之间，可引起尺神经分布区窜麻者为阳性。

④抗阻试验阳性：手指内收或外展抗阻力运动减弱或消失。

⑤爪形指畸形：第四、第五掌指关节过伸、近节指关节屈曲，手的掌屈力减弱但不会消失。

（5）辅助检查。

①肌电图检查阳性率不高，可见 M 形波改变。

②X 射线检查结果多为正常。

【鉴别诊断】

（1）腕管综合征：为正中神经受压，手部麻木、疼痛范围广泛，影响手指做精细动作。叩击腕关节掌侧正中腕横韧带，疼痛、麻木的感觉可向手掌、桡侧 3 个半手指放射。

（2）神经根型颈椎病：疼痛范围较广，上至颈部、肩部、上臂，下至前臂手指。患病棘突旁多有压痛，活动颈部可引起症状加重，椎间孔挤压试验阳性。C8 神经根受压时虽主要表现为环指和小指的麻木，但不同的是掌侧和背侧都有感觉障碍。

（3）肘管综合征：压痛及 Tinel 征阳性均在肱骨内上髁桡侧沟内。因在此处卡压尺神经，其背侧支也会受到影响，所以小指、无名指的麻木感、发凉感在掌侧和背侧都有。

【壮医摸结】

腕部尺神经卡压综合征的筋结形成以腕部尺侧肌筋为主。

常见的筋结有尺骨茎突筋结、腕中筋结、次指掌骨筋结、第五掌中筋结、尺侧腕屈肌筋结。

【壮医解结】

1. 经筋手法

医者取拇指指腹部从患者的手掌远端点按，使手部发热伴有热感向上传导后用手法（点、揉、按、摩、分筋、理筋等复式手法综合应用）沿手三阳经筋线的走向进行全线松筋

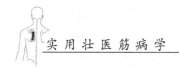

解结，重点推按尺骨茎突筋结、腕中筋结、次指掌骨筋结、第五掌中筋结、尺侧腕屈肌筋结。

2. 经筋针法

经筋针法包括壮医火针法和固结行针法，寒证用壮医火针法，热证用固结行针法。

壮医火针法：在经筋手法的基础上，采用火针解结。具体针法：对查找到的筋结处进行常规消毒，将毫针的针尖在酒精灯上烧红，迅速刺入治疗部位，得气后迅速出针。

固结行针法：在经筋手法的基础上，采用固结行针法。针刺原则：以结为腧，固结行针，不留针。具体针法：常规消毒后，采用 0.5～1 寸的毫针，选取筋结进针，可一孔多针，不留针。

3. 拔火罐

针后在针刺处拔火罐 10 分钟，隔天治疗 1 次，5 次为一个疗程。

【其他疗法】

（1）以壮药内服外洗。内服药：治疗宜祛风通络，如大活络丹。外洗药：海桐皮汤熏洗。

（2）手术治疗：患病早期行腕尺管切开减压、神经松解术，当神经变性严重，功能难于恢复时，行尺神经的功能重建手术。

第十五节　三角纤维软骨损伤

【疾病概述】

三角纤维软骨损伤是指腕部三角纤维软骨盘因受直接或间接暴力引起损伤，出现局部肿胀及压痛、酸楚乏力等临床表现的一种病症。多见于青壮年，或有前臂急性过度旋转扭伤史者，如长期做前臂反复累积性回旋活动的工作者。

【病因病机】

壮医认为，本病是由于腕三角软骨外伤、劳损，复感风寒湿毒邪，肌筋失衡，筋结形成，横络盛加，阻塞三道两路，使三气不得同步引起。

【临床诊断】

（1）有腕部外伤史，多发生于青壮年。

（2）初期肿胀疼痛局限于腕关节之尺侧，腕关节活动功能障碍，做伸屈旋转动作时疼痛。后期尺骨小头局部肿胀、压痛、酸楚乏力，将腕关节尺偏并作纵向挤压时，可引起局部疼痛。作腕关节被动 360°旋转活动时，有弹响声。腕部屈伸旋转时活动受到限制，握力显著下降。

（3）特殊检查。腕三角软骨挤压试验阳性，将腕关节尺偏，并作纵向挤压，可引起局部疼痛。

（4）X射线检查。腕关节X射线摄片可见下尺桡关节间隙增宽，尺骨小头向外背侧移位。

【鉴别诊断】

月骨无菌性坏死：月骨无菌性坏死同样有外伤史，但压痛点在腕正中部。结合腕关节X射线检查可鉴别。

【壮医摸结】

三角纤维软骨损伤的筋结形成以三角纤维软骨周围肌筋为主。

常见的筋结有尺骨茎突筋结、次指掌骨筋结、第五掌中筋结、第二掌骨筋结、掌长肌筋结、尺侧腕屈肌筋结。

【壮医解结】

1. 经筋手法

医者取拇指指腹部从患者的手掌远端点按，使手部发热伴有热感向上传导后用手法（点、揉、按、摩、分筋、理筋等复式手法综合应用）沿手三阳经筋线的走向进行全线松筋解结，重点推按尺骨茎突筋结、次指掌骨筋结、第五掌中筋结、第二掌骨筋结、掌长肌筋结、尺侧腕屈肌筋结。

2. 经筋针法

经筋针法包括壮医火针法和固结行针法两种，寒证用壮医火针法，热证用固结行针法。

壮医火针法：在经筋手法的基础上，采用火针解结。具体针法：对查找到的筋结处进行常规消毒，将毫针的针尖在酒精灯上烧红，迅速刺入治疗部位，得气后迅速出针。

固结行针法：在经筋手法的基础上，采用固结行针法。针刺原则：以结为腧，固结行针，不留针。具体针法：常规消毒后，采用0.5～1寸的毫针，选取筋结进针，可一孔多针，不留针。

3. 拔火罐

针后在针刺处拔火罐10分钟，隔天治疗1次，5次为一个疗程。

【其他疗法】

（1）以壮药内服外洗。内服药：治疗宜祛风通络，如大活络丹。外洗药：海桐皮汤熏洗。

（2）固定方法：损伤初期，行手法后按正下尺桡关节后，将腕关节固定于功能位4～6周；损伤中后期如症状加重时，也可做短期的固定制动。

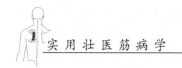

第十六节 弹响指

【疾病概述】

屈指肌腱腱鞘炎又称"弹响指""扳机指",多发于拇指,亦有单发于中指、无名指。病变发生在与掌骨头相对应的屈指肌腱维鞘管的起始处,拇指则发生在掌指关节部位籽骨与韧带所形成的环状鞘管处。发生在儿童拇指的"扳机指",可能由籽骨肥大或韧带肥厚所引起。临床表现以手指活动不灵活,掌指关节掌侧局限性酸痛为主症。

【病因病机】

壮医认为,本病是由于屈指肌腱腱鞘外伤、劳损,复感风寒湿毒邪,肌筋失衡,筋结形成,横络盛加,阻塞三道两路,使三气不得同步引起。屈指肌腱腱鞘掌骨颈和掌指关节掌侧的浅沟与鞘状韧带组成骨性纤维管,屈拇长肌腱和屈指深肌腱、浅肌腱分别从各相应的管内通过,进入拇指和其他手指。当局部过劳,血不荣筋,或受寒凉引起气血凝滞,不能濡养经筋而发病。手指经常屈伸,使屈肌腱与骨性纤维管反复摩擦,或长期握持硬物,使骨性纤维受压变细,两端膨大呈葫芦状。屈指时,肌腱膨大部分通过狭窄的纤维管时开始受阻,而加大用力后突然滑过狭窄环,便出现手指的弹响。

【临床诊断】

(1)有劳损或受凉史。

(2)手指活动不灵活,掌指关节掌侧局限性酸痛。

(3)可在掌指关节掌侧摸到肥厚的腱鞘结节,并有压痛。

(4)后期手指屈伸活动困难,可出现弹响或交锁现象。

(5)X射线检查结果多为正常。

【壮医摸结】

弹响指的筋结形成以手掌指屈肌腱鞘管为主。

常见的筋结有次指掌骨筋结、第五掌中筋结、第二掌骨筋结、掌长肌筋结、尺侧腕屈肌筋结、手掌指屈肌腱鞘管筋结。

【壮医解结】

1. 经筋手法

医者取拇指指腹部从患者的手掌远端点按,使手部发热伴有热感向上传导后用手法(点、揉、按、摩、分筋、理筋等复式手法综合应用)沿手三阳经筋线的走向进行全线松筋解结,重点推按次指掌骨筋结、第五掌中筋结、第二掌骨筋结、掌长肌筋结、尺侧腕屈肌筋结、手掌指屈肌腱鞘管筋结。

2. 经筋针法

经筋针法包括壮医火针法和固结行针法，寒证用壮医火针法，热证用固结行针法。

壮医火针法：在经筋手法的基础上，采用火针解结。具体针法：对查找到的筋结处进行常规消毒，将毫针的针尖在酒精灯上烧红，迅速刺入治疗部位，得气后迅速出针。

固结行针法：在经筋手法的基础上，采用固结行针法。针刺原则：以结为腧，固结行针，不留针。具体针法：常规消毒后，采用0.5～1寸的毫针，选取筋结进针，可一孔多针，不留针。

【其他疗法】

（1）以壮药内服外用。内服药：治疗宜祛风通络，如大活络丹。外洗药：以海桐皮汤熏洗。

（2）以小针刀松解筋结。

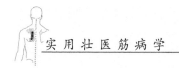

第四章　腰臀部筋病

第一节　腰椎间盘突出症

【疾病概述】

腰椎间盘突出症是指因为腰椎间盘各部分（髓核、纤维环及软骨板），尤其是髓核，有不同程度的退行性变后，在外力因素的作用下，椎间盘的纤维环破裂，髓核组织从破裂之处突出（或脱出）于后方或椎管内，导致相邻脊神经根遭受刺激或压迫，从而产生腰部疼痛，一侧下肢或双侧下肢麻木、疼痛等症状的一种病证。常发于20～50岁的成年人。

【病因病机】

壮医认为，本病是由于椎间盘的退行性改变，复感风寒湿毒邪，肌筋失衡，筋结形成，横络盛加，阻塞三道两路，使三气不得同步引起。故腰椎间盘突出症其本在筋，其标在骨。

【临床诊断】

（1）有扭伤或受凉史，多发生于青壮年。

（2）腰背疼痛：绝大多数腰椎间盘突出症患者有腰背疼痛，既有先腰痛后腿痛者，也有先腿痛而后腰痛者。患者疼痛范围较大，主要在下腰部和腰骶部。疼痛较深且定位不准确，间歇性反复发作。多因转身或弯腰等动作而诱发，休息后好转。严重者，卧床不起，咳嗽、打喷嚏、用力大便时，疼痛加重，腰部活动受限，多不能后弯。

（3）下肢放射痛：一侧下肢沿坐骨神经分布区域放射性疼痛。由臀部开始，逐渐放射至大腿后外侧、小腿外侧，至足跟、足背、足趾，影响站立和行走，咳嗽、蹲位大便、走路多时疼痛可加重。

（4）麻木和发凉：病程较长者常有小腿后外侧、足背、足跟、足掌麻木和发凉感，少数患者有鞍区麻木。用棉花绒轻擦或用针头点刺双下肢皮肤进行对比检查，可查出不同区域的皮肤感觉障碍。若腰第四、第五椎间盘突出，可出现足背、小腿前外侧皮肤感觉减退；若腰第四骶、第一椎间盘突出，可出现足底外侧、足跟皮肤感觉减退。

（5）下肢肌肉无力或瘫痪，腰第四至第五椎间盘突出使腰第五神经麻痹可出现胫前肌、腓骨长肌、腓骨短肌、足伸拇长肌麻痹或无力而使足下垂，腰第五骶、第一椎间盘突出引起的骶第一神经根麻痹多出现小腿三头肌无力等症状。巨大椎间盘突出压迫马尾神经可出现双下肢放射痛、会阴区麻木、大小便无力，女性有假性尿失禁，男性可出现阳痿。

（6）腰椎侧弯，一侧骶棘肌痉挛。病变部位棘突旁压痛，并向下肢麻窜。病变棘突棘上韧带钝厚，上棘突、下棘突间隙不等宽，棘突歪向一侧。

（7）特殊检查。

①直腿抬高试验阳性：患肢膝关节伸直，抬高时（正常主动直腿抬高可达80°～90°）不能达到正常角度，有阻力，感到疼痛沿坐骨神经放射者，为阳性。

②加强试验阳性：患者取仰卧位，患肢膝关节伸直时，渐渐抬高，出现坐骨神经放射痛时，再将患肢降低至放射痛消失。此时，将患肢脚掌突然背屈，再次引发坐骨神经放射痛者为阳性。

③屈颈试验阳性：患者取坐位或半坐位，双下肢伸直，使坐骨神经处在一定的拉紧状态。令患者向前屈颈时，引起患侧下肢放射痛者为阳性。

④仰卧挺腹试验阳性：病人取仰卧位，抬臀挺腹使臀部离开床面时，患者病侧下肢出现放射性疼痛者为阳性。若挺腹时，无坐骨神经放射痛，但令患者咳嗽，或医生用手压迫病人的腹部，若出现腿部放射痛，也为阳性。

⑤神经压迫试验阳性：患者取仰卧位，患侧下肢髋关节和膝关节呈90°屈曲，令患者慢慢伸直膝关节，可引起坐骨神经放射痛。然后让患者再稍屈膝关节，待坐骨神经痛消失，医生用手指压迫股二头肌腱内侧之腘神经，如果出现由腰向下肢的放射痛则为阳性。

（8）辅助检查。

①X射线检查：腰椎正位片可呈侧弯，左右间隙，上下椎间隙不等宽，棘突偏歪，也可显示正常。腰椎侧位片可显示腰椎生理曲度变直或呈反张，还可见到椎间隙前后宽窄不一，椎间关节半脱位。严重者或晚期病患者，可见椎体前后缘骨质增生。

②CT检查：正常情况下，椎间盘后缘与椎体骨边缘平行。椎间盘突出时，椎间盘弧形的后缘局部突出，使硬膜外脂肪受压、移位，硬脊膜囊变形，侧隐窝前后径缩短等。

【鉴别诊断】

（1）慢性腰肌及韧带劳损：腰臀部肌肉及韧带因长期劳损而发炎、充血或水肿，甚至变性硬化呈纤维条索状，并且牵拉或刺激局部神经可引发坐骨神经样痛。结合腰椎CT可做鉴别诊断。

（2）梨状肌综合征：因梨状肌损伤、发炎或变异导致干性坐骨神经痛，腰椎间盘突出以神经根受压为主，结合腰椎CT可鉴别。

【壮医摸结】

腰椎间盘突出症的筋结形成以腰部肌筋的起点、止点、交叉点、拐弯点、腰椎间隙和椎旁神经出口处、坐骨神经出口、腓总神经处形成的筋结为主。筋结形成大多与分布的相应神经支配相对应。涉及神经主要是坐骨神经、腓神经、股神经。肌筋形成的筋结分点、线、面等形状，以触压疼痛异常敏感为特征。其中，神经出口处的筋结多为点状，肌筋形成的筋结多为线状，多支支配神经受累可出现面状筋结。筋结越多

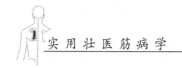

的或涉及多经病变的，一般症状比较重。

常见的筋结有腓肠肌筋结、腘绳肌筋结、坐骨结节筋结、臀中肌筋结、臀上皮筋结、夹脊筋结、腰三横突筋结、趾长伸肌筋结、腓骨短肌筋结、腓骨长肌筋结、梨状肌筋结、髂胫束筋结、腹股沟筋结、腰大肌筋结。

经筋分型：

足太阳经筋型：以坐骨神经线放射痛为主，其中常见的筋结有腓肠肌筋结、腘绳肌筋结、坐骨结节筋结、臀中肌筋结、臀上皮筋结、夹脊筋结、腰三横突筋结；

足少阳经筋型：以腓总神经麻痛为主，其中常见的筋结有趾长伸肌筋结、腓骨短肌筋结、腓骨长肌筋结、梨状肌筋结、髂胫束筋结；

足阳明经筋型：以下肢酸冷无力为主，其中常见的筋结有腹股沟筋结、腰大肌筋结。

【壮医解结】

1. 经筋手法

手法的原则：松筋为主，解结为要。根据筋结大小、硬软及位置，采取轻以松结、中以解结、重以破结的措施。

第一步：患者取俯卧位，根据足太阳经筋走行，先从足跟开始，医者取肘尖部在患者的足底部点按，使足部发热伴有热感向上传导后用肘法（点、揉、按、摩、分筋、理筋等复式手法综合应用）沿足太阳经筋线的走向从足到腰进行全线松筋解结，重点推按足跟筋结、腓肠肌筋结、腘绳肌筋结、股二头肌筋结、臀大肌筋结、臀中肌筋结、髂肋肌筋结、华佗夹脊筋结（骶棘肌，腰三横突点，腰第四、第五椎或腰第五骶、第一椎之间的棘突旁）等，要求手法刚柔相济，气到病所。

第二步：患者取侧卧位，根据足太阳经筋走行，医者用拇指指腹配合肘部点按推揉足少阳经筋线，重点松解足拇长伸肌筋结、腓骨长肌筋结、腓神经、股四头外侧肌筋结、伏兔筋结（二半膜肌、缝匠肌）、髂筋束、阔筋膜张肌、梨状肌筋结等，使这些肌筋充分松解、软化。

第三步：患者取仰卧位，医者用拇指和其余四指及前臂合力从脚背沿足阳明经筋方向全线松解，重点松解足背筋结（中三趾）、股四头内侧肌筋结、气冲筋结（腹股沟股神经、股动脉点）、腰大肌筋结等。

第四步：腰部斜扳复位法。患者取侧卧位，在上面的下肢屈曲，在下面的患肢伸直。一般可单人操作，也可两人相互配合施法，由助手予以固定，术者立于背后，一只手向后扳拉肩部，另一只手向前推骶髂关节部位，两手同时作相反方向斜扳，可发出"咯嗒"声。

2. 经筋针法

经筋针法包括壮医火针法和固结行针法，寒证用壮医火针法，热证用固结行针法。

壮医火针法：在经筋手法的基础上，采用火针解结。具体针法：对查找到的筋结处进行常规消毒，将毫针的针尖在酒精灯上烧红，迅速刺入治疗部位，得气后迅速出针。针刺的深度主要根据患者的病情、体质、年龄、针刺部位肌肉的厚薄及神经、血管的分布而定。

固结行针法：在经筋手法的基础上，采用固结行针法。针刺原则：以结为腧，固结行针，不留针。具体针法：常规消毒后，采用 2.5～3 寸的毫针，选取突出部位的棘突旁压痛点、伏兔点、腘点、腓点等筋结进针，可一孔多针，不留针，以有针感传电到足底为佳。

3. 拔火罐

针后在针刺处拔火罐 10 分钟，隔天治疗 1 次，10 次为一个疗程。

【其他疗法】

（1）以壮药内服外洗。

（2）配合穴位注射、小针刀疗法、功能锻炼等进行治疗。

第二节　腰椎椎管狭窄

【疾病概述】

腰椎椎管狭窄是指由于椎管狭窄，刺激或压迫从此处通过的脊神经或马尾神经，而引起的以腰痛、间歇性跛行为主要症状的一种病症。多发于 40 岁及以上的中年人。平卧或休息时常无症状，行走一段距离后出现下肢疼痛、麻木、无力等症状，需蹲下或坐下休息一段时间后缓解，方能继续行走。随着病情加重，行走的距离越来越短，需休息的时间越来越长。

【病因病机】

壮医认为，引起本病的内因是先天椎管狭窄，外因是外伤、劳损与寒湿侵袭等。腰部负重劳损，复感风寒湿毒邪，肌筋失衡，筋结形成，横络盛加，阻塞三道两路，使三气不得同步而致病。

【临床诊断】

（1）多发于 40 岁及以上的中年人。

（2）长期反复发作的下腰痛，有的放射至下肢。痛的性质常为酸痛、刺痛。少数放射至大腿外侧或前方，臀部或腹肌沟部的疼痛多为双侧或左右交替出现。腰腿痛多因站立或行走而加重，卧床可缓解。患者常常在步行一两百米时即产生腰腿痛，休息片刻或下蹲后症状立即减轻或消失；若继续再走，不久疼痛又出现。但骑自行车不引起腰腿痛。严重者可引起尿急、排尿困难，甚至造成下肢不完全性截瘫。

（3）部分患者可无任何体征，有的可有以下体征：

①脊椎偏斜不明显，弯腰正常，只是后伸痛。

②直腿抬高试验正常或只有中度牵拉痛。少数病人下肢肌肉萎缩，跟腱反射有时减弱或消失。

（4）腰部X射线检查：腰椎管狭窄症国内多采用Nelson的分类方法，即将椎管狭窄分为原发性和继发性两大类，并按解剖部位分为中央型（主管型）狭窄和侧方型（侧隐窝）狭窄两种，下面分别叙述其X射线表现。

①腰椎主管狭窄症。

平片的狭窄表现：在正位腰椎片上看到椎弓根间距小，椎间关节粗大并向内聚集，下关节突间距小。在腰椎侧位片上表现为椎体后缘有骨增生改变，椎弓根较短，关节肥大，椎间孔小。

椎管径的测量：在正位片上测量椎弓根间距，最小距离小于20 mm者为横径狭窄。矢状径在侧位片上进行测量，测量值在15 mm以下者表示椎管狭窄；在15～17 mm者为相对狭窄，称狭小椎管。

②侧椎管侧隐窝狭窄症。

X射线平片：腰椎间椎狭窄，椎体边缘增生，小关节突肥大或排列不对称，上关节突冠状部内移。利用平片推算椎管断面形状，其方法是椎弓根间距为IP，上关节突人缘间距为IF，椎管矢状径为AP，椎弓根上切迹为SVN，则椎管的形状指数（K）为：

$$K=\frac{(AP-SVN)\times IP}{(AP-1/2SVN)\times IF}$$

计算椎管形状指数（K）大于1.10，则椎管为三叶型，表示侧隐窝易产生狭窄。

【鉴别诊断】

（1）腰椎间盘突出症：有腰部外伤、慢性劳损和受寒湿史，常发生于青壮年。腰痛向臀部及下肢放射，腹压增加（如咳嗽、喷嚏）时疼痛加重。无间歇性跛行，脊柱侧弯，腰椎生理曲度消失，病变部位椎旁有压痛，并向下肢放射，腰活动受限。下肢受累神经支配区感觉过敏或迟钝，病程长者可出现肌肉萎缩，直腿抬高或加强试验阳性，膝跳反射、跟腱反射减弱或消失，拇趾背伸力减弱。X射线摄片检查：脊柱侧弯，腰生理前凸消失，相邻边缘有骨赘增生。CT、MRI检查可显示椎间盘突出的部位及程度。

（2）腰椎结核：有低热、盗汗、消瘦等全身症状。血沉加快，X射线检查可发现腰椎骨质破坏或椎旁脓肿。

【壮医摸结】

腰椎管狭窄的筋结形成以腰臀部肌筋的起点、止点、交叉点、拐弯点及两侧梨状肌为主。涉及神经主要是坐骨神经，以触压疼痛、异常敏感为特征。其中，神经出口处的筋结多为点状，肌筋形成的筋结多为线状，多支支配神经受累可出现面状筋结。筋结越多，或涉及多经病变的，一般症状比较重。

常见的筋结有坐骨结节筋结、臀中肌筋结、臀上皮筋结、夹脊筋结、腰三横突筋结、趾长伸肌筋结、腓骨短肌筋结、腓骨长肌筋结、梨状肌筋结、腰大肌筋结。

【壮医解结】

1. 经筋手法

手法的原则：松筋为主，解结为要。根据筋结大小、硬软及位置，采取轻以松结、中以解结、重以破结的措施。

第一步：患者取俯卧位，根据足太阳经筋走行，先从足跟开始，医者取肘尖部在患者的足底部点按，使足部发热伴有热感向上传导后用肘法（点、揉、按、摩、分筋、理筋等复式手法综合应用）沿足太阳经筋线的走向从足到腰进行全线松筋解结，重点推按足跟筋结、臀大肌筋结、臀中肌筋结、髂肋肌筋结、华佗夹脊筋结（骶棘肌，腰三横突点，腰第四、第五骶或腰第五骶、第一椎之间的棘突旁）等，要求手法刚柔相济，气到病所。

第二步：患者取侧卧位，根据足太阳经筋走向，医者用拇指指腹配合肘部点、按、推、揉足少阳经筋线，重点松解足拇长伸肌筋结、腓骨长肌筋结、腓神经、股四头外侧肌筋结、伏兔筋结（二半膜肌，缝匠肌）、髂筋束、阔筋膜张肌、梨状肌筋结等，使这些肌筋充分松解、软化。

第三步：患者取仰卧位，医者用拇指和四指及前臂合力从脚背沿足阳明经筋方向全线松解，重点松解足背筋结（中三趾）、股四头内侧肌筋结、气冲筋结（腹股沟股神经）、腰大肌筋结等。

2. 经筋针法

经筋针法包括壮医火针法和固结行针法，寒证用壮医火针法，热证用固结行针法。

壮医火针法：在经筋手法的基础上，采用火针解结。具体针法：对查找到的筋结处进行常规消毒，将毫针的针尖在酒精灯上烧红，迅速刺入治疗部位，得气后迅速出针。

固结行针法：在经筋手法的基础上，采用固结行针法。针刺原则：以结为腧，固结行针，不留针。具体针法：常规消毒后，采用2.5～3寸的毫针，选取突出部位的棘突旁压痛点、伏兔点、腘点、腓点等筋结点进针，可一孔多针，以有针感传电到足底为佳。

3. 拔火罐

针后在针刺处拔火罐10分钟，隔天治疗1次，10次为一个疗程。

【其他疗法】

（1）以壮药内服外洗。

（2）配合穴位注射、小针刀疗法、功能锻炼等进行治疗。

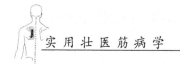

第三节　腰肌劳损

【疾病概述】

腰肌劳损是指腰或腰骶部疼痛，反复发作，疼痛可随气候变化和劳累程度而变化，时轻时重，缠绵不愈的一种病症。多见于中老年人，近年来临床观察发现青壮年人发病也占相当比例，常与职业和工作环境有密切关系。

【病因病机】

壮医认为，本病是由于腰部外伤日久，或腰部长期劳损，加感风寒湿毒邪，或劳作后汗出受凉等导致寒湿滞留筋脉，筋脉壅滞，筋结形成，横络盛加，两路不通而引起；或由人体本虚，精气不足，过度房劳或体力劳作，经筋失荣，筋脉失养而引起。临床发现由于长期反复从事弯腰活动或弯腰工作、久坐等，使腰背肌肉长期处于牵伸状态而发生疲劳性损害，劳伤后失治或治疗不当，使损伤的软组织未得到充分修复而引起本病。

【临床诊断】

（1）有腰部劳损史。

（2）腰部酸痛或胀痛，休息时减轻，劳累时加重。适当活动和经常改变体位可减轻，活动过度又加重，睡觉时用小枕垫于腰部能减轻症状。常有弯腰工作困难，保持坐位、弯腰过久即可使疼痛加重的情况。

（3）腰部外形及功能无明显异常，部分患者可有腰部活动稍受限。压痛部位因损伤组织不同而异。从临床观察，压痛点多在骶棘肌处、髂骨嵴后部、腰椎横突部。压痛点的深部有时可摸到稍硬的索条状物或结节。直腿抬高试验个别阳性，但加强试验阴性。

（4）腰椎 X 射线、CT 检查结果显示正常，或腰椎有不同程度的骨质增生或骨质疏松等。

【鉴别诊断】

（1）急性腰扭伤：常发生于搬抬重物、腰部肌肉强力收缩时。有的患者主诉听到清脆的响声。伤后重者疼痛剧烈，当即不能活动；轻者尚能工作，但休息后或次日疼痛加重，甚至不能起床。检查时见患者腰部僵硬，腰前凸消失，可有脊柱侧弯及骶棘肌痉挛。在损伤部位可找到明显压痛点。根据病史、临床表现一般可鉴别。

（2）增生性脊柱炎：腰痛主要表现为休息痛，即夜间、清晨腰痛明显，而起床活动后腰痛减轻。脊柱可有叩击痛。X 射线检查可见腰椎骨钙质沉着和椎体边缘增生。

（3）腰椎间盘突出症：有腰部外伤、慢性劳损和受寒湿史，常发生于青壮年。腰痛向臀部及下肢放射，腹压增加（如咳嗽、喷嚏）时疼痛加重。脊柱侧弯，腰椎生理曲度消失，病变部位椎旁有压痛，并向下肢放射，腰活动受限。下肢受累神经支配区感觉过敏或迟钝，病程长者可出现肌肉萎缩，直腿抬高试验或加强试验阳性，膝跳反射、跟腱反射减弱或消失，拇趾背伸力减弱。X 射线摄片检查：脊柱侧弯，腰生理前凸消失，相邻边缘有骨质增生。CT、MRI 检查可显示椎间盘突出的部位及程度。

【壮医摸结】

腰肌劳损的筋结形成以腰部肌筋形成的筋结为主。经筋摸结可见竖脊肌筋结、骶棘肌筋结、腰三横突筋结，在臀上皮神经出口、臀中肌、腰大肌、梨状肌处可触及痛性筋结或条索状硬结。

常见的筋结有臀中肌筋结、臀上皮筋结、夹脊筋结、腰三横突筋结、腰大肌筋结。

【壮医解结】

1. 经筋手法

医者先用滚法在腰部肌筋处来回滚动 3～5 遍，使局部充分放松、发热。然后用肘关节之尖（鹰嘴）、钝（肱骨内髁）、硬（前臂尺骨面）、软（前臂内侧面）4 个部位顺着病变部位的经筋线采取全线按、揉、点、推、弹拨、捏拿等分筋理筋手法进行松筋解结，重点对骶棘肌筋结、竖脊肌筋结、腰三横突筋结、臀上皮神经筋结、臀中肌筋结、腰大肌筋结、梨状肌筋结等进行弹拨解结。

2. 经筋针法

采用壮医火针法：对所选筋结进行常规消毒后，采用 1～3 寸的毫针，将针尖在酒精灯上烧红至发白，迅速刺入筋结，速进疾出，不留针，深度为 1～3 分。施术要稳、快、准，垂直刺入，避免针具弯折灼伤皮肤。

3. 拔火罐

用玻璃罐在针刺部位上施闪火拔罐法，隔日 1 次，10 次为一个疗程。

【其他疗法】

（1）以壮药内服外洗。

（2）以武打将军酒外涂，配合感应电治疗。

第四节　腰骶肌筋膜炎

【疾病概述】

腰骶肌筋膜炎是指以腰骶肌肉酸胀疼痛、筋脉拘急、腰骶关节活动不利为主症的一种病症。传统医学属"肌痹"范畴。《素问·长刺节论》云："病在肌肤，肌肤尽痛，名曰肌痹，伤于寒湿。"

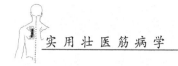

【病因病机】

壮医认为，本病是由于各种损伤尤其是慢性劳损，复感风寒湿邪毒所致肌筋损伤，筋结形成，阻塞龙路火路，导致三气不得同步而引起。中医认为，筋肉劳损，复感风寒，气血凝滞不畅，痹阻不通，日久则肌筋挛缩，僵硬成结，形成肌痹，所以常见的诱因是风寒湿邪毒和肌肉痉挛。即人体受到风寒湿邪毒的影响，温度突降，体表血管收缩，深部血管扩张，导致液体渗出，并积存在体内，引起疼痛。当肌肉痉挛，极度缺血时，会产生大量有害的代谢产物，刺激神经感受器而引起疼痛。《灵枢·阴阳二十五人》曰："结而不通者，此于身皆为痹。"《灵枢·贼风》曰："贼风邪气之伤人也，令人病焉……此皆尝有所伤于湿气，藏于血脉之中，分肉之间，久留而不去……其开而遇风寒，则血气凝结，与故邪相袭，则为寒痹。"

【临床诊断】

（1）有腰骶部劳损史。

（2）腰部和骶部疼痛。腰痛急性发作者，出现活动困难，不能翻身，不能平卧；骶痛急性发作者，出现行走困难，不能久坐，不能下蹲；腰骶疼痛同时急性发作者，改变体位可带来困难和巨大痛苦。急性发作后，少数症状完全消退，多数还会遗留疼痛，或相隔数月、数年持续腰骶部疼痛，久坐久睡则疼痛加重。

（3）病变部位的皮肤有增厚及皮下水肿，可见有橘皮样改变，并可检查出皮肤与筋膜粘连明显，且多在病变肌肉的起止点处。腰骶肌筋膜炎在反复发作以后，有少数病人会发生筋膜钙化。

（4）腰骶部 X 射线检查结果多为正常。

【鉴别诊断】

（1）急性扭伤：多有明显的扭伤史，伤后立刻出现疼痛，活动受限，有明显压痛点，体位不能自如转换，疼痛为痉挛性疼痛，X 射线摄片无异常。

（2）腰椎间盘突出症：多有腰痛伴肢体放射性疼痛，症状时轻时重，活动受限，咳嗽、喷嚏、弯腰则可加重症状，休息后疼痛缓解。棘突间或棘旁有明显压痛，直腿抬高试验阳性，并有相应神经根支配区域的感觉及运动障碍。X 射线摄片和 CT 检查可协助确诊。

（3）腰椎管狭窄症：腰痛反复发作，下肢麻木而行走无力、间歇性跛行，X 射线摄片或腰椎 CT 检查可见椎间隙变窄，椎管内径变窄。

（4）腰三横突综合征：多有扭伤或劳损史，第三腰椎横突处有明显压痛并向下腰及臀部放射，腰三横突附近可触及条索状或结节状物。

【壮医摸结】

腰骶肌筋膜炎的筋结形成以腰骶部肌筋为主，壮医摸结可在腰骶病变部位肌筋触

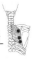

及痛性筋结或条索状硬结，压痛明显。

常见的筋结有腓肠肌筋结、腘绳肌筋结、臀上皮筋结、夹脊筋结、腰三横突筋结、梨状肌筋结、髂胫束筋结、腹股沟筋结、腰大肌筋结。

【壮医解结】

1. 经筋手法

医者先用滚法在病变部位来回滚动 3～5 遍，使局部充分放松、发热，手法不宜过重。然后用肘关节之尖（鹰嘴）、钝（肱骨内髁）、硬（前臂尺骨面）、软（前臂内侧面）4 个部位顺着病变部位的经筋线采取全线按、揉、点、推、弹拨、捏拿等分筋理筋手法，在病变区域肌筋进行手法松筋，手法要松结、松筋、理筋，即以手拇指沿筋结肌纤维方向进行弹拨约 2 分钟。力量从轻到重，刚中有柔，柔中有刚，刚柔相济。

2. 经筋针法

施行固结行针法：医者左手固定筋结，右手持 2 寸或 3 寸的毫针，对准筋结快速进针，要求以"中结调气"为目的，可根据不同筋结选用一孔多针、局部多针、透针穿刺、移行点刺、尽筋分刺、轻点刺络等多种针法，以针刺部位出现酸、麻、胀和传电感为宜，不留针。如为寒证，可采用壮医火针法：在选定的筋结部位上常规消毒，然后右手持 2 寸或 3 寸的毫针，将针尖在酒精灯上烧红，迅速刺入治疗部位，得气后迅速出针。

3. 拔罐法

采用闪火拔罐法在针刺筋结部位或经筋线上拔罐 8～10 分钟即可，隔日 1 次，10 次为一个疗程。

【其他疗法】

（1）以小针刀松解局部的粘连及钙化。

（2）以武打将军酒外涂，配合感应电治疗。

第五节　腰段棘上韧带损伤

【疾病概述】

腰段棘上韧带损伤是指腰部过度前屈拉伤棘上韧带使其损伤引起局部剧烈疼痛，前屈时加重，后仰时可减轻，腰部活动明显受限的一种病症。棘上韧带是两椎之间的构成纤维关节的重要结构。棘上韧带经过各棘突顶点，纵贯脊柱全长。棘上韧带有限制脊柱过度前屈的作用，受腰神经后支支配。此外韧带损伤多引起腰部剧烈疼痛。

【病因病机】

壮医认为，本病是由于腰部棘上韧带劳损，复感风寒湿毒邪，筋结形成，横络盛

189

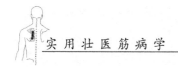

加，阻塞三道两路，导致三气不得同步而引起。脊椎突然猛然前屈，使棘上韧带过度牵拉而损伤，故好发于重体力劳动或剧烈运动时。但长期弯腰工作，使棘上、棘间等韧带持续处于紧张状态，也容易导致慢性棘上韧带损伤。

【临床诊断】

（1）局部剧烈疼痛，特别是当脊椎前屈时更为明显，后仰时减轻，腰部活动明显受限。急性损伤时患者常听到突然响声，腰部似有"折断"样失去支撑感。慢性损伤多表现为腰部中线局限性酸痛、不适，脊椎前屈时加重。

（2）损伤的棘间隙有明显压痛，体瘦的患者可触及棘上韧带断裂之间隙有凹陷感。

（3）X射线检查结果一般正常。

【鉴别诊断】

（1）椎间盘突出症：多有腰痛伴下肢放射性疼痛，症状时轻时重，活动受限，咳嗽、喷嚏、弯腰则可加重症状，休息后疼痛缓解。棘突间或棘旁有明显压痛，直腿抬高试验阳性，并有相应的神经根支配区域感觉及运动障碍。X射线摄片或CT检查可协助确诊。

（2）腰三横突综合征：多有扭伤或劳损史，第三腰椎横突处有明显压痛并向下腰及臀部放射，腰三横突附近可触及条索状物或结节状物。

【壮医摸结】

棘上韧带损伤的筋结形成以棘上韧带及周围肌筋形成的筋结为主，壮医摸结于损伤处的棘上韧带处可有明显的压痛和硬结。

常见的筋结有棘上韧带筋结、夹脊筋结、腰三横突筋结。

【壮医解结】

1. 经筋手法

医者先用滚法在病变部位来回滚动3～5遍，使局部充分放松、发热，手法不宜过重。然后采用按、揉、点、推、弹拨、捏拿等分筋理筋手法，在病变区域肌筋上进行手法松筋，手法要松结、松筋、理筋，力量从轻到重，刚中有柔，柔中有刚，刚柔相济。

2. 经筋针法

经筋针法包括火针法和固结行针法，寒证用壮医火针法，热证用固结行针法。

壮医火针法：在选定的筋结部位上常规消毒，然后右手持2寸或3寸的毫针，将针尖在酒精灯上烧红，迅速刺入治疗部位，得气后迅速出针。

固结行针法：医者以左手固定筋结，右手持2寸或3寸的毫针，对准筋结快速进针，以"中结调气"为目的，可根据不同筋结选用一孔多针、局部多针、透针穿刺、移行点刺、尽筋分刺、轻点刺络等多种针法，不留针。

3. 拔罐法

采用闪火拔罐法在针刺筋结部位或经筋线上拔罐8～10分钟即可，隔日1次，5

次为一个疗程。

【其他疗法】

（1）局部封闭治疗。

（2）采用小针刀松解局部筋结。

第六节 腰肋韧带损伤

【疾病概述】

腰背中层筋膜的上部特别增厚部分叫腰肋韧带，此韧带止于第十二肋背侧，下缘附于髂嵴，内侧附于腰椎横突。腰背筋膜损伤中最多见的是腰肋韧带损伤，临床主要表现为腰背疼痛、腰部活动受限和有僵硬感。

【病因病机】

壮医认为，本病多因外伤或劳损造成腰肋韧带损伤，筋结形成，阻塞两路，使三气不得同步引起。

【临床诊断】

（1）有劳损或外伤史。

（2）腰背疼痛，腰部活动受限或伴有僵硬感。

（3）在第五腰椎横突外侧缘髂嵴处或第十二肋下缘第一腰椎横突外侧有疼痛和压痛。

（4）拾物试验呈阳性。

（5）X射线检查结果多为正常。

【鉴别诊断】

腰三横突综合征：多有扭伤或劳损史，第三腰椎横突处有明显压痛并向下腰及臀部放射，腰三横突附近可触及条索状或结节状物。

【壮医摸结】

腰肋韧带损伤的筋结形成以腰肋韧带起止点为主，壮医摸结可在第五腰椎横突外侧缘髂嵴处或第十二肋下缘第一腰椎横突外侧有压痛或硬结。

常见的筋结有腰肋韧带筋结、夹脊筋结、腰三横突筋结、腰大肌筋结。

【壮医解结】

1. 经筋手法

医者先用滚法在病变部位来回滚动3～5遍，使局部充分放松、发热，手法不宜过重。然后采用肘关节之尖（鹰嘴）、钝（肱骨内髁）、硬（前臂尺骨面）、软（前臂内侧面）4个部位顺着病变部位的经筋线进行全线按、揉、点、推、弹拨、捏拿等分筋理

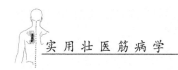

筋手法，在病变区域肌筋处采用手法松筋，手法要松结、松筋、理筋，即以手拇指沿筋结肌纤维方向进行弹拨约2分钟。力量从轻到重，刚中有柔，柔中有刚，刚柔相济。

2. 经筋针法

经筋针法包括火针法和固结行针法，寒证用壮医火针法，热证用固结行针法。

壮医火针法：在选定的筋结部位上常规消毒，然后右手持2寸或3寸的毫针，将针尖在酒精灯上烧红，迅速刺入治疗部位，得气后迅速出针。

固结行针法：医者左手固定筋结，右手持2寸或3寸的毫针，对准筋结快速进针，以"中结调气"为目的，可根据不同筋结选用一孔多针、局部多针、透针穿刺、移行点刺、尽筋分刺、轻点刺络等多种针法，以针刺部位出现酸、麻、胀或传电感为宜，不留针。

3. 拔罐法

采用闪火拔罐法在针刺筋结部位或经筋线上拔罐8～10分钟即可，隔日1次，5次为一个疗程。

【其他疗法】

（1）局部封闭治疗。

（2）施行壮医刮痧疗法，沿肌筋走行由上往下刮，出痧后采用刺血拔罐。

第七节　腰三横突综合征

【疾病概述】

腰三横突综合征是指腰三横突损伤引起该处附着肌肉撕裂、出血、瘢痕粘连、筋膜增厚挛缩，使血管神经束受摩擦、刺激和压迫而产生腰痛，腰部活动度受限为主症的一种病症。腰三横突处于腰椎生理前凸弧度的顶点，为承受力学传递的重要部位，因此易受外力作用的影响，引起损伤。

【病因病机】

壮医认为，本病是由于腰三横突处肌筋劳损，复感风寒湿毒邪，筋结形成，横络盛加，阻塞两路，使三气不得同步引起。腰三横突比其他腰椎的后伸曲度大，向侧方延伸最长，位于腰椎中部，两侧腰椎横突连线形成以第三腰椎横突尖为顶点的纵长菱形，第一、第二腰椎横突外侧有下部肋骨覆盖，第四、第五腰椎横突深居于髂骨内侧，只有第三腰椎横突缺乏肋骨及髂骨保护，因而易受损害。

【临床诊断】

（1）患者有轻重不等的腰部外伤史。

（2）腰部疼痛，沿着大腿向下放射的疼痛，可至膝平面以上，极少数病例可疼痛

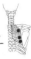

串及小腿的外侧，但并不因腹压增高而使疼痛加重。腰部活动度受限。

（3）患侧腰肌紧张、痉挛，或腰椎侧突、板直，在第三腰横突尖部有压痛，或触及痉挛的肌结节。有些病人于第三腰椎突尖端处可触及活动的肌肉痉挛结节，于臀中肌的后缘及臀大肌的前缘相互交接处可触及隆起的索条状物，即为紧张痉挛的臀中肌。

（4）X射线摄片可见第三腰椎横突过长，或尖端密度增高、变白。

【鉴别诊断】

（1）急性腰扭伤：有明显的外伤史。腰部疼痛剧烈，疼痛放射至臀部及下肢，腰部活动障碍。骶棘肌痉挛，有局限性压痛，脊柱运动受限。

（2）棘上韧带或棘间韧带损伤：急性棘上及棘间韧带损伤有明显外伤史。压痛点局限在一个棘突或相邻棘突，压痛表浅。棘间韧带损伤压痛点在棘突之间。棘上韧带及棘间损伤，腰肌多无紧张及压痛。X射线检查无异常。

（3）腰椎间盘突出症：腰痛和下肢放射痛，大便、咳嗽等腹压增高时疼痛加剧，休息时减轻。查体有脊柱侧突，腰椎前突消失，椎旁压痛并放射至同侧下肢后侧或外侧，直腿抬高与加强试验阳性，有下肢神经系统的症状与体征，X射线摄片显示脊柱侧突，腰椎前突消失，椎间隙变窄，左右不对称。结合CT可鉴别。

（4）臀上皮神经损伤：有急性、慢性骶部损伤史。一侧腰臀部与大腿后侧部有牵拉样疼痛，但多在膝关节平面以上，患者下腰部或臀部肌肉痉挛，髂嵴最高点内侧2～3 cm处压痛明显，用力加压患者有酸、麻、痛的感觉，且多在臀上皮神经分布区内。

【壮医摸结】

腰三横突综合征的筋结形成以腰三横突处肌筋为主，壮医经筋摸结可以在腰三横突处触及筋结或条索状硬结。

常见的筋结有腰肋韧带筋结、臀中肌筋结、腰三横突筋结、腰大肌筋结、臀上皮神经筋结。

【壮医解结】

1. 经筋手法

医者先用滚法在病变部位来回滚动3～5遍，使局部充分放松、发热，手法不宜过重。然后采用肘关节之尖（鹰嘴）、钝（肱骨内髁）、硬（前臂尺骨面）、软（前臂内侧面）4个部位顺着病变部位的经筋线采取全线按、揉、点、推、弹拨、捏拿等分筋、理筋手法，在病变区域肌筋进行手法松筋，手法要松结、理筋，即以手拇指沿腰三横突筋结周围肌纤维方向进行弹拨约2分钟。力量从轻到重，刚中有柔，柔中有刚，刚柔相济。

2. 经筋针法

经筋针法包括壮医火针法和固结行针法，寒证用壮医火针法，热证用固结行针法。

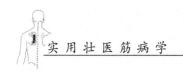

壮医火针法：在选定的筋结部位上常规消毒，然后右手持 2 寸或 3 寸的毫针，将针尖在酒精灯上烧红，迅速刺入治疗部位，得气后迅速出针。

固结行针法：贯彻"以结为腧"的原则。医者以左手固定筋结，右手持 2 寸或 3 寸的毫针，对准筋结快速进针，以"中结调气"为目的，可根据不同筋结选用一孔多针、局部多针、透针穿刺、移行点刺、尽筋分刺、轻点刺络等多种针法，以针刺部位出现酸、麻、胀或传电感为宜，不留针。

3. 拔罐法

采用闪火拔罐法在针刺筋结部位或经筋线上拔罐 8～10 分钟即可，隔日 1 次，5 次为一个疗程。

【其他疗法】

（1）局部封闭治疗。

（2）以小针刀松解腰三横突及臀中肌的筋结。

（3）以武打将军酒外涂，配合感应电治疗。

第八节　腰骶关节韧带损伤

【疾病概述】

腰骶关节韧带损伤是指腰骶韧带在损伤后出现腰骶部疼痛，局部肌肉痉挛，腰部活动障碍等症状的一种病症。腰骶关节为负重量大、活动较大的关节，因其具有前倾斜角度及为先天性畸形好发部位等，所以活动时不慎、突然暴力、长期弯腰劳动，多次积累后均可导致腰骶韧带的损伤。

【病因病机】

壮医认为，本病是由于腰骶部肌筋劳损，复感风寒湿毒邪，筋结形成，横络盛加，阻塞两路，使三气不得同步引起。腰骶部在第五腰椎和第一骶椎之间形成一个约 120°的角，上方为活动性较大的腰椎，下方为固定的骶椎，这种结构使腰骶部必须承受较大的伸屈、旋转和剪式应力。若经常、反复、持续的机械应力作用于腰骶部软组织及骨关节，当超出腰骶部软组织、硬组织的代偿能力时就会产生腰骶部的损伤。

【临床诊断】

（1）常有外伤史、劳损史。

（2）腰骶部疼痛，多在劳累后疼痛加剧。急性发作时腰骶部疼痛较为剧烈，腰骶两侧局部肌肉痉挛，腰部活动障碍，站立及行走困难。腰部前屈后伸受限。腰骶部一般无压痛，但有深叩击痛。

（3）腰骶关节试验阳性：患者取仰卧位，两膝两髋尽量屈曲，医生左手按住其两膝部，右手抓牢两足踝部，用右手将患者两足向左、右两侧大幅度摇摆，腰骶部疼痛加重即为阳性。

（4）X射线检查结果多为正常，部分患者可有腰骶椎的退行性改变。

【鉴别诊断】

腰椎间盘突出症：腰痛和下肢放射痛，大便、咳嗽等腹压增高时疼痛加剧，休息时减轻。查体有脊柱侧突，腰椎前突消失，椎旁压痛并放射至同侧下肢后侧或外侧，直腿抬高试验与加强试验阳性，有下肢神经系统的症状与体征。X射线摄片示脊柱侧突，腰椎前突消失，椎间隙变窄，左右不对称。结合腰椎CT可做鉴别诊断。

【壮医摸结】

腰骶关节韧带损伤的筋结形成以腰骶部肌筋为主，壮医经筋摸结在腰骶部肌筋处有压痛或硬结。

常见的筋结有腰骶韧带筋结、臀中肌筋结、腰大肌筋结、骶棘肌筋结。

【壮医解结】

1. 经筋手法

医者先用滚法在病变部位来回滚动3～5遍，使局部充分放松、发热，手法不宜过重。然后用肘关节之尖（鹰嘴）、钝（肱骨内髁）、硬（前臂尺骨面）、软（前臂内侧面）4个部位顺着病变部位的经筋线采取全线按、揉、点、推、弹拨、捏拿等分筋、理筋手法，在病变区域肌筋进行手法松筋，手法要松结、理筋，即以手拇指沿腰骶韧带筋结周围肌纤维方向进行弹拨约2分钟。力量从轻到重，刚中有柔，柔中有刚，刚柔相济。

2. 经筋针法

经筋针法包括壮医火针法和固结行针法，寒证用壮医火针法，热证用固结行针法。

壮医火针法：在选定的筋结部位上常规消毒，然后右手持2寸或3寸的毫针，将针尖在酒精灯上烧红，迅速刺入治疗部位，得气后迅速出针。

固结行针法：贯彻"以结为腧"的原则。医者左手固定筋结，右手持2寸或3寸的毫针，对准筋结快速进针，以"中结调气"为目的，可根据不同筋结选用一孔多针、局部多针、透针穿刺、移行点刺、尽筋分刺、轻点刺络等多种针法，以针刺部位出现酸、麻、胀或传电感为宜，不留针。

3. 拔罐法

采用闪火拔罐法在针刺筋结部位或经筋线上拔罐8～10分钟即可，隔日1次，10次为一个疗程。

【其他疗法】

（1）壮医刮痧疗法。

（2）以小针刀松解筋结。

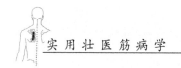

第九节　关节突间关节滑膜嵌顿

【疾病概述】

关节突间关节滑膜嵌顿是指从弯腰姿势到直腰过程中或转动身体时，突然发生滑膜嵌顿引起腰部难以忍受的剧烈疼痛，伴有全身紧张、不敢转动身体的症状的一种病症，俗称"闪子腰"。椎骨各小关节为滑膜关节，外有关节囊包绕，内衬以滑膜。关节囊上有多裂肌纤维附着，有拉紧关节囊、防止滑膜嵌夹的作用。关节滑膜由脊神经后支的内侧分支支配。腰部的小关节可有一定的移动度，关节囊亦随之活动，故关节突间关节滑膜嵌顿多发生于腰及腰骶部。当关节因退变而不光滑，肌肉疲劳、运动不协调时，尤其是在缺少准备的日常活动中，如突然转身或伸腰直立时，可能出现关节间隙一侧增宽，产生负压，将关节滑膜吸入，在腰部伸直时被夹于关节面之间，使滑膜受到刺激引起剧烈疼痛。

【病因病机】

壮医认为，本病是由于腰部外伤或劳损，肌筋失衡，筋结形成，横络盛加，阻塞两路，使三气不得同步引起。

【临床诊断】

（1）多见于青壮年人。

（2）常在日常生活中的弯腰拾物、刷牙洗脸、扭身泼水时，或在整理床铺直腰的过程中，腰部突然发生剧烈疼痛，其程度远远超过一般扭伤，腰部立即变僵硬，表情紧张，不敢稍动，甚至正常呼吸也可使症状加重，不容许他人搬动触摸。疼痛可位于腰部、腰骶部，有时放射至臀部或大腿后侧。

（3）患者脊柱保持一种固定姿势或伴有后凸或侧凸等畸形，骶棘肌痉挛。腰骶部叩击痛，直腿抬举受限，下肢肌力感觉均无异常。

（4）X射线检查结果多为正常。

【鉴别诊断】

本病应与腰椎间盘突出症、急性棘上棘间韧带损伤或急性腰扭伤相鉴别。必要时可用2%利多卡因做受累部位处关节囊封闭。

【壮医摸结】

关节突间关节滑膜嵌顿的筋结形成以嵌顿周围肌筋为主，壮医经筋摸结可在嵌顿处有压痛或肿胀及硬结。

常见的筋结有关节突间关节滑膜筋结、腰三横突筋结、骶棘肌筋结。

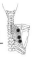

【壮医解结】

1. 经筋手法

医者先用滚法在病变部位来回滚动 3～5 遍，使局部充分放松、发热，手法不宜过重。然后用肘关节之尖（鹰嘴）、钝（肱骨内髁）、硬（前臂尺骨面）、软（前臂内侧面）4 个部位顺着病变部位的经筋线采取全线按、揉、点、推、弹拨、捏拿等分筋理筋手法，在病变区域肌筋进行手法松筋，手法要松结、理筋，即以手拇指沿关节突间关节滑膜筋结周围肌纤维方向进行弹拨约 2 分钟。力量从轻到重，刚中有柔，柔中有刚，刚柔相济。

2. 经筋针法

经筋针法包括壮医火针法和固结行针法，寒证用壮医火针法，热证用固结行针法。

壮医火针法：在选定的筋结部位上常规消毒，然后右手持 2 寸或 3 寸的毫针，将针尖在酒精灯上烧红，迅速刺入治疗部位，得气后迅速出针。

固结行针法：贯彻"以结为腧"的原则。医者左手固定筋结，右手持 2 寸或 3 寸的毫针，对准筋结快速进针，以"中结调气"为目的，可根据不同筋结选用一孔多针、局部多针、透针穿刺、移行点刺、尽筋分刺、轻点刺络等多种针法，使针刺部位出现酸、麻、胀或传电感为宜，不留针。

3. 拔罐法

采用闪火拔罐法在针刺筋结部位或经筋线上拔罐 8～10 分钟，隔日 1 次，5 次为一个疗程。

【其他疗法】

（1）局部封闭治疗。

（2）普通针刺采取痛处局部围刺。

第十节　骶髂筋膜脂肪疝

【疾病概述】

骶髂筋膜脂肪疝是指骶髂部筋膜下脂肪组织因某种原因从筋膜裂隙或神经、血管孔突出筋膜外，纤维化后形成的团块组织压迫周围血管神经引起腰骶、臀部乏力、疼痛，并放射至下肢的一种病症。

【病因病机】

壮医认为，本病是由于腰骶部筋膜损伤，脂肪突出，筋结形成，横络盛加，阻塞两路而引起。腰部活动频繁，幅度较大，肌肉受牵拉力大，很容易撕裂损伤。加之肥胖者皮下脂肪丰富，皮下筋膜张应力大，在弯腰转身时，皮下脂肪受压力过大，从筋膜神经孔及裂孔处挤出筋膜而成异物，经过自我修复、增生、结疤形成纤维化，挤压神经、血管引起本病。

【临床诊断】

（1）有急性腰扭伤史。好发于肥胖者，以中老年女性患者多见。

（2）疼痛多在腰骶部，可放射至臀部及下肢，呈持续性。部分患者有同侧腹股沟区疼痛，不以体位变化减轻或加重，腰部活动受限。

（3）在骶髂关节周围可触到单个或多个栗子或核桃大小的圆形、椭圆形、不规则形肿块，有压痛，推之可稍活动，与皮肤不粘连。

（4）"4"字试验、直腿抬高试验多为正常。

（5）X射线检查结果多为正常。

【鉴别诊断】

（1）腰椎间盘突出症：腰痛和下肢放射痛，大便、咳嗽等腹压增高时疼痛加剧，休息时减轻。查体有脊柱侧突，腰椎前突消失，椎旁压痛并放射至同侧下肢后侧或外侧，直腿抬高试验与加强试验阳性，结合腰椎CT可鉴别诊断。

（2）臀上皮神经损伤：有急性、慢性腰骶部损伤史。一侧腰臀部与大腿后侧部有牵拉样疼痛，但多在膝关节平面以上，患者下腰部或臀部肌肉痉挛，髂嵴最高点内侧2～3 cm处压痛明显，用力加压时患者有酸、麻、痛的感觉，且多在臀上皮神经分布区内。

【壮医摸结】

骶髂筋膜脂肪疝的筋结形成以骶髂周围肌筋为主，壮医经筋摸结可在骶髂关节周围触及明显痛性结节或脂肪颗粒。

常见的筋结有骶髂关节筋结、臀大肌筋结、臀中肌筋结、骶棘肌止点筋结。

【壮医解结】

1. 经筋手法

医者先用滚法在病变部位来回滚动3～5遍，使局部充分放松、发热，手法不宜过重。然后用肘关节之尖（鹰嘴）、钝（肱骨内髁）、硬（前臂尺骨面）、软（前臂内侧面）4个部位顺着病变部位的经筋线采取全线按、揉、点、推、弹拨、捏拿等分筋、理筋手法，在病变区域肌筋进行手法松筋，手法要松结、理筋，即以手拇指沿骶髂关节筋结周围肌纤维方向进行弹拨约2分钟。力量从轻到重，刚中有柔，柔中有刚，刚柔相济。

2. 经筋针法

经筋针法包括壮医火针法和固结行针法，寒证用壮医火针法，热证用固结行针法。

壮医火针法：如属寒证，可采用"燔针劫刺"，即壮医火针法。在选定的筋结部位上常规消毒，然后右手持2寸或3寸的毫针，将针尖在酒精灯上烧红，迅速刺入治疗部位，得气后迅速出针。

固结行针法：贯彻"以结为腧"的原则。医者左手固定筋结，右手持2寸或3寸的毫针，对准筋结快速进针，以"中结调气"为目的，可根据不同筋结选用一孔多针、局部多针、透针穿刺、移行点刺、尽筋分刺、轻点刺络等多种针法，以针刺部位出现酸、麻、胀或传电感为宜，不留针。

3. 拔罐法

采用闪火拔罐法在针刺筋结部位或经筋线上拔罐8～10分钟即可，隔日1次，5次为一个疗程。

【其他疗法】

（1）局部封闭治疗。

（2）用小针刀松解筋结。

第十一节　骶髂关节错缝

【疾病概述】

骶髂关节错缝又称骶髂关节错位，是由于骶髂关节的移动，导致腰部疼痛、无力、跛行，腰部旋转困难的一种病症。发生于青壮年和妇女。骶髂关节是骨盆中的能动关节，它的稳定性又依靠坚强的骶髂前后韧带和骶髂韧带加强，一般没有强大外力，骶髂关节是不易错缝的。正常的骶髂关节只有少许的前后旋转活动，以缓冲弯腰和负重时脊柱所承担的外力。若突然滑倒单侧臀部着地，地面的反冲外力沿坐骨结节向上传导，重力向下冲，两种力集中在骶髂关节上，迫使髂骨向上向内错移；或单下肢突然负重，剪力作于骶髂关节，如打球、跳高等，都可使骶髂关节过度前后旋转，髂骨遭受向上向内的外力引起错缝。髂骨向上错缝者多见，向下错缝者少见。

【病因病机】

壮医认为，本病是由于腰骶部肌筋外伤或劳损，复感风寒湿毒邪，筋结形成，腰骶部肌筋受力不平衡，骶髂关节错离，阻塞两路，使三气不得同步引起。龙路不通引起下肢冷痛、无力，皮肤干燥等症状；火路不通引起腰部疼痛，下肢麻木、活动受限等症状。现代医学认为，本病为外力作用使骶髂关节周围韧带被牵拉引起关节移位。

【临床诊断】

（1）有腰骶部外伤或劳损史。

（2）急性者表现为骤然起病，患侧臀部及下肢胀痛麻木，以及沿坐骨神经走向有放射痛或触电感。患者呈"歪臀跛行"。翻身起坐和改变体位时疼痛加剧。患肢呈半屈曲状，主动或被动伸屈均明显受限并引起剧烈疼痛。咳嗽或打喷嚏时患肢常有放射性疼痛，往往由旁人搀扶或持拐来诊。慢性者上述症状略缓和，患者自觉下肢部隐痛无力，患肢"短了一截"和酸软、麻胀、怕冷等。

（3）患侧骶髂关节压痛和酸胀不适，患肢外侧牵涉痛、麻木。腰骶部酸软乏力，要经常更换坐姿或站立的重心。患侧髂后上棘（或下棘）下缘位置较健侧偏下者为骶髂关节后错位，反之则为前错位。对于肥胖患者髂后上棘下缘触诊不清时，可触摸髂后下棘下缘或髂后上棘最高点，两侧对比。

（4）骶髂关节旋转试验、单髋后伸试验、"4"字试验以及骨盆分离和挤压试验、直腿抬高试验等检查可呈阳性。

（5）X射线片检查：腰骶椎正位片上可见患侧骶髂关节密度增高或降低，两侧关节间隙宽窄不等。

【鉴别诊断】

（1）腰椎间盘突出症：与骶髂关节错位的临床表现极为相似。但腰椎间盘突出症的放射性压痛部位在腰椎棘突旁，脊柱侧弯多凸向患侧，往往有病变部位棘突偏离后正中线和下下棘间隙宽窄不等，结合腰椎CT可鉴别。

（2）骶髂关节结核：除参照病史、全身症状和血液学检查外，主要从X射线摄片上鉴别。本病的X射线摄片表现：关节面破坏，骶髂骨同时受累，有时可见空洞和死骨。

（3）致密性髂骨炎：多发于女性，常为一侧性。X射线摄片可见骶髂关节的髂骨部分接近关节面处有骨质硬化区，略呈三角形，密度均匀。病变不侵犯骶骨。

（4）骶结节韧带损伤：由于损伤发炎，骶结节韧带肿胀波及骶丛神经、坐骨神经、臀下皮神经或股后皮神经引起下肢痛症，以坐位时症状最明显。骨盆分离挤压试验阴性、"4"字试验阴性。

【壮医摸结】

骶髂关节错缝的筋结形成以骶髂关节周围肌筋为主，壮医经筋摸结可在骶髂关节部位触及明显痛性筋结。

常见的筋结有骶髂关节筋结、臀大肌筋结、臀中肌筋结、骶棘肌筋结。

【壮医解结】

1. 经筋手法

医者先用滚法在病变部位来回滚动3～5遍，使局部充分放松、发热，手法不宜过重。然后用肘关节之尖（鹰嘴）、钝（肱骨内髁）、硬（前臂尺骨面）、软（前臂内侧面）4个部位顺着病变部位的经筋线采取全线按、揉、点、推、弹拨、捏拿等分筋理筋手法，在病变区域肌筋进行手法松筋，手法要松结、理筋，即以手拇指沿骶髂关节筋结周围肌筋方向进行弹拨约2分钟。力量从轻到重，刚中有柔，柔中有刚，刚柔相济。

2. 正骨复位

（1）俯卧单人复位法：令患者俯卧于床上，术者立于患侧，如是左侧，术者用左足根蹬患者健侧的坐骨结节上。双手握住患侧下肢，然后用力向上蹬坐骨结节，并向下牵拉下肢使其复位。最后改用两手交叉按压两侧的髂后上棘部位，同时向外推按，使向内变位的骨得到可靠的复位。

（2）俯卧双人复位法：患者体位同前，改为一助手用手重叠放在患者健侧的坐骨结上准备向上推，术者立于助手对面，两手重叠按在患侧的髂嵴上方，准备用力下推，然后两人同时用力相对推之，即可复位。如一次不行，可连做2~3次。最后按单人复位的第二手法进行复位，即可完全复位。

（3）侧卧复位法：患者侧卧于床上，患侧在上，一助手蹲在患者背后，一只手扶患者腋下，另一只手按在患处；术者一只手握住患肢踝部，另一只手扶髋部。边拔伸，边摇晃患肢，再将踝部夹在腋下，斜向后方牵引，让患者手扶床沿做对抗牵引，然后尽量屈屈膝节、髋关节，术者一只手按膝部，另一只手按髂后上棘，两手相配合，将患肢伸直。

3. 经筋针法

经筋针法包括壮医火针法和固结行针法，寒证用壮医火针法，热证用固结行针法。

壮医火针法：在选定的筋结部位上常规消毒，然后右手持2寸或3寸的毫针，将针尖在酒精灯上烧红，迅速刺入治疗部位，得气后迅速出针。

固结行针法：医者左手固定筋结，右手持2寸或3寸的毫针，对准筋结快速进针，以"中结调气"为目的，可根据不同筋结选用一孔多针、局部多针、透针穿刺、移行点刺、尽筋分刺、轻点刺络等多种针法，以针刺部位出现酸、麻、胀或传电感为宜，不留针。

4. 拔罐法

采用闪火拔罐法在针刺筋结部位或经筋线上拔罐8~10分钟，隔日1次，5次为一个疗程。

第十二节　髂胫束损伤

【疾病概述】

髂胫束损伤是指因长期反复屈膝或暴力外伤引起髂胫束部位肿痛，髋膝关节活动障碍为主症的一种病症。髂胫束位于大腿外侧，是人体最长、最宽的筋膜条带，起于髂嵴前份的外侧唇，呈扁带状，上宽下窄，由外侧向下延伸，以纵行纤维附着于胫骨外侧髁。一部分纤维延续于髌外侧支持带，其前后缘与大腿阔筋膜相连接，起到防止髋膝关节过度内收的作用，对维持人的直立姿势非常重要。当暴力直接作用于大腿外侧时可引起损伤。

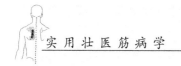

【病因病机】

壮医认为，本病是由于髂胫束外伤或劳损，复感风寒湿毒邪，筋结形成，横络盛加，阻塞两路，使三气不得同步引起。表现为髂胫束部分纤维的断裂、炎性渗出、血肿等。日久纤维变粗增厚或挛缩，重者可影响髋关节的内收。或膝关节频繁屈伸运动，髂胫束在股骨外上髁外侧前后往复滑动，负荷过重则可使该部滑囊充血，组织液渗出水肿，出现肿胀、疼痛。日久滑囊与髂胫束粘连，使髂胫束纤维组织增厚、挛缩，影响膝关节的屈伸。

【临床诊断】

（1）大腿外侧有挫伤史或膝关节伸屈劳损史。

（2）大腿外侧疼痛，下蹲困难，股骨外上髁部损伤时局部肿胀，伸屈膝关节时常伴有摩擦感，或有弹响声，单腿站立屈伸膝关节可诱发该部位疼痛，膝关节软弱无力。

（3）髂胫束紧张试验阳性：患者侧卧，健肢在下，屈膝屈髋，检查者一只手握患肢踝部，屈膝至90°，另一只手固定骨盆，然后外展患侧大腿，同时伸直大腿，使之与躯干处于同一直线。正常时迅速除去支持，则因阔筋膜张肌收缩，肢体不下落或稍举上，然后方渐次下落。如髂胫束挛缩，则肢体可被动的维持于外展位，并可在髂嵴与大粗隆间摸到挛缩的髂胫束。

（4）在股骨外上髁4～5 cm处压迫髂胫束后，再令患者伸屈膝关节，可诱发该部疼痛。当单腿站立屈膝时，可诱发该部位疼痛。

（5）髂前上棘外侧、股骨大粗隆周围、胫骨外髁有固定的压痛点。

【壮医摸结】

髂胫束损伤的筋结形成以髂胫束起止点及走行为主，壮医经筋摸结可在髂前上棘外侧、股骨大粗隆周围、胫骨外髁触及筋结或条索状硬结。

常见的筋结有髂胫束筋结、阔筋膜筋结。

【壮医解结】

1. 经筋手法

医者先用滚法在病变部位来回滚动3～5遍，使局部充分放松、发热，手法不宜过重。然后用肘关节之尖（鹰嘴）、钝（肱骨内髁）、硬（前臂尺骨面）、软（前臂内侧面）4个部位顺着病变部位的经筋线采取全线按、揉、点、推、弹拨、捏拿等分筋、理筋手法，在病变区域肌筋处进行手法松筋，手法要松结、理筋，即沿髂胫束筋结周围肌纤维方向进行弹拨约2分钟。力量从轻到重，刚中有柔，柔中有刚，刚柔相济。

2. 经筋针法

经筋针法包括壮医火针法和固结行针法，寒证用壮医火针法，热证用固结行针法。

壮医火针法：在选定的筋结部位上常规消毒，然后右手持2寸或3寸的毫针，将

针尖在酒精灯上烧红，迅速刺入治疗部位，得气后迅速出针。

固结行针法：贯彻"以结为腧"的原则。医者左手固定筋结，右手持 2 寸或 3 寸的毫针，对准筋结快速进针。以"中结调气"为目的，可根据不同筋结选用一孔多针、局部多针、透针穿刺、移行点刺、尽筋分刺、轻点刺络等多种针法，以针刺部位出现酸、麻、胀或传电感为宜，不留针。

3. 拔罐法

采用闪火拔罐法在针刺筋结部位或经筋线上拔罐 8～10 分钟即可，隔日 1 次，5 次为一个疗程。

【其他疗法】

（1）局部封闭治疗。

（2）以小针刀松解筋结。

（3）以壮药内服外洗。

第十三节　梨状肌综合征

【疾病概述】

梨状肌综合征是指梨状肌慢性劳损或感受风寒致使筋结形成，阻塞两路引起一侧臀部剧痛，行走时加重，并沿同侧坐骨神经放射到下肢的一种病症。梨状肌是髋关节小外旋诸肌中最上面的一块，坐骨神经约 85％ 经梨状肌下缘出骨盆，然后到大腿后方支配大腿后侧及膝以下的运动和感觉。梨状肌损伤可引起干性坐骨神经痛。

【病因病机】

壮医认为，本病多因感受风寒、扛抬重物，或是蹲下突然站起，或长期久坐引起臀部肌筋劳损，筋结形成，阻塞两路，使三气不得同步引起。现代医学认为，梨状肌损伤后，局部充血水肿或痉挛，反复损伤导致梨状肌肥厚引起本病。

【临床诊断】

（1）有臀部受凉、蹲下突然站起和长期久坐史。

（2）轻者臀部酸胀、发沉，自觉患肢稍短，轻度跛行，大腿后外侧及小腿外侧有放射性疼痛；重者臀部疼痛并大腿后外侧和小腿放射性疼痛、麻木，跛行明显，少数感到阴部不适或阴囊有抽痛；严重者双下肢不敢伸直，臀、腿疼痛剧烈，伸直咳嗽时双下肢放射痛。

（3）在梨状肌体表投影区有明显的深压痛，在臀中部可触及肿硬隆起的梨状肌。

（4）梨状肌张力试验阳性，即患者取仰卧位，将患肢伸直并内收、内旋时局部及坐骨神经放射性疼痛加剧，再迅速将患肢外展、外旋则疼痛缓解。

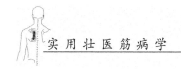

（5）腰部、骨盆的 X 射线检查结果多为正常。

【鉴别诊断】

（1）腰椎间盘突出症：常有腰痛伴坐骨神经痛，腰椎代偿性侧弯畸形，腹部加压可加重或诱发坐骨神经痛。坐骨神经损害范围与突出椎间盘部位相关，直腿抬高试验、加强试验阳性，而"4"字试验阴性。结合腰椎 CT 可鉴别。

（2）臀上皮神经损伤：臀上皮神经为 L1～L3 后支分支，经腰背筋膜进入皮下，绕过髂嵴至臀上部，通常有三支，其在臀部的分布范围较为广泛，且部位较为表浅。髂嵴中点下 2 cm 处持续性牵扯痛，活动时加剧，休息后减轻。疼痛可沿大腿后外侧放射，但一般不超过膝关节水平。患者腰部前屈、后伸、左右旋转等活动明显受限，患侧髂前上棘与大转子连线中点水平线内侧约 3.5 cm 处常有明显的压痛，可有跛行。

【壮医摸结】

梨状肌综合征的筋结形成以梨状肌及周围绕肌筋为主。壮医摸结在梨状肌、臀中肌、臀大肌、腰三角肌筋、腰三横突等处可触及痛性筋结或条索状硬结。

常见的筋结有梨状肌筋结、臀中肌筋结、臀大肌筋结。

【壮医解结】

1. 经筋手法

医者先用滚法从下肢到腰部全面松筋，重点在病变部位施术使局部充分放松、发热。然后用肘关节之尖（鹰嘴）、钝（肱骨内髁）、硬（前臂尺骨面）、软（前臂内侧面）4 个部位顺着病变部位的经筋线从足到头方向采取全线按、揉、点、推、弹拨、捏拿等分筋理筋手法，重点在梨状肌、臀中肌、臀大肌、腰三角肌筋、腰三横突等处进行弹拨松筋解结。最后在沿梨状肌起止点方向平推 1 分钟，再垂直于梨状肌压痛点方向平推 1 分钟，然后在痛点静压 1 分钟，手法由轻到重，以放射到下肢足背为佳。注意操作过程中手法不宜太重，以免加重病情。

2. 经筋针法

壮医火针法：对所选穴位进行常规消毒后，采用 3.5 寸毫针，将针尖在酒精灯上烧红至发白，迅速刺入选定的梨状肌筋结穴，速进疾出，不留针，深 1～3 分，施术要稳、快、准，垂直刺入，避免针具弯折灼伤皮肤。

3. 拔罐法

用玻璃罐在针刺部位上施闪火拔罐法，隔日 1 次，5 次为一个疗程。

【其他疗法】

（1）小针刀松解：患者侧卧位，患侧在上，健腿伸直，患侧的膝关节屈曲置于健腿上，于臀中肌与梨状肌压痛最明显处做标记，局部先用碘酒消毒，再用酒精棉球脱碘，先在臀中肌的痛点进针刀，刀口线平行于臀中肌纤维走向，深度达骨面，先纵行剥离，后横行剥离，然后在梨状肌的痛点进针刀，刀口线平行于梨状肌纤维走向，深度达梨状肌肌腹，先纵行剥离，后切开剥离 1～2 下。出针后外敷以无菌胶布固定，7 天 1 次，一般治疗 1～3 次。

（2）局部封闭治疗。

第十四节　坐骨神经盆腔出口综合征

【疾病概述】

坐骨神经盆腔出口综合征是指坐骨神经盆腔出口处肌筋受损，筋结形成，阻塞两路引起臀部疼痛，并沿坐骨神经走行放射，伴有其支配区的运动、感觉障碍和跟腱反射、跖反射异常的一种病症。

【病因病机】

壮医认为，本病是由于坐骨神经盆腔出口处肌筋受损，复感风寒湿毒邪，筋结形成，阻塞两路，使三气不得同步引起。现代医学认为，本病是由于臀部外伤、慢性劳损，长期处于寒冷、潮湿的环境以及不正确的手法推拿等刺激导致臀部深层组织的纤维水肿、充血，最后发生纤维粘连，形成瘢痕，增加了局部组织的内压，缩小了盆腔出口处的空隙，导致此处坐骨神经受压而致病。

【临床诊断】

（1）多有外伤、劳损史。

（2）开始为臀部钝痛、刺痛伴有酸胀、沉重感。多为单侧发病，并累及同侧下肢。疼痛向大腿后侧、小腿后外侧及足背、小趾放射，走路时加重。

（3）在臀部坐骨神经出口部体表投影位置（大粗隆与坐骨结节连线内 1/3 上方 2.5～4 cm 处），有明显的压痛点并向大腿后下方放射。直腿抬高试验、屈颈试验、下肢内旋试验均呈阳性，但腰部一般无压痛点及阳性体征。

（4）X 射线检查结果多为正常。

【鉴别诊断】

（1）梨状肌综合征：因梨状肌损伤、发炎或变异导致干性坐骨神经痛。病变在梨状肌，以梨状肌肿胀、压痛、痉挛为主症。不过，梨状肌病变也可以引起坐骨神经盆腔出口综合征，临床要注意加以鉴别。

（2）腰椎间盘突出症：以腰痛伴有下肢放射痛为主症，疼痛部位在突出部位腰椎或椎旁，结合 CT 检查或 MRI 检查可鉴别。

【壮医摸结】

坐骨神经盆腔出口综合征的筋结形成以坐骨神经盆腔出口周围的肌筋为主，壮医

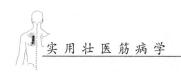

经筋摸结在坐骨神经盆腔出口处、梨状肌、臀大肌、臀中肌可触及痛性筋结或条索状硬结。压痛明显，并向下肢放射。

常见的筋结有坐骨神经盆腔出口筋结、梨状肌筋结、臀大肌筋结、臀中肌筋结。

【壮医解结】

1. 经筋手法

医者先用滚、点、按、揉法从足部到腰部进行全面松解，使局部充分放松、发热，病变部位用肘关节之尖（鹰嘴）、钝（肱骨内髁）、硬（前臂尺骨面）、软（前臂内侧面）4 个部位顺着病变部位的经筋线从足到头方向采取全线按、揉、点、推、弹拨、捏拿等分筋、理筋手法，重点在患侧坐骨神经盆腔出口、臀大肌、臀中肌、腰三角肌筋、腰侧位深筋、梨状肌筋等位置进行弹拨解结。最后再垂直于坐骨神经盆腔出口压痛点方向平推 1 分钟，然后在痛点弹拨分筋，手法由轻到重，以放射到下肢足背为佳。注意手法不宜过重，以免加剧组织水肿、粘连，使病情加重。

2. 经筋针法

壮医火针法：于坐骨神经盆腔出口、梨状肌筋结处，进行常规消毒，采用 3～4 寸的毫针，将针尖在酒精灯上烧红至发白，迅速刺入选定的筋结，速进疾出，不留针。施术要稳、快、准，垂直刺入，避免针具弯折灼伤皮肤。

3. 拔罐法

用玻璃罐在针刺部位上施闪火拔罐法，隔日 1 次，5 次为一个疗程。

【其他疗法】

（1）针刺疗法。

①取穴：主穴为阿是穴、上髎穴、次髎穴、秩边穴，配穴为环跳穴、委中穴、承山穴，均取患侧。

②治法：皮肤常规消毒后，上髎穴以 60°角向下进针 1.5 寸，次髎穴以 65°角向下进针 2 寸，针感以局部酸胀为度；环跳穴、委中穴、承山穴用 2.5 寸毫针针刺，得气即可。诸穴均施以泻法，留针 30 分钟，每日治疗 1 次，6 次为一个疗程，疗程间隔休息 1 天。

（2）局部封闭治疗。2％利多卡因注射液10 mL，加曲安奈德100 mg，在坐骨神经盆腔出口处痛点进行局部封闭治疗。每周 1 次，3～4 周为一个疗程。

第十五节　臀上皮神经损伤

【疾病概述】

臀上皮神经损伤是因身体左右旋转时，腰臀部肌筋损伤，筋结形成，阻塞两路，引起臀上外侧部疼痛剧烈呈刀割样，可伴有同侧大腿外侧放射痛、腰部活动受限的一种病症。臀上皮神经由腰第一至第三神经后支的外支发出，在髂嵴上方穿过背肌而布于臀上部皮肤。臀上皮损伤后，神经及周围组织充血水肿，造成局部无菌性炎症，久而久之，可使神经变粗肥大，周围组织增生，臀部出现条索样结节。

【病因病机】

壮医认为，本病是由于臀上皮部肌筋受损，筋结形成，横络盛加，阻塞三道两路，导致三气不得同步而引起。现代医学认为，本病是因背部肌筋长期紧张，走行于髂嵴上方的部分神经或纤维束容易受到磨损，产生水肿充血，神经变粗大，周围软组织发生无菌性炎症而引起。

【临床诊断】

（1）有腰臀部扭伤或受风寒史。

（2）患侧腰臀部疼痛，呈刺痛、酸痛或撕裂样痛，急性期疼痛较剧烈，且有大腿窜痛，但大多不超过膝关节，无下肢麻木症状。疼痛的部位较深，区域模糊，没有明显的分布界线。

（3）起坐困难，由坐位改直立位时或直立位下坐时，感觉腰部使不上劲，疼痛加重，多不能直接起坐，需双手扶物或他人扶持方能起坐。

（4）弯腰活动受限，对侧下肢直腿抬高受限，但无神经根刺激体征。在髂嵴中点直下方3～4 cm处的皮下，可能摸及绳索样物，即肥厚或"出槽"的臀上皮神经，压痛明显，麻胀难忍，其周围软组织肿胀、肥厚。出孔点、横突点和入臀点是易受损害的部位。

（5）腰椎及骨盆平片多为正常。

【鉴别诊断】

（1）腰椎间盘突出症：以腰痛伴下肢放射痛为主症，查体见腰部畸形，活动受限，腰部压痛及叩痛，小腿外侧感觉障碍，下肢肌肉萎缩，肌力减退，膝、跟腱反射减弱或消失，结合CT检查可鉴别。

（2）梨状肌综合征：除臀部疼痛外可有明显的下肢疼痛。体检时直腿抬高试验受限制，尤其是梨状肌紧张试验阳性。

【壮医摸结】

臀上皮神经损伤的筋结形成以臀上皮神经走行及神经支配区的肌筋为主。壮医经筋摸结可见臀上皮神经分布区处有痛性筋结或肌筋条索状硬结。

常见的筋结有臀上皮神经出口筋结、腰三横突筋结、臀部筋结（臀大肌筋结、臀中肌筋结、梨状肌筋结）。

【壮医解结】

1. 经筋手法

医者先用滚、点、按、揉法从足部到腰部进行全面松解，使局部充分放松、发热，病变部位用肘关节之尖（鹰嘴）、钝（肱骨内髁）、硬（前臂尺骨面）、软（前臂内侧面）4个部位顺着病变部位的经筋线从足到头的方向采取全线按、揉、点、推、弹拨、捏拿等分筋、理筋手法，重点在患侧臀上皮神经筋结、臀大肌、臀中肌、腰三角肌筋、腰侧位深筋、梨状肌筋等位置进行弹拨解结。最后再沿臀上皮神经分布区弹拨分筋，手法由轻到重，以放射到下肢足背为佳。注意手法不宜过重，以免加剧组织水肿、粘连，使病情加重。

2. 经筋针法

壮医火针法：于臀上皮神经筋结、腰三横突筋结处进行常规消毒后，采用3～4寸的毫针，将针尖在酒精灯上烧红至发白，迅速刺入选定的筋结，速进疾出，不留针。施术要稳、快、准，垂直刺入，避免针具弯折灼伤皮肤。

3. 拔罐法

用玻璃罐在针刺部位上施闪火拔罐法，隔日1次，5次为一个疗程。

【其他疗法】

（1）局部封闭治疗。

用2％利多卡因注射液10 mL加曲安奈德100 mg，在臀上皮神经分布区痛点局部进行封闭治疗。每周1次，3～4周为一个疗程。

（2）用小针刀松解筋结。

第十六节　臀肌下滑囊炎

【疾病概述】

臀肌下滑囊炎是臀肌下滑囊长期劳损后出现大转子区有明显的疼痛及压痛，并放射至大腿后外侧的一种病症。股骨大转子尖端由梨状肌附着，前缘由臀小肌附着，转子窝由闭孔内肌、外肌附着；大转子由臀中肌附着，还有坐骨囊韧带、髂肌韧带都分别附着在肌骨大转子上。因此，疼痛、触痛都表现在大转子区周围。

【病因病机】

壮医认为，本病因臀肌劳损，复感风寒，筋结形成，横络盛加，阻塞两路，使三气不得同步引起。

【临床诊断】

（1）大转子区疼痛，有时可放射至大腿后外侧。

（2）肢体外展时疼痛，但髋部被动活动时无痛感。

（3）X射线检查结果显示部分患者的大转子有软组织钙化。

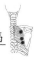

【鉴别诊断】

梨状肌综合征：除臀部疼痛外，可有明显的下肢疼痛。体检时，直腿抬高试验受限制，尤其是梨状肌紧张试验结果阳性。

【壮医摸结】

臀肌下滑囊炎的筋结形成以臀肌周围的肌筋及滑囊为主，壮医摸结在臀肌下滑囊、大转子区可以找到痛性筋结。

常见的筋结有臀肌下滑囊筋结、臀大肌筋结、臀中肌筋结、梨状肌筋结。

【壮医解结】

1. 经筋手法

医者先用滚、点、按、揉法从足部到腰部进行全面松解，使局部充分放松、发热，病变部位用肘关节之尖（鹰嘴）、钝（肱骨内髁）、硬（前臂尺骨面）、软（前臂内侧面）4个部位顺着病变部位的经筋线从足到头方向采取全线按、揉、点、推、弹拨、捏拿等分筋、理筋手法，重点在患侧臀肌下滑囊筋结、臀大肌、臀中肌、腰三角肌筋、腰侧位深筋、梨状肌筋等位置进行弹拨解结。最后再沿臀肌下滑囊筋结点弹拨分筋，手法由轻到重。

2. 经筋针法

壮医火针法：对所选部位，如臀上皮神经筋结、腰三横突筋结等进行常规消毒后，采用2～3寸的毫针，将针尖在酒精灯上烧红至发白，迅速刺入选定的筋结，速进疾出，不留针。

3. 拔罐法

在针刺部位上施闪火拔罐法，隔日1次，5次为一个疗程。

第十七节　臀大肌损伤

【疾病概述】

臀大肌损伤是臀大肌损伤后出现腰臀部及大腿外侧疼痛，大腿外展时疼痛加重的一种病症。臀大肌是臀部最大、最表浅的一块肌肉，肌肉的外表面覆有臀筋膜，筋膜与肌肉紧密相连，位于臀部皮下。臀大肌起于髂骨的外面和骶骨的后面，肌束斜向下外止于臀肌粗隆及髂胫束，是髋关节的有力伸肌，也可使股骨旋外。

【病因病机】

壮医认为，本病是由于臀大肌外伤或劳损，复感风寒，筋结形成，横络盛加，阻塞两路，使三气不得同步而引起。现代医学认为，本病由臀大肌损伤，损伤部位出血渗出，日久机化、粘连、结疤而影响局部血液循环、挤压周围神经而引起。

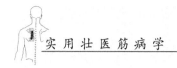

【临床诊断】

（1）有臀大肌外伤或劳损史。

（2）腰臀部及大腿外侧疼痛，大腿外展时疼痛加重。站立、行走过久则患侧腰臀部酸痛无力，跑跳时无力，上楼、爬坡困难。

（3）髂后上棘的外缘，大腿后外侧臀大肌肌腱止点处压痛。屈髋屈膝并内旋患侧大腿，疼痛加重。

（4）骨盆平片显示多为正常。

【鉴别诊断】

梨状肌综合征：除臀部疼痛外，可有明显的下肢疼痛。体检时，直腿抬高试验受限，尤其是梨状肌紧张试验阳性。

【壮医摸结】

臀大肌损伤的筋结形成以臀大肌及周围的肌筋为主，壮医经筋摸结可在臀大肌分布区域触及痛性筋结及条索状硬结。

常见的筋结有臀大肌筋结、臀中肌筋结、髂胫束筋结。

【壮医解结】

1. 经筋手法

医者先用滚、点、按、揉法从足部到腰部进行全面松解，使局部充分放松、发热，病变部位用肘关节之尖（鹰嘴）、钝（肱骨内髁）、硬（前臂尺骨面）、软（前臂内侧面）4个部位顺着病变部位的经筋线从足到头方向采取全线按、揉、点、推、弹拨、捏拿等分筋、理筋手法，重点在患侧臀大肌、臀中肌、腰三角肌筋、腰侧位深筋、梨状肌筋等位置进行弹拨解结。最后再沿臀大肌筋结弹拨分筋，手法由轻到重。

2. 经筋针法

壮医火针法：对臀大肌筋结、臀中肌筋结处进行常规消毒后，采用2～3寸的毫针，将针尖在酒精灯上烧红至发白，迅速刺入筋结，速进疾出，不留针。

3. 拔罐法

在针刺部位上施闪火拔罐法，隔日1次，5次为一个疗程。

第十八节　臀中肌损伤

【疾病概述】

臀中肌损伤是臀中肌损伤后出现小腿、踝关节、足部有疼痛、酸胀不适的一种病症。臀中肌于髂骨翼外面、髂嵴外唇、阔筋膜、骨面成一扁平扇形肌束，斜向外下止于股骨大转子尖端的上面和外侧面，其前上部分位于皮下，后下部分被臀大肌覆盖，前部被阔筋膜张肌覆盖，其下缘与梨状肌紧密相邻，其深面有臀小肌，受臀上神经支配。臀中肌背面有臀上血管的浅支，臀下和旋肌外侧血管的分支，深面有臀上神经和臀上血管深支。主要是髋关节的外展肌，单足站立时，对固定骨盆起重要的作用。

【病因病机】

壮医认为，本病是由于臀中肌劳损，复感风寒湿毒邪，筋结形成，横络盛加，阻塞两路，使三气不得同步引起。日常生活中，身体的活动，如行走、下蹲、弯腰等，日久容易使臀中肌损伤，出现局部肌肉的挛缩、结疤和粘连，使活动受限。

【临床诊断】

（1）有外伤或劳损史。

（2）腰臀部酸痛、不适，劳累后加重。部分患者仅表现为患侧小腿的酸胀不适感，甚至发凉、发木。伸膝时，小腿常有抽筋现象。行走时出现患侧踝部、足跟、底部麻痛或不适，活动后可减轻。

（3）患侧臀中肌部位可触及痛性条索物，压痛点多在髂骨外侧臀中肌起始部。

（4）患肢单腿站立或大腿用力外展时，症状可加重，梨状肌牵拉试验可诱发臀中肌疼痛。

（5）骨盆平片显示多为正常。

【鉴别诊断】

梨状肌综合征：除臀部疼痛外，可有下肢放射性疼痛。体检时，直腿抬高试验阳性，梨状肌紧张试验阳性。

【壮医摸结】

臀中肌损伤的筋结形成以臀中肌及周围的肌筋为主，壮医经筋摸结可在臀中肌及周围肌筋触及痛性筋结或条索状硬结。

常见的筋结有臀中肌筋结、臀大肌筋结、梨状肌筋结。

【壮医解结】

1. 经筋手法

医者先用滚、点、按、揉法从足部到腰部进行全面松解，使局部充分放松、发热，病变部位用肘关节之尖（鹰嘴）、钝（肱骨内髁）、硬（前臂尺骨面）、软（前臂内侧面）4个部位顺着病变部位的经筋线从足到头方向采取全线按、揉、点、推、弹拨、捏拿等分筋、理筋手法，重点在患侧臀大肌、臀中肌、腰三角肌筋、腰侧位深筋、梨状肌筋等位置进行弹拨解结。最后再沿臀中肌筋结弹拨分筋，手法由轻到重。

2. 经筋针法

壮医火针法：对臀中肌筋结、臀大肌筋结、梨状肌筋结处进行常规消毒后，采用3～4寸的毫针，将针尖在酒精灯上烧红至发白，迅速刺入筋结，速进疾出，不留针。

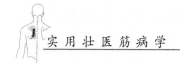

3. 拔罐法

在针刺部位上施闪火拔罐法，隔日 1 次，5 次为一个疗程。

第十九节　腰椎骨质增生症

【疾病概述】

腰椎骨质增生症是腰椎骨质增生引起腰部酸痛、胀痛、僵硬，甚者出现下肢麻痛、灼痛、抽痛等症状的一种病症。

【病因病机】

壮医认为，本病是由于年老肾虚，肌筋劳损，复感风寒，筋骨失常，骨刺形成，阻塞两路，使三气不得同步引起。现代医学认为，本病与肾上腺皮质激素水平的下降，特别是性激素分泌减退和蛋白质缺乏有关，类似代谢性骨病—骨质疏松症。它是由于成骨细胞失去固有活力，使骨的基质不足而形成的一种代偿性疾病。

【临床诊断】

（1）患者多为老年人，有外伤或慢性劳损史。腰痛晨起重，活动后减轻，多活动或负重后腰痛又加重。

（2）腰椎及腰部软组织酸痛、胀痛、僵硬、有疲乏感，弯腰受限。如邻近的神经根受压，可引起相应的症状，出现局部疼痛、麻木等。如压迫坐骨神经可引起坐骨神经痛。

（3）腰椎多无明确压痛点，腰部活动受限，腰部叩击有舒服感。

（4）腰椎 X 射线片显示椎体有骨质增生。

【鉴别诊断】

（1）腰椎小关节紊乱：每节腰椎均有三个关节，即两个后滑膜关节和一个前椎间盘关节。相邻椎体上关节突、下关节突的关节面相吻合，构成关节突关节，周围被一层薄而坚的关节囊所包裹，可从事屈伸和旋转运动，起着稳定脊柱和防止椎体滑移的作用。当腰部突然过度前屈并向一侧旋转时，可使关节突关节间隙变大，滑膜进入关节间隙，直腰时将滑膜嵌住，发生急性腰痛。疼痛多只局限于腰部，无其他处放射痛。结合 X 射线、CT 可鉴别诊断。

（2）腰椎间盘突出症：有腰部外伤、慢性劳损或受寒湿史，常发生于青壮年人。腰痛向臀部及下肢放射，腹压增加（如咳嗽、喷嚏）时疼痛加重。脊柱侧弯，腰椎生理曲度消失，病变部位椎旁有压痛，并向下肢放射，腰活动受限。下肢受累神经支配区感觉过敏或迟钝，病程长者可出现肌肉萎缩。直腿抬高或加强试验阳性。X 射线摄片检查：脊柱侧弯，腰生理前凸消失，椎间隙变窄。CT、MRI 检查可显示椎间盘突出的部位及程度。

【壮医摸结】

腰椎骨质增生症的筋结形成以腰椎旁肌筋为主，壮医经筋摸结可在腰椎棘突、华佗夹脊处触及明显压痛或条索状硬结。

常见的筋结有腰椎棘突筋结、华佗夹脊筋结、腰三横突筋结。

【壮医解结】

1. 经筋手法

医者先用滚法由下肢到腰部全面松筋，再用肘关节之尖（鹰嘴）、钝（肱骨内髁）、硬（前臂尺骨面）、软（前臂内侧面）4个部位顺着病变部位的足三阳经筋线从足到头方向采取全线按、揉、点、推、弹拨、捏拿等分筋、理筋手法，重点对腰第二至第五横突旁肌筋，竖脊肌、骶棘肌、臀上皮神经出口，臀中肌、腰大肌、梨状肌等进行弹拨松筋解结。

2. 经筋针法

壮医火针法：对上述筋结进行常规消毒后，采用2～3寸的毫针，将针尖在酒精灯上烧红至发白，迅速刺入选定的筋结，速进疾出，不留针，深1～3分。施术要稳、快、准，垂直刺入，避免针具弯折灼伤皮肤。

3. 拔罐法

在针刺部位上施闪火拔罐法，隔日1次，10次为一个疗程。

第二十节　急性腰扭伤

【疾病概述】

急性腰扭伤是腰部肌筋急性损伤引起的以腰部不适或腰部持续性剧痛，不能行走和翻身，咳嗽、呼吸等腹部用力活动时疼痛加重为主症的一种病症。本病多见于青壮年人。主要因肢体超限度负重，姿势不正确，动作不协调，突然失足，猛提重物，活动时没有准备，活动范围过大等引发。

【病因病机】

壮医认为，本病是由于腰部急性损伤，肌筋失衡，筋结形成，横络盛加，阻塞两路，使三气不得同步引起。现代医学认为，本病为腰部肌肉、筋膜、韧带等软组织因外力作用突然受到过度牵拉而引起的急性撕裂伤，常发生于搬抬重物、腰部肌肉强力收缩时使腰骶部肌肉的附着点、骨膜、筋膜和韧带等组织被撕裂的情况。

【临床诊断】

（1）多见于青壮年人，有腰部急性外伤史。

（2）腰部剧烈疼痛，活动受限，咳嗽、深呼吸时加重。在棘突两旁骶棘肌处，两侧腰椎横突处或髂嵴后有压痛者，多为肌肉或筋膜损伤；在棘突两侧较深处有压痛者，多为椎间小关节损伤；在骶髂关节部有压痛者，多为骶髂关节损伤。腰部活动受限，主动活动困难，骶棘肌或臀大肌紧张。

（3）腰椎 X 射线、CT 检查结果多为正常。

【鉴别诊断】

（1）棘间韧带损伤：疼痛多在两个棘突间。急性腰扭伤以腰部两侧肌筋剧烈疼痛、活动受限为主症。

（2）腰椎间盘突出症：有腰痛和放射痛，大便、咳嗽时可加剧，休息后减轻。直腿抬高试验阳性。X 射线检查显示脊柱侧凸，腰椎前突消失，椎间隙变窄，左右不对称。CT 检查有助于诊断。

【壮医辨病】

急性腰扭伤的筋结形成以腰部损伤肌筋为主，壮医经筋摸结可在扭伤处触及明显压痛或条索状硬结。

常见的筋结有骶棘肌筋结、腰背筋膜筋结、腰三横突筋结。

【壮医解结】

1. 经筋手法

医者先用滚法由下肢到腰部进行全面松筋，使局部肌筋充分放松、发热。然后用肘关节之鹰嘴（尖）、肱骨内髁（钝）、前臂尺骨面（硬）、前臂内侧面（软）4 个部位顺着病变部位的经筋线采取全线按、揉、点、推、弹拨、捏拿等分筋、理筋手法，重点对损伤部位肌筋、骶棘肌、竖脊肌、腰椎棘突旁肌筋、腰三横突肌筋、臀上皮神经分布区、梨状肌等位置进行松筋解结。

2. 经筋针法

壮医火针法：选取腰部筋结即在腰痛最明显处，配合天柱穴和委中穴。操作方法：皮肤常规消毒后，用 3 寸毫针，将针尖烧红，快速散刺筋结（腰痛最明显处）3～5针，然后用微火针点刺天柱穴和委中穴，深 0.3～0.5 寸，不留针。

3. 拔罐法

在针刺部位上施闪火拔罐法，隔日 1 次，5 次为一个疗程。

【其他疗法】

1. 手针疗法

取穴：主穴在腰腿点（手背腕横纹前 1.5 寸，第二指伸肌腱桡侧处及第四指伸肌腱尺侧处，共 2 点）。

治法：患者取坐位，手放于桌上，手指自然微屈，皮肤常规消毒后，取 30 号 2.5

寸毫针 2 根，针与皮肤成 15°～30°角，针尖刺向对侧掌缘，针刺深 0.8～1.0 寸。用同样的方法，在另一个刺激点上进针，针刺得气后，双手分别提插捻转 2 根针，刺激10～20 秒，同时嘱患者做各个方向的腰部活动，幅度由小到大，直至疼痛减轻或消失为止。一般留针 15～20 分钟，每日 1 次，连续治疗 3 天。

2. 针刺疗法

取穴：主穴为委中穴、阿是穴，配穴为华佗夹脊穴、肾俞穴、志室穴、腰眼。阿是穴位置：腰背部压痛点在腹部之对应处即是。如压痛点在督脉，即在任脉与痛点对应处取穴。

查痛点：嘱患者俯卧于硬板床上，双手置于头上部，术者双手拇指、食指在腰骶椎间及两侧腰肌处逐一按压，查出压痛点。

脊正中损伤：医者用右手掌根放于压痛点处，左手叠于右手背上，轻轻按揉，趁患者呼气时，用力猛按 1～3 下。然后先针委中穴，深刺至 1.5 寸，捻转提插使针感传至足部。继针华佗夹脊穴（取痛点两侧之夹脊穴）和阿是穴，均施泻法，不留针。

腰软组织损伤：针委中穴，针法同上；阿是穴，施泻法；酌选配穴，深刺，平补平泻。亦不留针，每日 1 次。

3. 头针疗法

取穴：主穴为枕上正中线、枕上旁线，配穴为阿是穴。

治法：上述穴位均取。先针主穴，用 28～30 号 1.5 寸的毫针。正中腰痛以枕上正中线为主，两侧腰痛以枕上旁线为主，交叉取穴。针向下斜刺 1 寸左右，深度以达到帽状腱膜为度，并要求产生一定针感（多为酸、痛、胀），然后持续捻针 2～3 分钟，捻转频率控制在 100～150 次/分，捻转角度控制在 360°～720°。同时令患者做腰部前屈、后伸、左右侧弯及旋转运动，留针 20～30 分钟。如症状未完全缓解，可再捻针2～3 分钟，并在阿是穴针刺，得气后提插捻转 2 分钟，使出现较强烈的针感，不留针或留针 10 分钟。为巩固疗效，头针可留 1～2 小时，或让患者带回家中自行取出。

4. 指针加艾灸疗法

取穴：阿是穴。

治法：以拇指腹按压阿是穴，由轻渐重，患部有酸胀得气感后持续 1～2 分钟，并缓慢放松，反复 5～7 次后施以插法，亦由轻到重；得气后持续 0.5～1 分钟并缓慢放松，配合指揉法。然后施隔姜灸 4～6 壮，灸毕于局部回旋揉动片刻。每日 1～2 次。

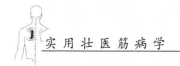

第二十一节　腰大肌损伤

【疾病概述】

腰大肌损伤是腰大肌损伤后出现髂腰肌及股四头肌瘫痪、不能屈髋及伸膝等症状的一种病症。腰大肌与股神经关系密切，股神经起自腰丛，由腰第二至第四神经前支后股组成，其由腰大肌外缘穿出，向下斜行于髂筋膜深面，在腰大肌与髂肌之间到达股筋膜鞘，在髂窝内发出髂肌支及腰大肌支，主干经腹股沟韧带深面、髂腰肌表面，由肌间隙进入股三角，位于股动脉的外侧。股神经穿过腹股沟后 2～3 cm，分前支和后支，前支又分为股内侧皮神经和股中间皮神经，支配股前内侧皮肤，并发出运动支支配缝匠肌和耻骨肌；后支先分出肌支到股四头肌，后分出一皮神经，即隐神经。隐神经伴随股动脉、静脉由股三角进入内收肌管，自该管的下端穿出筋膜，在膝部位于缝匠肌之后，然后行于皮下与大隐静脉伴行到达内踝。

【病因病机】

壮医认为，本病是由于腰大肌损伤，复感风寒，筋结形成，横络盛加，阻塞两路，导致三气不得同步而引起。

【临床诊断】

（1）有外伤或劳损史。

（2）如损伤在髂窝上方，则髂腰肌及四头肌均瘫痪，表现为不能屈髋及伸膝；如在髂肌分支以下损伤，仅表现为不能伸膝。高位损伤表现为股前内侧及小腿内侧感觉丧失；低位损伤可为单纯隐神经损伤，表现为小腿内侧感觉障碍。

（3）电生理检查：患侧股神经传导速度减慢，波幅下降，F 波或 H 波反射潜伏期延长；SEP 潜伏期延长，波幅下降，波间期延长；股神经支配肌肉的肌电图检查多为失神经电位，而健侧正常。

（4）腰椎 X 射线检查多显示正常。

【壮医摸结】

腰大肌损伤的筋结形成以腰大肌肌筋走行为主，壮医经筋摸结可在腰大肌触及痛性筋结和条索状硬结。

常见的筋结有腰大肌筋结、内收肌筋结。

【壮医解结】

1. 经筋手法

医者先用滚法由下肢内侧到腹股沟处进行全面松筋，使局部肌筋充分放松、发热。然后用肘关节之鹰嘴（尖）、肱骨内髁（钝）、前臂尺骨面（硬）、前臂内侧面（软）4

个部位顺着病变部位的经筋线采取全线按、揉、点、推、弹拨、捏拿等分筋、理筋手法，重点对腰大肌、内收肌进行松筋解结。

2. 经筋针法

壮医火针法：选取腰部进针，针向脊柱方向。皮肤常规消毒后，用3寸毫针，将针尖烧红，快速刺腰大肌（腰痛最明显处）2～3针。

3. 拔罐法

在针刺部位上施闪火拔罐法，隔日1次，5次为一个疗程。

【其他疗法】

（1）施行腰大肌间沟封闭术。

（2）施行腰大肌、髂腰肌拉伸法。

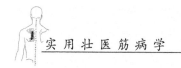

第五章　下肢筋病

第一节　弹响髋

【疾病概述】

弹响髋又称为"阔筋膜紧张症"，是由于阔筋膜紧张，当髋关节屈曲、内收或内旋活动时，髂胫束的后缘或臀大肌肌腱的前缘因反复摩擦而增厚，并形成纤维带，其张力明显增大，在髋关节屈曲、内收或内旋活动时，紧张增厚的髂胫束滑过大粗隆的突起部，形成负压而发出弹响声。本病分为关节内型和关节外型，临床中以关节外型常见。好发于青壮年人，单侧多见。

【病因病机】

壮医认为，本病是由于髋关节周围肌筋劳损，复感风寒湿毒邪，肌筋失衡，筋结形成，横络盛加，阻塞三道两路，导致三气不得同步而引起。

【临床诊断】

（1）好发于青年女性及运动员，有髋部外伤史或劳损史。

（2）患者自觉髋部不适或有轻微疼痛，髋关节做屈伸、内收、内旋活动时，可听到弹响。同时可触及一条粗而紧的纤维在大粗隆上前后滑动。若伴有继发性滑囊炎时，可有髋部局部疼痛。

（3）髋关节主动活动时有弹响，被动活动时则无弹响。

（4）特殊检查。欧伯试验：患者取侧卧位，患侧在上，医者站在患者背后，一只手固定骨盆，另一只手握住患肢踝部，使患膝屈曲90°，患髋先屈曲后外展再后伸。最后放松握踝的手，让患肢自由落下，正常时落在健侧的后方，若落在健侧的前方或保持上举外展的姿势，则为阳性，说明髂胫束挛缩或阔筋膜张肌挛缩。

（5）X射线检查结果多为正常。

【鉴别诊断】

关节内弹响：由于髋部韧带呈条索状增厚与股骨头摩擦引起，也可并发髋臼后缘骨折，或有关节内游离体。若是儿童可因髋关节轻度自发性移位，其弹响声均来自髋关节内，并伴有髋关节疼痛、髋关节活动障碍。髋关节做X射线或CT检查可见关节内病变。

【壮医摸结】

弹响髋的筋结形成以阔筋膜及臀部肌筋的起点、止点、交叉点、拐弯点为主，壮

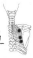

医经筋摸结可在阔筋膜张肌、髂胫束、臀大肌处触及痛性筋结或条索状硬结。

常见的筋结有臀大肌筋结、臀中肌筋结、坐骨结节筋结、髂胫束筋结、股外侧肌筋结。

【壮医解结】

1. 经筋手法

第一步：患者取俯卧位，根据足太阳经筋走行，医者取肘尖部从患者的足底部点按，使足部发热伴有热感向上传导后沿足太阳经筋线的走向从足到腰进行全线松筋解结，重点推按臀肌筋结、夹脊起点筋结、臀中肌筋结、坐骨结节筋结等，要求手法刚柔相济，气到病所。

第二步：患者取侧卧位，根据足少阳经筋走行，患者用拇指指腹配合肘部点、按、推、揉足少阳经筋线，重点松解臀中肌筋结、髂胫束筋结、股外侧肌筋结，使这些肌筋充分松解、软化。

第三步：患者取仰卧位，医者用拇指和其余四指及前臂合力从脚背沿足阳明经筋方向全线松解，重点是股四头肌肌筋形成的筋结等。

2. 经筋针法

经筋针法包括壮医火针法和固结行针法，寒证用壮医火针法，热证用固结行针法。

壮医火针法：在经筋手法的基础上，采用火针解结。具体针法：对查找到的筋结处进行常规消毒，将毫针针尖在酒精灯上烧红，迅速刺入治疗部位，得气后迅速出针。针刺的深度主要根据针刺部位肌肉的厚薄及神经、血管的分布而定。

固结行针法：在经筋手法的基础上，采用固结行针法。针刺原则：以结为腧，固结行针，不留针。具体针法：常规消毒后，采用2.5～3寸的毫针，选取阔疼痛筋膜张肌部位的压痛点进针，可一孔多刺，不留针。

3. 拔罐法

针后在针刺处拔火罐10分钟，隔天治疗1次，10次为一个疗程。

【其他疗法】

（1）内服壮药，初期以活血化瘀、消肿通络为主，后期以舒经通络为主。配合壮药外洗。

（2）配合穴位注射、小针刀疗法、药线点灸、神灯照射、功能锻炼等治疗。

第二节　髋关节炎

【疾病概述】

髋关节炎是指髋关节的关节面发生退行性改变，关节软骨磨损、增生以及滑膜充

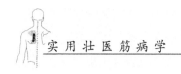

血，关节囊变厚、关节间隙狭窄引起的以髋关节疼痛、活动受限为主症的一种病症。

【病因病机】

壮医认为，本病是由于髋关节劳损，复感风寒湿毒邪，肌筋失衡，筋结形成，横络盛加，阻塞三道两路，导致三气不得同步而引起。临床研究表明，肥胖与髋关节炎的发生成正比关系。肥胖是病情加重的重要因素，反之，体重下降则可以减少髋关节炎的发生。同时本病与外伤和外力的承受情况有关，当关节承受压力不平衡就会出现软骨的退行性变导致疾病的发生。

【临床诊断】

（1）好发于 40 岁以上的中老年人。有髋部外伤史或积累性劳损，发病缓慢。

（2）髋关节疼痛，放射至膝，活动障碍，臀部外侧及腹股沟等局部压痛，偶有肿胀。髋关节呈内收屈曲畸形，关节各方向运动均受限。

（3）托马（Thomas）试验。一个方法是检查时患者仰卧，腰部放平，嘱患者分别将两腿伸直，注意在腿伸直过程中，腰部是否离开床面、向上挺起，如某一侧腿伸直时，腰部挺起，为阳性，则该侧髋关节有屈曲挛缩。另一个方法是嘱患者一侧腿完全伸直，另一侧腿屈髋、屈膝，使大腿贴近腹壁，腰部下降贴近床面，伸直一侧的腿自动离开床面，向上抬起，为阳性征。

（4）X 射线检查骨盆平片显示关节间隙变窄，有骨刺形成。

【鉴别诊断】

（1）髋关节结核：患者多为儿童和青壮年人，大部分表现为全关节结核，消瘦，低热，盗汗，血沉加快。早期髋关节伸直，内旋受限，并有髋畸形，Thomas 征及 "4" 字试验呈阳性，足跟叩击试验呈阳性。合并病理性脱位者大转子升高，患肢短缩，且呈屈曲、内收位。X 射线检查对本病的早期诊断很重要。

（2）化脓性关节炎：一般多发于婴幼儿和儿童，起病急，全身不适，疲倦，食欲减退，寒战，高热，髋关节剧痛，活动时加剧，患肢常处于屈曲、外展、外旋的被动体位。白细胞及中性粒细胞数量增高，血沉加快，血培养可有致病菌生长，髋关节穿刺发现髋关节液呈血性浆液性或脓性混浊性，检查可发现大量白细胞、脓细胞，细菌培养可发现致病菌。X 射线检查早期可见髋关节肿胀积液，关节间隙增宽。

【壮医摸结】

髋关节炎的筋结形成以关节周围肌筋形成的筋结为主，主要以股四头肌及半腱肌、半膜肌、臀大肌、臀中肌、腰大肌等为主。肌筋的起点、止点、交叉点、拐弯点为主。筋结形成分布大多与相应的神经支配相对应。

常见的筋结有股四头肌筋结、股二头肌筋结、臀大肌筋结、臀中肌筋结、坐骨结节筋结、腰三横突筋结、髂胫束筋结、梨状肌筋结、腹股沟筋结、臀上皮神经筋结。

【壮医解结】

1. 经筋手法

手法的原则：松筋为主，解结为要。

第一步：患者取俯卧位，根据足太阳经筋走行，医者取肘尖部从患者的足底部点按，使足部发热伴有热感向上传导后沿足太阳经筋线的走向从足到腰进行全线松筋解结，重点推按股二头肌筋结、臀肌筋结、臀中肌筋结、坐骨结节筋结、腰三横突筋结等，要求手法刚柔相济，气到病所。

第二步：患者取侧卧位，根据足少阳经筋走行，患者用拇指指腹配合肘部点、按、推、揉足少阳经筋线，重点松解臀中肌筋结、髂胫束筋结、股外侧肌筋结、梨状肌筋结，使这些肌筋充分松解、软化。

第三步：患者取仰卧位，医者用拇指和其余四指及前臂合力从脚背沿足阳明经筋方向全线松解，重点是腹股沟筋结、腰大肌筋结等。

2. 经筋针法

经筋针法包括壮医火针法和固结行针法，寒证用壮医火针法，热证用固结行针法。

壮医火针法：在经筋手法的基础上，采用火针解结。具体针法：在查找到的筋结处进行常规消毒，将毫针针尖在酒精灯上烧红，迅速刺入治疗部位，得气后迅速出针。针刺的深度主要根据针刺部位肌肉的厚薄及神经、血管的分布而定。

固结行针法：在经筋手法的基础上，采用固结行针法。针刺原则：以结为腧，固结行针，不留针。具体针法：常规消毒后，采用 2.5～3 寸的毫针，选取筋结处进针，可一孔多刺，不留针。

3. 拔火罐

针后在针刺处拔火罐，隔天治疗 1 次，5 次为一个疗程。

【其他疗法】

（1）以壮药内服外洗。

（2）配合穴位注射、小针刀疗法、神灯照射、功能锻炼等治疗。

（3）卧床休息，避免患肢负重。

第三节　股骨大转子滑囊炎

【疾病概述】

股骨大转子滑囊炎是因臀大肌肌腱与股骨大转子长期反复摩擦而引起的无菌性炎症，其临床表现主要是股骨大转子处疼痛，活动受限。

【病因病机】

壮医认为，本病是由于股骨大转子处肌筋劳损，复感风寒湿毒邪，肌筋失衡，筋结形成，横络盛加，阻塞三道两路，使三气不得同步引起。在日常生活、工作中，由于股骨大转子向外突出且表面粗糙，与臀大肌等肌腱反复摩擦或直接受到外力多次撞击，滑囊反复受到刺激引起无菌性炎症。

【临床诊断】

（1）有外伤史。

（2）股骨大粗隆处肿胀、隐痛不适。肿胀较大者，大粗隆后方的生理凹陷会消失。向对侧斜前方踢腿则疼痛剧烈。

（3）疼痛在股骨大转子部位，髋关节活动时出现，尤以跑跳或走路多时较明显。有局限性压痛和波动感，有时可触及筋索样物在大粗隆上滑动。髋关节内收受限，伸屈活动不受限。为减轻疼痛，患者常使下肢处于屈曲、外展和外旋位。托马氏征阴性。

（4）X射线检查：部分患者可见局部钙化。

【鉴别诊断】

（1）大转子骨骺炎：青少年多发，局部有深压痛，但无包块与肿胀，休息后症状可很快缓解。X射线摄片可显示大转子骨骺有碎裂。

（2）髋关节滑膜囊结核：为继发性病变，髋关节疼痛，行走跛行，血沉可增快，托马氏征阳性。

【壮医摸结】

股骨大转子滑囊炎的筋结形成以滑囊腔的部位及大转子周围的肌筋为主，急性期可有波动感，以触压疼痛异常敏感为特征。

常见的筋结有大转子滑囊筋结、臀肌筋结、坐骨结节筋结、臀中肌筋结、髂胫束筋结、臀大肌筋结、腹股沟筋结、股外侧肌筋结。

【壮医解结】

1. 经筋手法

手法的原则：松筋为主，解结为要。急性伴有炎症期慎用手法治疗，以免炎症扩散。

第一步：患者取俯卧位，根据足太阳经筋走行，先从足跟开始，沿足太阳经筋线的走向从足到腰进行全线松筋解结，重点推按股二头肌筋结、臀肌筋结、坐骨结节筋结等，要求手法刚柔相济，气到病所。

第二步：患者取侧卧位，根据足少阳经筋走行，患者用拇指指腹配合肘部点、按、推、揉足少阳经筋线，重点松解臀中肌筋结、髂胫束筋结、梨状肌筋结等。

第三步：患者取仰卧位，医者用拇指和其余四指及前臂合力从脚背沿足阳明经筋方向全线松解，重点松解腹股沟筋结、腰大肌筋结、股内侧肌筋结等。

2. 经筋针法

经筋针法包括壮医火针法和固结行针法，寒证用壮医火针法，热证用固结行针法。

壮医火针法：在经筋手法的基础上，采用火针解结。具体针法：对查找到的筋结处进行常规消毒，将毫针针尖在酒精灯上烧红，迅速刺入治疗部位，得气后迅速出针。

固结行针法：在经筋手法的基础上，采用固结行针法。针刺原则：以结为腧，固结行针，不留针。具体针法：常规消毒后，采用2.5～3寸的毫针，选取筋结处进针，可一孔多刺，不留针。

3. 拔火罐

针后在针刺处拔火罐，隔天治疗1次，10次为一个疗程。

【其他疗法】

（1）以壮药内服外洗。

（2）配合小针刀疗法、药线点灸、神灯照射等。

（3）卧床休息，避免负重，局部可适当热敷。

（4）避免下肢过度的外展、外旋、内收、内旋活动。

第四节　股外侧皮神经卡压综合征

【疾病概述】

股外侧皮神经卡压综合征是指股外侧皮神因多种因素卡压而引起的患侧臀部疼痛，向大腿外侧放射，伴有功能障碍的一种病症。本病疼痛的部位深，区域模糊，没有明显的分界。

【病因病机】

壮医认为，本病是由于股外侧皮神经外伤或受压，复感风寒湿毒邪，肌筋失衡，筋结形成，横络盛加，阻塞三道两路，导致三气不得同步而引起。

【临床诊断】

（1）多有腰臀部扭伤史。

（2）患侧臀部疼痛，急性期疼痛剧烈，呈刺痛、酸痛或撕裂样痛，并有大腿窜痛，疼痛的部位较深，区域模糊，没有明显的分界；股前外侧麻木，有针刺或烧灼样疼痛，行走时症状加重，卧床休息时症状可缓解。

（3）髂前上棘下方有压痛，该处 Tinels 征阳性，股前外侧感觉减退或过敏。后伸髋关节牵拉股外侧皮神经时，症状加重，疼痛的部位较深，区域模糊，没有明显的分界；弯腰活动受限，患侧下肢直腿抬高受限，但无神经根刺激体征。在髂嵴中点直下可触及一滚动、高起的条索状物，即肥厚的外侧皮神经，压痛明显，疼痛难忍，其周围软组织肿胀、钝厚。

（4）X射线检查结果多为正常。

【鉴别诊断】

（1）坐骨神经痛：典型坐骨神经痛是从下腰部向臀部、大腿后方、小腿外侧直到足部的放射痛，在喷嚏和咳嗽等腹压增高的情况下疼痛会加剧。

（2）股外侧皮神经炎：多见于20～50岁较肥胖的男性，表现为股外侧麻木、蚁行感、刺痛、烧灼感、发凉、出汗减少及沉重感等症状，以麻木最多见。体力劳动、站立过久时症状可加剧，休息后症状可缓解。

【壮医摸结】

股外侧皮神经卡压综合征的筋结形成以外侧皮神分布区肌筋的起点、髂前上棘出口点、拐弯点为主。筋结形成大多与相应分布的神经支配相对应。肌筋形成的筋结分点、线、面等形状，以触压疼痛异常敏感为特征。其中神经出口处的筋结多为点状，肌筋形成的筋结多为线状，多支支配神经受累可出现面状筋结。

常见的筋结有臀肌筋结、坐骨结节筋结、腰三横突筋结、髂胫束筋结、梨状肌筋结、股外侧肌筋结、腰大肌筋结。

【壮医解结】

1. 经筋手法

手法的原则：松筋为主，解结为要。根据筋结大小、硬软及位置，力度采取轻以松结、中以解结、重以破结的措施。

第一步：患者取俯卧位，根据足太阳经筋走行，先从足跟开始，沿足太阳经筋线的走向从足到腰进行全线松筋解结，重点推按股二头肌筋结、臀肌筋结、夹脊起点筋结、坐骨结节筋结、腰三横突筋结等。

第二步：患者取侧卧位，根据足少阳经筋走行，患者用拇指指腹配合肘部点、按、推、揉足少阳经筋线，重点松解臀中肌筋结、髂胫束筋结、梨状肌筋结，以及股外侧皮神经出口及分布区，使这些肌筋充分松解、软化。

第三步：患者取仰卧位，医者用拇指和其余四指及前臂合力从脚背沿足阳明经筋方向全线松解，重点松解腹股沟筋结、腰大肌筋结等。

2. 经筋针法

经筋针法包括壮医火针法和固结行针法，寒证用壮医火针法，热证用固结行针法。

壮医火针法：在经筋手法的基础上，采用火针解结。具体针法：对查找到的筋结处进行常规消毒，将毫针针尖在酒精灯上烧红，迅速刺入治疗部位，得气后迅速出针。针刺的深度主要根据病情、体质、年龄、针刺部位肌肉的厚薄及神经、血管的分布而定。

固结行针法：在经筋手法的基础上，采用固结行针法。针刺原则：以结为腧，固结行针，不留针。具体针法：常规消毒后，采用2.5～3寸的毫针，选取筋结处进针，可一孔多针，不留针。

3. 拔火罐

针后在针刺处拔火罐10分钟，隔天治疗1次，5次为一个疗程。

【其他疗法】

（1）以壮药内服外洗。

（2）配合穴位注射、小针刀疗法、红外线治疗等。

第五节　股四头肌损伤

【疾病概述】

股四头肌位于大腿前面，是完成伸膝运动的主要动力。股四头肌损伤后出现局部出血、肿胀、疼痛，使肌肉收缩能力降低，从而影响髋关节和膝关节的屈伸功能。损伤多发生在肌腱部位，痛点深在、分散。肌腱髌骨端急慢性损伤，多表现为膝关节周围疼痛、伸屈活动受限，易诊为膝关节损伤。

【病因病机】

壮医认为，本病是由于股四头肌劳损，复感风寒湿毒邪，肌筋失衡，筋结形成，横络盛加，阻塞三道两路，导致三气不得同步而引起。进行跑步、跳跃、踢足球等运动时，髋膝关节由屈曲位突然伸直，使股四头肌强烈的收缩或过度的牵拉而引起牵拉性损伤。如用力过猛，可使肌腱断裂，或止点撕脱、撕裂，甚至骨折。直接暴力撞击，使股四头肌挫伤。长期行走、登山运动、重体力劳动都可使股四头肌慢性劳损。损伤轻者，可形成小的血肿或粘连；损伤重者，组织内广泛出血，形成大的血肿，日久血肿机化、结疤。断裂纤维修补增生而使周围组织粘连。慢性劳伤使肌腱附着处撕裂，日久损伤组织机化粘连，形成疤痕。

【临床诊断】

（1）有外伤或劳损史。

（2）急性外伤后，伤处局部疼痛、肿胀，局部压痛明显；髋膝关节屈伸活动受限，主动收缩股四头肌，疼痛加重。肌腱断裂者，患处疼痛剧烈，行走困难或跛行，局部肿胀或有皮下瘀血。屈髋伸膝股四头肌抗阻试验阳性。慢性劳损或损伤后期患者多述大腿前侧、内侧、外侧酸胀痛。下楼时疼痛明显，下蹲、站起困难，特别是由下蹲位站起至半蹲位时多需拉物以借力。病程久者股四头肌萎缩。

（3）股四头肌部位有疤痕，触之发硬、弹性减弱或伴有股四头肌萎缩，髂前棘、

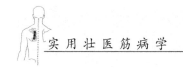

髌骨上缘多有压痛和硬结。屈膝、屈髋受限,伤处压痛。

(4) 股四头肌抗阻力试验阳性:患者仰卧位,患侧髋膝关节屈曲。医者一只手托住患肢腘窝,另一只手按压于踝关节,嘱患者用力伸直膝关节,若患处疼痛加重或伸膝无力则为阳性。

(5) X射线检查:一般无明显异常,疤痕较大钙化明显者可有散在钙化影。

【壮医摸结】

股四头肌损伤的筋结形成以肌筋的起点、止点、交叉点、拐弯点及神经出口处为主。筋结的形成大多与分布的神经支配相对应。

常见的筋结有臀中肌筋结、坐骨结节筋结、髂胫束筋结、股外侧肌筋结、梨状肌筋结、腹股沟筋结、股直肌筋结。

【壮医解结】

1. 经筋手法

手法的原则:松筋为主,解结为要。

第一步:患者取俯卧位,根据足太阳经筋走行,先从足跟开始,沿足太阳经筋线的走向从足到腰进行全线松筋解结,重点推按股二头肌筋结、臀肌筋结、坐骨结节筋结、腰三横突筋结等,要求手法刚柔相济,气到病所。

第二步:患者取侧卧位,根据足少阳经筋走行,医者用拇指指腹配合肘部点、按、推、揉足少阳经筋线,重点松解股外侧肌筋结、臀中肌筋结、髂胫束筋结、梨状肌筋结等,使这些肌筋充分松解、软化。

第三步:患者取仰卧位,医者用拇指和其余四指及前臂合力从脚背沿足阳明经筋方向全线松解,重点松解腹股沟筋结、股直肌筋结等。

2. 经筋针法

经筋针法包括壮医火针法和固结行针法,寒证用壮医火针法,热证用固结行针法。

壮医火针法:在经筋手法的基础上,采用火针解结。具体针法:对查找到的筋结处进行常规消毒,将毫针针尖在酒精灯上烧红,迅速刺入治疗部位,得气后迅速出针。

固结行针法:在经筋手法的基础上,采用固结行针法。针刺原则:以结为腧,固结行针,不留针。具体针法:常规消毒后,采用2.5~3寸的毫针,选取筋结处进针,可一孔多刺,不留针。

3. 拔火罐

针后在针刺处拔火罐10分钟,隔天治疗1次,5次为一个疗程。

【其他疗法】

(1) 以壮药内服外洗。

(2) 配合穴位注射、小针刀疗法、红外线治疗等。

第六节　膝关节髌上滑囊炎

【疾病概述】

膝关节髌上滑囊炎常见于经常屈膝工作的人，如水管工、地毯工等，临床表现以膝前肿胀、疼痛、局限性压痛和活动受限为主症。本病多见于老年人。

【病因病机】

壮医认为，本病是由于膝关节负重劳损，复感风寒湿毒邪，肌筋失衡，筋结形成，横络盛加，阻塞三道两路，导致三气不得同步而引起。膝关节髌上滑囊由于长期持续、反复受集中和力量稍大的摩擦和压迫产生滑囊炎，在老年人则多继发于膝关节骨关节炎，主要是因软骨退变与骨质增生产生的机械性生物化学性刺激，继发膝关节滑膜水肿、渗出和积液等；在青壮年人则多因急性创伤和慢性损伤所致。

【临床诊断】

（1）好发于屈膝工作的人。

（2）急性期出现局部肿胀、疼痛，局限性压痛和活动受限。如为化学性或细菌性滑囊炎均有局部常红肿，剧烈疼痛，局部肤温升高。滑囊炎多次发作或反复受创伤之后，可发展成慢性滑囊炎。发作可持续数日到数周，而且多次复发，异常运动或用力过度之后可出现急性症状。由于滑膜增生，滑囊壁变厚，滑囊最终发生粘连，形成绒毛、赘生物及钙质沉着等。

（3）包块穿刺，慢性期为清晰黏液，急性损伤时为血性黏液，偶尔因皮肤磨损而继发感染，则有化脓性炎症。

（4）X射线检查结果多为正常。

【鉴别诊断】

（1）结核性滑囊炎：临床表现与损伤性滑囊炎相似，结核性滑囊炎时，穿刺抽出清淡浓液或干酪样物。X射线片上可见相邻骨质被破坏。确诊常需手术切除病变滑囊，再进行病理检查。

（2）类风湿性滑囊炎：常见于足跟部滑囊，大多伴有类风湿性关节炎症状表现，血沉增高，类风湿因子阳性。

【壮医摸结】

膝关节髌上滑囊炎的筋结形成以髌上滑囊及膝关节周围肌筋为主。

常见的筋结有膝关节髌上滑囊筋结、腓肠肌筋结、腘绳肌筋结、膝外筋结、内侧副韧带筋结。

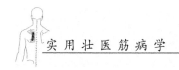

【壮医解结】

1. 经筋手法

手法的原则：松筋为主，解结为要。

第一步：患者取俯卧位，根据足太阳经筋走行，先从足跟开始，沿足太阳经筋线的走向从足到大腿进行全线松筋解结，重点推按腓肠肌筋结、腘绳肌筋结、股二头肌筋结等，要求手法刚柔相济，气到病所。

第二步：患者取侧卧位，根据足少阳经筋走行，医者用拇指指腹配合肘部点、按、推、揉足少阳经筋线，重点松解腓骨短肌筋结、膝外筋结，使这些肌筋充分松解、软化。

第三步：患者取仰卧位，医者用拇指和其余四指及前臂合力从脚背沿足阳明经筋方向全线松解，重点推按髌上滑囊筋结、趾长伸肌筋结、胫外髁筋结、股直肌筋结、股外侧肌筋结。配合松解足太阴经筋筋结（内侧副韧带筋结）、足厥阴经筋筋结（胫骨内髁筋结）等。

第四步：研摩牵拉放松膝关节，反复3～5次。

2. 经筋针法

经筋针法包括壮医火针法和固结行针法，寒证用壮医火针法，热证用固结行针法。

壮医火针法：在经筋手法的基础上，采用火针解结。具体针法：对查找到的筋结处进行常规消毒，将毫针针尖在酒精灯上烧红，迅速刺入治疗部位，得气后迅速出针。

固结行针法：在经筋手法的基础上，采用固结行针法。针刺原则：以结为腧，固结行针，不留针。具体针法：常规消毒后，采用1.0～1.5寸的毫针，选取髌上滑囊筋结、膝关节周围筋结处进针，可一孔多刺，不留针。

3. 拔火罐

针后在针刺处拔火罐10分钟，隔天治疗1次，5次为一个疗程。

【其他疗法】

（1）以壮药内服外洗。

（2）配合穴位注射、小针刀疗法、红外线治疗等。

（3）卧床休息，避免膝关节超负荷的活动与劳动，以减轻膝关节的负担。

（4）加强膝关节功能锻炼，如膝关节伸屈活动，以改善膝关节的活动范围及加强股四头肌力量。

（5）肥胖患者应减肥，以减轻膝关节负荷。

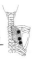

第七节 膝关节创伤性滑膜炎

【疾病概述】

膝关节创伤性滑膜炎是以膝关节积血、积液引起膝关节局部肤温增高，膝关节饱满、胀痛，屈膝困难为主症的一种病症。由于膝部外伤或多种原因刺激后，导致关节滑膜层损伤或破裂，发生充血、渗出，关节腔内大量积液积血而引起滑膜炎。膝关节外伤性滑膜炎常并发于膝关节脱位、髌骨骨折、侧副韧带断裂等，表现为关节肿胀、轻度胀痛不适、伸屈功能受到限制等。本病可发生于任何年龄。

【病因病机】

壮医认为，本病是由于膝关节负重劳损，复感风寒湿毒邪，肌筋失衡，筋结形成，横络盛加，阻塞三道两路，导致三气不得同步而引起。膝关节滑膜面积广泛，构成多个滑囊，并有滑液分泌，以滑利关节。正常情况下，各滑囊无明显积液，但在外伤、炎症、风湿等各种病理情况下，关节囊滑膜层受损，出现充血渗出等改变。关节腔内积液增多，关节内压力增高，影响淋巴回流。积液如不能及时吸收，则转为慢性滑膜炎。积液日久，关节滑膜在长期炎症的刺激下逐渐增厚，纤维素沉着，则易发生纤维性机化，导致关节粘连，影响关节活动。日久可继发创伤性关节炎、股四头肌萎缩，使关节不稳定，严重影响膝关节的功能。

【临床诊断】

（1）有外伤史或积累性损伤史。

（2）急性期局部肤温增高，膝关节饱满、胀痛，屈膝困难。患者常诉关节内某处被"咬"住，打软腿或短暂的关节交锁等，发生障碍的部位局限于股骨髁边缘。随后出现不同程度的关节积液。慢性滑囊炎较多见，肿胀持续不退，休息后减轻，过劳后加重，虽无明显疼痛，但胀满不适，皮肤温度正常，股四头肌有轻度萎缩。病程久则滑膜囊壁增厚，摸之可有韧厚感。

（3）膝关节外伤性滑膜炎常并发于膝关节脱位、髌骨骨折、侧副韧带断裂等，表现为关节肿胀、轻度胀痛不适、伸屈功能受到限制等。如为髌前滑囊炎，膝部髌前方肿胀；如为髌下滑囊炎，则髌韧带两侧的正常凹陷消失；如为髌上滑囊炎，因囊腔大且与关节腔相通，故肿胀范围广，浮髌试验阳性。

（4）膝关节过伸、过屈活动不能完成，抗阻力伸膝时疼痛加重。

（5）浮髌试验阳性：患者仰卧位，患膝伸直。检查者一只手虎口张开压在髌上囊，将髌内液体挤入关节腔，另一只手食指垂直按压髌骨，如髌骨有浮动感即为阳性，则称为浮髌试验阳性。提示关节内有大量积液或积血。

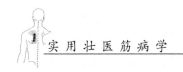

（6）做膝关节穿刺可抽出淡黄色或淡红色液体。

【鉴别诊断】

（1）膝关节血肿：多为较严重的急性损伤如骨折、韧带、半月板等的损伤。一般于伤后立即出现肿胀、疼痛剧烈、关节活动明显受限。早期关节穿刺抽出的液体为血性，膝关节做X射线检查或CT检查可鉴别。

（2）膝关节慢性滑膜炎：多为急性创伤性滑膜炎失治转化而成，或由其他慢性劳损导致滑膜的炎症渗出，造成关节积液，患者主诉两腿沉重不适，膝部屈伸困难，但被动运动均无明显障碍，疼痛不剧烈，局部不红不肿，膝关节功能检查一般无明显的阳性体征，髌韧带两侧膝眼处隆起，以手触之有松软感甚至有囊性感，为浮髌试验阳性。

【壮医摸结】

膝关节创伤性滑膜炎的筋结形成以膝关节滑囊及膝关节周围肌筋为主。肌筋形成的筋结分点、面等形状，以触压疼痛异常敏感为特征。

常见的筋结有膝关节滑囊筋结、腓肠肌筋结、比目鱼肌筋结、腘绳肌筋结、腓骨长肌筋结、膝外筋结、股外肌筋结、股中肌筋结、趾长伸肌筋结、胫外髁筋结、股直肌筋结、股外侧肌筋结、内侧副韧带筋结、胫骨内髁筋结。

【壮医解结】

1. 经筋手法

手法的原则：松筋为主，解结为要。如果急性期关节出现红肿热痛、肤温增高，则慎用手法治疗。

第一步：患者取俯卧位，根据足太阳经筋走行，先从足跟开始，沿足太阳经筋线的走向从足到大腿进行全线松筋解结，重点推按腓肠肌筋结、比目鱼肌筋结、腘绳肌筋结等，要求手法刚柔相济，气到病所。

第二步：患者取侧卧位，根据足少阳经筋走行，医者用拇指指腹配合肘部点、按、推、揉足少阳经筋线，重点松解腓骨长肌筋结、膝外筋结、股外肌筋结、股中肌筋结等，使这些肌筋充分松解、软化。

第三步：患者取仰卧位，医者用拇指和其余四指及前臂合力从脚背沿足阳明经筋方向全线松解，重点松解膝关节滑囊筋结、趾长伸肌筋结、胫外髁筋结、股直肌筋结、股外侧肌筋结。配合松解足太阴经筋筋结（内侧副韧带筋结）、足厥阴经筋筋结（胫骨内髁筋结）等。

第四步：研摩牵拉放松膝关节，反复3～5次。

2. 经筋针法

主要采用固结行针法，也可配合局部放血。

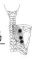

固结行针法：在经筋手法的基础上，以结为腧，固结行针，局部围针，不留针。具体针法：常规消毒后，采用 1~1.5 寸的毫针，选取膝关节疼痛较明显部位的筋结处进针，可一孔多刺，不留针。

放血法：在关节肿痛部位局部放血，配合拔火罐。

3. 拔火罐

针后在针刺处拔火罐 10 分钟，隔天治疗 1 次，5 次为一个疗程。

【其他疗法】

（1）以壮药内服外洗。

（2）配合普通针刺、穴位注射、小针刀疗法、红外线治疗等。

（3）创伤早期，嘱患者做股四头肌自主收缩，以防肌肉萎缩；晚期则做膝关节屈伸活动，防止或解除粘连。

第八节 髌下脂肪垫损伤

【疾病概述】

髌下脂肪垫损伤是指在髌骨下脂肪垫的无菌性炎症病变，引起的以膝前痛及膝关节功能受限为临床表现的一种病症。多发生于运动员及膝关节运动较多之人，如经常爬山者、下蹲者和步行者。

【病因病机】

壮医认为，本病是由于膝关节负重劳损，复感风寒湿毒邪，肌筋失衡，筋结形成，横络盛加，阻塞三道两路，导致三气不得同步而引起。现代医学认为，损伤或劳损是引起本病的主要原因，慢性损伤使髌下脂肪垫受到挤压，引起局部充血水肿等无菌性炎性改变，使膝部炎性刺激、渗出而引起脂肪垫炎症。如病史较长者，可与髌韧带发生粘连，从而影响膝关节的屈伸活动。

【临床表现】

（1）多发生于运动员及膝关节运动较多之人，有慢性损伤史。

（2）起病缓慢，初为膝部不适，酸楚、凉感及隐痛；关节不稳，运动无力，时轻时重，最后发展为持续性局限性膝前痛。检查时令患者仰卧，放松股四头肌。检查者站于患者右侧，左手拇指、食指分别按住髌底的内外并将髌骨推向远侧，使髌骨尖向前突出，右拇指掌面向上，用指尖按压髌骨粗面。或滑动髌骨，可引出髌底部难忍的剧痛。晚期病人，其脂肪垫肥厚并与髌韧带发生粘连，从而影响膝关节的屈伸活动。

（3）脂肪垫挤压试验阳性：患者仰卧位，患膝西伸直放松，医者左手拇指、右手拇指分别按其两侧膝眼处，其余四指握住小腿后侧，嘱患者先屈膝、再伸膝，如膝眼

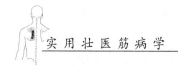

处疼痛即为阳性，提示髌下脂肪垫劳损。

（4）膝关节过伸试验阳性：患者仰卧、伸膝，检查者一只手固定膝部，另一只手托起小腿，使膝过伸，如膝部疼痛即为阳性。

（5）膝关节 X 射线检查显示可有关节间隙变窄。

【鉴别诊断】

（1）髌下滑囊炎：髌腱周围酸楚胀痛，活动后则减轻，较大的囊肿可挤压两侧脂肪垫而出现明显的隆起，局部有压痛，触压肿胀处可有囊性感，并向髌韧带两侧移动。

（2）髌骨软化症：患者膝部疼痛，上下台阶时加重，有时有打软腿现象，压痛点位于髌骨两侧，屈伸膝关节时可触及粗糙的摩擦感，髌骨研磨试验阳性。

【壮医摸结】

髌下脂肪垫损伤的筋结形成以髌下脂肪垫及膝周关节肌筋形成筋结为主，肌筋形成的筋结分点、线、面等形状，以触压疼痛异常敏感为特征。

常见的筋结有髌下脂肪垫筋结、腓肠肌筋结、比目鱼肌筋结、股二头肌筋结、腓骨长肌筋结、膝外筋结、股外肌筋结、股中肌筋结、趾长伸肌筋结、胫外髁筋结、股直肌筋结、股外侧肌筋结、内侧副韧带筋结、胫骨内髁筋结。

【壮医解结】

1. 经筋手法

手法的原则：松筋为主，解结为要。

第一步：患者取俯卧位，根据足太阳经筋走行，先从足跟开始，沿足太阳经筋线的走向从足到大腿进行全线松筋解结，重点推按腓肠肌筋结、比目鱼肌筋结、股二头肌筋结等，要求手法刚柔相济，气到病所。

第二步：患者取侧卧位，根据足少阳经筋走行，医者用拇指指腹配合肘部点、按、推、揉足少阳经筋线，重点松解腓骨长肌筋结、膝外筋结、股外肌筋结、股中肌筋结等，使这些肌筋充分松解、软化。

第三步：患者取仰卧位，医者用拇指和其余四指及前臂合力从脚背沿足阳明经筋方向全线松解，重点松解髌下脂肪垫筋结、趾长伸肌筋结、胫外髁筋结、股直肌筋结、股外侧肌筋结。配合松解足太阴经筋筋结（内侧副韧带筋结）、足厥阴经筋筋结（胫骨内髁筋结）等。

第四步：研磨牵拉放松膝关节，反复 3～5 次。

2. 经筋针法

经筋针法包括壮医火针法和固结行针法，寒证用壮医火针法，热证用固结行针法。

壮医火针法：在经筋手法的基础上，采用火针解结。具体针法：对查找到的筋结处进行常规消毒，将毫针针尖在酒精灯上烧红，迅速刺入治疗部位，得气后迅速出针。

固结行针法：在经筋手法的基础上，采用固结行针法。针刺原则：以结为腧，固结行针，不留针。具体针法：常规消毒后，采用1～1.5寸的毫针，选取膝关节疼痛较明显的筋结处进针，可一孔多刺，不留针。

3. 拔火罐

针后在针刺处拔火罐10分钟，隔天治疗1次，5次为一个疗程。

【其他疗法】

（1）以壮药内服外洗。

（2）配合普通针刺、穴位注射、小针刀疗法、红外线治疗等。

（3）加强膝关节功能锻炼，尤其是膝关节伸屈动作。

第九节　髌骨软化症

【疾病概述】

髌骨软化症是由多种原因引起的髌骨软骨损伤，出现以膝部无明显肿胀，膝关节疼痛，髌骨后方酸痛，关节运动障碍为主症的一种病症。多发生于膝部活动较多的人。

【病因病机】

壮医认为，本病是由于髌骨劳损，复感风寒湿毒邪，肌筋失衡，筋结形成，横络盛加，阻塞三道两路，导致三气不得同步而引起。现代医学认为，膝关节在长期过度屈伸活动中，髌骨之间经常摩擦、相互撞击，致使软骨面被磨损，早期软骨面色泽呈黄白或灰白色，表面有结节状或条索隆起。软骨表面无光泽、粗糙、软化、纤维化、弹性减弱、碎裂和脱落，髌骨软骨损伤面积可逐渐扩大，股骨髁的髌面亦发生同样的病变，同时还可以累及关节滑膜、脂肪垫，疾病韧带产生充血渗出，以及肥厚等变化。晚期出现软骨的局限性纤维变、缺损。相应的软骨缘出现唇样变。

【临床诊断】

（1）多发于青年人和中年人，有膝部损伤史。

（2）膝部无明显肿胀，膝关节疼痛，髌骨后方酸痛，关节运动障碍，僵硬状态，活动受限。

（3）髌骨压痛：髌骨周围挤压痛，活动髌骨时有粗糙的摩擦音。

（4）特殊检查：

①髌骨研磨试验阳性：患膝伸直，检查者用手掌将髌骨推向股骨髁并做研磨动作，有粗糙摩擦感且疼痛加剧即为阳性。

②挺髌试验阳性：患膝伸直，检查者用拇指、食指将髌骨向远端下方推压，嘱患者用力收缩股四头肌，引起髌骨部剧烈疼痛即为阳性。

③下蹲试验阳性：健足提起，患膝逐渐下蹲，患膝产生疼痛剧烈即为阳性。

（5）膝关节 X 射线检查：髌骨侧位以及轴位片初期无异常发现。中后期可见髌骨边缘骨质增生，髌骨关节面粗糙不平，软骨下骨硬化囊样变，髌骨关节间隙变窄，等等。

【鉴别诊断】

（1）半月板前角损伤：髌骨软化症与半月板前角损伤都有交锁征，但前者为真性，后者为假性，结合其他检查不难区分。

（2）脂肪垫损伤：由于髌骨常常因髌骨周围的反应性炎症使脂肪垫也有肥厚变化及炎症。要点是单纯脂肪垫损伤，伸膝痛，脂肪垫压痛，而无髌骨症状。

（3）膝关节骨性关节炎：多见于老年人，临床表现为关节伸屈到一定程度引起疼痛、伸屈不利、下蹲困难等。X 射线片表现为关节间隙变窄，软骨下骨质硬化，关节边缘增生。髌骨软化症多见于中年人，关节疼痛在髌骨软骨面，半蹲位疼痛加重。

【壮医摸结】

髌骨软化症的筋结形成以髌骨周围肌筋形成的筋结为主，其中以髌骨周围肌筋的起点、止点、交叉点、拐弯点等为主。

常见的筋结有腓肠肌筋结、比目鱼肌筋结、腘绳肌筋结、腓骨长肌筋结、膝外筋结、股外肌筋结、趾长伸肌筋结、胫外髁筋结、股直肌筋结、内侧副韧带筋结、胫骨内髁筋结。

【壮医解结】

1. 经筋手法

手法的原则：松筋为主，解结为要。

第一步：患者取俯卧位，根据足太阳经筋走行，先从足跟开始，沿足太阳经筋线的走向从足到大腿进行全线松筋解结，重点推按腓肠肌筋结、比目鱼肌筋结、腘绳肌筋结等，要求手法刚柔相济，气到病所。

第二步：患者取侧卧位，根据足少阳经筋走行，医者用拇指指腹配合肘部点、按、推、揉足少阳经筋线，重点松解腓骨长肌筋结、膝外筋结、股外肌筋结等，使这些肌筋充分松解、软化。

第三步：患者取仰卧位，医者用拇指和其余四指及前臂合力从脚背沿足阳明经筋方向全线松解，重点松解趾长伸肌筋结、胫外髁筋结、股直肌筋结等。配合松解足太阴经筋筋结（内侧副韧带筋结）、足厥阴经筋筋结（胫骨内髁筋结）等。

第四步：膝部研磨牵拉复位法，即患者仰卧位，检查者一只手置于膝部，另一只手握住患肢小腿，做研磨动作后牵拉使小腿伸直，如此反复 3～5 次。

2. 经筋针法

经筋针法包括壮医火针法和固结行针法，寒证用壮医火针法，热证用固结行针法。

壮医火针法：在经筋手法的基础上，采用火针解结。具体针法：对查找到的筋结处进行常规消毒，将毫针针尖在酒精灯上烧红，迅速刺入治疗部位，得气后迅速出针。

固结行针法：在经筋手法的基础上，采用固结行针法。针刺原则：以结为腧，固结行针，不留针。具体针法：常规消毒后，采用1～1.5寸的毫针，选取膝关节疼痛较明显的筋结进针，可一孔多刺，不留针。

3. 拔火罐

针后在针刺处拔火罐10分钟，隔天治疗1次，5次为一个疗程。

【其他疗法】

（1）以壮药内服外洗。

（2）穴位注射法：采用当归、维生素 B_{12} 等注射液，在病痛部位选穴，每穴注入0.5～1 mL。

（3）配合电针法、刺络拔罐法、红外线治疗等。

第十节　膝关节滑膜皱襞综合征

【疾病概述】

膝关节滑膜皱襞反复受到损伤或刺激，使滑膜皱襞变性、增生引起膝关节不稳、弹响、疼痛等，称为膝关节滑膜皱襞综合征。其特征与半月板损伤、髌骨软化症相似，故在临床中易混淆。

【病因病机】

壮医认为，本病是由于膝部肌筋损伤，筋结形成，横络盛加，阻塞两路，导致三气不得同步而引起。由于暴力撞击或反复活动膝关节，以及半月板损伤、滑膜炎等关节内病变，刺激滑膜皱襞使之发炎、水肿，逐渐增生、肥厚、粘连而失去弹性，不能随着关节的屈伸运动而拉长变形，滑过股骨髁面时挤压、摩擦关节面软骨，引起关节内侧滑膜急性、慢性炎症。

【临床诊断】

（1）有外伤史、劳损史。

（2）膝部疼痛，可表现为全膝痛、膝前上方痛，或膝前内侧痛，多为钝痛。部分患者单纯膝关节腔内酸痛，久坐后站起膝关节疼痛明显，伸屈受限，有的患者伸屈膝关节有交锁现象。多数患者活动膝关节时髌骨有一种过性抖动，伴低弱的弹响声，稍活动后好转。跳跃、上下楼梯、由蹲位骤然站起时疼痛加重，甚至蹲下后不能站起。

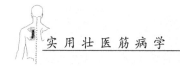

病久可出现膝周肌肉、韧带失用性萎缩，膝关节酸软无力。

（3）髌骨上方压痛，内侧压痛较外侧压痛明显，随膝关节活动，可在髌骨内侧缘摸到在股骨关节面上滑动的痛性条索。

（4）患者膝关节伸直，肌肉放松，由外向内推动髌骨，可诱发疼痛或摩擦感，轻轻下压髌骨可引起疼痛。不负重活动有弹响声和关节摩擦感，膝关节周围肌肉萎缩、松弛。

（5）膝关节 X 射线检查多为正常。

【壮医摸结】

膝关节滑膜皱襞综合征的筋结形成以膝关节滑膜皱襞及膝关节周围肌筋形成的筋结为主，其中以膝关节周围肌筋的起点、止点、交叉点、拐弯点为主。

常见的筋结有膝关节滑膜皱襞筋结、腘绳肌筋结、腓骨长肌筋结、股外肌筋结、髂胫束筋结、内侧副韧带筋结、长收肌筋结、骨薄肌筋结、胫骨内髁筋结、缝匠肌筋结、内收肌筋结。

【壮医解结】

1. 经筋手法

手法的原则，以松筋为主，解结为要。

第一步：行足太阳经筋手法，即患者取俯卧位，医者用肘关节之鹰嘴（尖）、肱骨内髁（钝）、前臂尺骨面（硬）、前臂内侧面（软）4个部位从患者的足底涌泉穴起按，顺着足太阳经筋线从足到头方向采取全线按、揉、点、推、弹拨等松筋理筋，重点推按足跟筋结、腘绳肌筋结等筋结点，使足太阳经筋全线松解为佳。

第二步：行足少阳经筋手法，即患者取侧卧位，双膝间垫一小枕，医者用肘部尖、钝、硬、软4个部位顺着足少阳经筋从足到头方向进行全线松筋理筋，重点松解腓骨长肌、股外肌筋结、髂胫束筋结等。

第三步：行足三阴经筋手法，即患者取仰卧位，医者用肘部及拇指指腹顺着足三阴经筋从足到头方向全线松筋理筋。重点松解足太阴筋结、长收肌筋结、短收肌筋结、胫骨内髁筋结、缝匠肌筋结、内收肌筋结等。

2. 经筋针法

经筋针法包括壮医火针法和固结行针法，寒证用壮医火针法，热证用固结行针法。

壮医火针法：在经筋手法的基础上，采用火针解结。具体针法：对查找到的筋结处进行常规消毒，将毫针针尖在酒精灯上烧红，迅速刺入治疗部位，得气后迅速出针。

固结行针法：在经筋手法的基础上，采用固结行针法。针刺原则：以结为腧，固结行针，不留针。具体针法：常规消毒后，采用1.5～2寸的毫针，选取筋结处进针，可一孔多刺，不留针。

3. 拔火罐

针后在针刺处拔火罐 10 分钟，隔天治疗 1 次，5 次为一个疗程。

【其他疗法】

（1）以壮药内服外洗。

（2）小针刀疗法。

患者仰卧位，微屈膝，膝下垫枕，在髌骨底的边缘有压痛，在髌骨内侧缘有压痛，在压痛点或条索处定点，刀口线与患肢纵轴平行，针体垂直皮肤刺入达髌骨下，有阻挡感，纵行疏通剥离，再将刀口线调转 90°，横切 1～3 刀，将硬结或条索切开出针，令患者伸直膝关节，下压髌骨研磨几下，过屈过伸膝关节。

患者若关节腔内酸痛，下蹲、站起困难，活动多时疼痛加重，而在膝关节周围又没有明显压痛，可考虑髌下皱襞即滑膜韧带损伤肥厚，可切割松解。

患者仰卧，患肢屈曲。助手握踝关节上部固定，双膝眼为治疗点，刀口线与下肢纵轴一致，针体可向外，向内倾斜 45°刺入，穿过皮肤、皮下组织、脂肪垫，针刀可触到一坚硬索条，患者酸胀明显，将此索条松解，出针。

注意事项：针刀达关节腔内松解，一定要严格无菌操作，严防关节腔内感染，滑膜韧带在前交叉韧带前面，勿深刺，以免损伤前交叉韧带和关节面软骨等。针刀术后 3 天，开始进行股四头肌、腘绳肌锻炼，如局部肌肉萎缩，应配合局部按摩治疗。

第十一节　膝关节内侧副韧带损伤

【疾病概述】

膝关节突然外翻引起膝关节内侧副韧带不同程度的损伤，轻者发生部分纤维撕裂，重者可造成内侧副韧带完全断裂，甚至合并十字韧带断裂、半月板损伤，是临床上常见病。

【病因病机】

壮医认为，本病是由于膝内侧肌筋损伤，复感风寒湿毒邪，筋结形成，阻塞两路，导致三气不得同步而引起。膝关节在伸直过程中内侧副韧带向前滑动，在屈曲过程中内侧副韧带向后滑动。膝关节内侧副韧带深层又分为前部纤维、中部纤维和后部纤维三个部分。伸膝位时后部纤维和一部分中部纤维处于紧张状态，屈膝位时前部纤维和一部分中部纤维处于紧张状态。因此，膝关节内侧副韧带具有限制膝关节在伸直位时所受的外翻应力及外旋应力的作用。当有强大的外翻应力及外旋应力作用于膝关节时，内侧副韧带即发生撕裂，其维持稳定限制活动的作用遭到破坏。久则继发其他韧带松弛，出现胫骨内髁向前半脱位，致使其旋转轴向前外侧移位，造成膝关节内侧方前后方向不稳、前内侧旋转不稳，继而出现前外侧旋转不稳等。

【临床诊断】

（1）有膝关节外伤史。

（2）膝关节肿胀、疼痛、功能障碍。压痛点在股骨内上髁或膝关节内侧间隙。侧向分离应力试验阳性。半月板损伤时关节内穿刺有新鲜血液。

（3）X射线检查做外翻膝关节正位片可见内侧间隙增宽。

（4）膝关节做MRI检查可明确韧带损伤情况。

【鉴别诊断】

（1）创伤性膝关节血肿：伤后即刻发生关节积血，但无关节不稳，侧副韧带外翻分离试验阴性。

（2）创伤性滑膜炎：伤后数小时产生积液，疼痛程度较轻，无膝关节失稳体征。

（3）半月板、交叉韧带损伤：多由扭转应力造成，关节间隙明显压痛，麦氏征阳性，半月板挤压试验阳性，交叉韧带损伤时抽屉试验阳性。

【壮医摸结】

膝关节内侧副韧带损伤的筋结形成以内侧副韧带的起止点及膝关节周围肌筋形成的筋结为主。

常见的筋结有内侧副韧带筋结、骨薄肌筋结、缝匠肌筋结、内收肌筋结。

【壮医解结】

壮医火针法：以活血化瘀、行气止痛、疏通两路为治则。

操作方法：常规消毒后，用2寸毫针，将针尖烧红，快速点刺膝内侧痛性筋结2～3下，深0.5～1.0寸。针后在针刺处拔火罐10分钟。最后消毒覆盖创可贴。隔2～3天治疗1次，5次为一个疗程。

【其他疗法】

（1）药物疗法：早期以祛瘀消肿为主，内服桃红四物汤，局部外敷龙火筋痹散。

（2）手术治疗：对内侧副韧带完全断裂者应早期手术修补。

第十二节　膝关节骨性关节炎

【疾病概述】

膝关节是人体关节中负重多、运动量大的关节，也是人体最完善、最复杂的关节，是下肢的活动中枢，由股骨下端弧形的关节面与胫骨上端的关节面及前方的髌骨组成。股骨与胫骨的髁部之间有半月板，半月板是半月形的纤维软骨盘，外缘厚，内缘薄，有减震与润滑的作用。髌韧带后面，股骨与胫骨的间隙有脂肪垫填充，有衬垫和润滑的作用。股骨与胫骨之间尚有前交叉韧带、后交叉韧带相连，前交叉韧带防止胫骨向前滑，

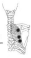

后交叉韧带限制胫骨后移，防止膝关节过伸。关节囊由纤维层和滑膜层构成，薄而坚韧，近侧附于股骨关节面的近侧缘与髁间线，远侧附着于胫骨。膝关节周围有肌肉和韧带保护，并有大量的滑液囊以减轻各组织间的摩擦和损伤。膝关节骨性关节炎是膝关节结构发生退行性改变，包括关节变性、骨质增生等引起的膝关节疼痛，活动时加重，上下楼梯时疼痛明显，膝关节活动受限，甚则跛行的一种病证。本病多发生于中老年人。

【病因病机】

壮医认为，本病多因肝肾亏虚，筋脉失养，又兼风寒湿毒邪乘虚侵袭，肌筋损伤，筋结形成，横络盛加，阻塞两路，使三气不得同步引起。现代医学认为，慢性劳损、外伤和力的承受是本病发生的关键。经常的膝关节损伤（如骨折、软骨、韧带的损伤），异常状态下的关节（如在髌骨切除术后环节）处于不稳定状态时，当关节承受肌力不平衡并加上局部压力，就会出现软骨的退行性变。

【临床诊断】

（1）多发于老年人。

（2）膝关节疼痛、酸沉、活动受限，下蹲或久坐站起时困难，走路过久或上下楼梯时疼痛加重，疼痛部位呈固定或游走性，关节屈伸时常见摩擦音，后期出现膝关节畸形、继发滑膜炎等。

（3）膝关节 X 射线检查：正位片显示关节间隙变窄，关节边缘硬化，有不同程度的骨质增生；侧位片可见股骨内侧髁和外侧髁粗糙，胫骨髁间棘变尖，呈象牙状，胫骨关节面模糊，髌骨关节面变窄，髌骨边缘骨质增生及髌韧带钙化。

【鉴别诊断】

（1）髌骨软化症：膝关节活动量越大，疼痛越明显，且有过伸痛，行走无力。膝前侧、下端、内侧、外侧及腘窝均有压痛，按压髌骨时伸膝，可触及摩擦感及疼痛。髌骨研磨试验阳性。

（2）膝关节侧副韧带损伤：在韧带损伤部位有固定压痛，常在韧带的上下附着点或中部。膝关节呈半屈曲位，活动关节受限。侧方挤压试验阳性。

（3）膝关节半月板损伤：有外伤史，伤后关节疼痛、肿胀，有弹响和交锁现象，膝内外间隙压痛。慢性期股四头肌萎缩，以股四头肌内侧尤明显。麦氏征和研磨试验阳性。

（4）髌下脂肪垫损伤：有外伤、劳损或膝部受凉病史。膝关节疼痛，下楼梯时更严重，膝过伸位疼痛加重，髌下脂肪垫压痛明显，膝过伸试验阳性，髌腱松弛压痛试验阳性。

【壮医摸结】

膝关节骨性关节炎的筋结形成以膝关节周围肌筋形成的筋结为主。

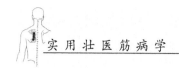

常见的筋结有内侧副韧带筋结、骨薄肌筋结、缝匠肌筋结、内收肌筋结、股直肌筋结、趾长伸肌筋结、股外侧肌筋结。

【壮医解结】

1. 经筋手法

第一步：患者取俯卧位，医者取肘尖部在患者的足底部点按，沿足太阳经筋线的走向从足到腰进行全线松筋解结，重点推按大腿后（腘绳肌）筋结，要求手法刚柔相济，气到病所。

第二步：患者取侧卧位，医者用拇指指腹配合肘部点、按、推、揉足少阳经筋线，重点松解、膝外筋结（股四头外侧肌）、伏兔筋结（缝匠肌）等筋结，使这些肌筋充分松解、软化；

第三步：患者取仰卧位，医者用拇指及其余四指合力施以推拿点按，分筋理筋手法从脚背沿足阳明经筋方向全线松解，重点松解髀内筋结（股四头内侧肌）及膝关节周围肌筋等筋结。

2. 经筋针法

经筋针法：主要用壮医火针法，以结为腧，固结行针，快进快出。

皮肤常规消毒后，用毫针针尖在火苗上烧至由红透白后，快速点刺膝周痛性筋结穴、内外膝眼2～3下，深0.5～1.0寸。

3. 拔火罐

针后在针刺处拔火罐10分钟，隔2～3天治疗1次，5次为一个疗程。

【其他疗法】

（1）壮医刮痧疗法。

刮痧部位：背腰部、疼痛的关节部。

刮痧手法：轻刮、平刮。

刺血部位：痧疹点、痧斑点、风市、环跳、阳陵泉、膝眼、足三里、三阴交、申脉。

拔罐部位：阿是穴、刺血点。

疗程：3天1次，2次为一个疗程。

（2）小针刀疗法。

第十三节　闭孔神经卡压综合征

【疾病概述】

闭孔神经卡压综合征是指由于闭孔神经在通过闭孔的膜骨性管道时，受压而引起的以同侧下肢内侧疼痛为主的一种病症。闭孔神经是腰丛的分支，由腰第二至第四脊

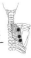

神经的前支组成，从腰大肌的内缘穿出，与闭孔动脉并行经过小骨盆和闭孔管，在管内分为前、后两支，支配髋关节的诸内收肌（内收长短肌、内收大小肌）、耻骨肌、股薄肌和闭孔外肌，以及大腿内侧至膝内侧的皮肤感觉。本病是闭孔神经损伤、炎症刺激、压迫引起腹股沟至膝内侧的疼痛及神经分布区的感觉异常。

【病因病机】

壮医认为，本病是由于闭孔神经处肌筋劳损，复感风寒湿毒邪，筋结形成，横络盛加，阻塞两路，使三气不得同步引起。

【临床诊断】

（1）髋关节疼痛伴有跛行，腹股沟至膝内侧疼痛。

（2）大腿内侧肌群痉挛，局部有明显压痛，尤以内收肌和耻骨肌明显。

（3）大腿内侧至膝内侧感觉减退，髋关节"4"字试验结果为阳性。

（4）髋关节 X 射线检查结果多为正常。

【壮医摸结】

闭孔神经卡压综合征的筋结形成以闭孔神经分布的肌筋筋结形成为主，主要涉及内收长短肌、内收大小肌、耻骨肌、股薄肌和闭孔外肌。

常见的筋结有内收肌筋结、腹股沟筋结、腰大肌筋结、长收肌筋结、短收肌筋结、髂肌筋结、内侧副韧带筋结。

【壮医解结】

1. 经筋手法

手法的原则以松筋为主、解结为要。

患者取仰卧位，医者用肘部及拇指指腹顺着足三阴经筋从足到头方向全线松筋理筋。重点松解内收肌筋结、腹股沟筋结、腰大肌筋结、长收肌筋结、短收肌筋结、髂肌筋结、内侧副韧带筋结等。

2. 经筋针法

经筋针法包括壮医火针法和固结行针法，寒证用壮医火针法，热证用固结行针法。

壮医火针法：在经筋手法的基础上，采用火针解结。具体针法：对查找到的筋结处进行常规消毒，将毫针针尖在酒精灯上烧红，迅速刺入治疗部位，得气后迅速出针。

固结行针法：在经筋手法的基础上，采用固结行针法。针刺原则：以结为腧，固结行针，不留针。具体针法：常规消毒后，采用 1.5～2 寸的毫针，选取筋结处进针，可一孔多针，不留针。

3. 拔火罐

针后在针刺处拔火罐 10 分钟，隔天治疗 1 次，5 次为一个疗程。

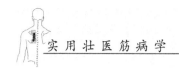

【其他疗法】

2%利多卡因注射液5 mL，加地塞米松注射液1 mL、当归注射液2 mL，行痛点封闭，每周1次，3次为一个疗程。

第十四节　隐神经痛综合征

【疾病概述】

隐神经痛综合征是当隐神经在内收肌管内受压，导致股下段、膝部及小腿内侧弥散性疼痛的一种综合征。隐神经为单纯的感觉神经，是股神经最长的一个分支。在腹股沟韧带下方从股神经分出后，与股动脉和股静脉沿缝匠肌内缘向下相伴而行，并在股中1/3段内侧面三者一起进入股内收肌管。在股收肌腱板的下端向前出内收肌肌管，沿股内侧肌与内收大肌间沟下行至膝关节内侧，在缝匠肌与股薄肌腱之间穿出筋膜达小腿前内侧皮下，与大隐静脉伴行在一个鞘膜向下至内踝及足内缘。

【病因病机】

壮医认为，本病多因跌仆创伤、扭伤、过度劳损致隐神经在内收肌管内受压，局部肌筋受损，筋结形成，横络盛加，致两路气机受阻，导致三气不能同步而引起。

【临床诊断】

（1）有外伤、劳损史。

（2）股下段、膝部及小腿内侧弥散性疼痛，长时间站立、运动后常加重，休息后常减轻。

（3）直腿过伸和用力屈膝试验阳性；压迫收肌管出口处，疼痛加重；患肢血管功能影响不大，足背动脉搏动良好。

（4）X射线检查结果多为正常。

【壮医摸结】

隐神经痛综合征的筋结形成主要以隐神经分布区肌筋为主。

常见的筋结有缝匠肌筋结、长收肌筋结、内收肌筋结、股薄肌筋结、内踝韧带筋结、内踝筋结、骨薄肌筋结。

【壮医解结】

1. 经筋手法。

手法的原则以松筋为主，解结为要。

患者取仰卧位，医者用肘部及拇指指腹顺着足三阴经筋从足到头方向全线松筋理筋。重点松解缝匠肌筋结、长收肌筋结、内收肌筋结、股薄肌筋结、内踝韧带筋结、内踝筋结、骨薄肌筋结等。

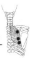

2. **经筋针法。**

经筋针法包括壮医火针法和固结行针法，寒证用壮医火针法，热证用固结行针法。

壮医火针法：在经筋手法的基础上，采用火针解结。具体针法：对查找到的筋结处进行常规消毒，将毫针针尖在酒精灯上烧红，迅速刺入治疗部位，得气后迅速出针。

固结行针法：在经筋手法的基础上，采用固结行针法。针刺原则：以结为腧，固结行针，不留针。具体针法：常规消毒后，采用1.5~2寸的毫针，选取筋结处进针，可一孔多针，不留针。

3. **拔火罐**

针后在针刺处拔火罐10分钟，隔天治疗1次，5次为一个疗程。

【其他疗法】

2％利多卡因注射液5 mL，加地塞米松1 mL、当归注射液2 mL，行痛点封闭，每周1次，3次为一个疗程。

第十五节　腓总神经卡压综合征

【疾病概述】

腓总神经卡压综合征是指腓总神经由腘窝部绕过腓骨沟处通过该处的骨与筋膜管时受卡压而出现小腿外侧皮肤、肌肉麻木或疼痛，肌力减退的一种病症。腓总神经在腘窝上外侧沿股二头肌腱的内缘下行，越过腓肠肌外侧头的后面而贴近膝关节囊，在腓骨小头后面绕过腓骨颈部，与骨膜紧贴，穿过腓骨长肌，然后分为腓浅神经和腓深神经。腓浅神经分布到小腿外侧及足背皮肤，腓深神经支配小腿外侧肌肉。腓骨长肌为足的主要外翻肌，并有使足跖屈的作用。突然内翻踝关节拉伤腓骨长肌腱，反复做踝关节外翻运动，腓骨长肌慢性损伤，致腓骨头颈部的筋膜、腱性组织受牵扯、变性，与骨面粘连以及压迫、刺激经过此处的腓总神经等均可引起腓总神经损伤。

【病因病机】

壮医认为，本病是由于腓总神经受外伤或此处肌筋劳损，复风寒湿毒邪，筋结形成，横络盛加，阻塞两路，导致三气不得同步而引起。

【临床诊断】

（1）外伤史、劳损或局部挤压史。

（2）小腿外侧皮肤、肌肉麻木或疼痛，感觉异常，肌力减退，足外翻力减弱。

（3）小腿上1/3处，约在腓骨头颈部有软组织变性，有压痛。该处 Tinel 征阳性。被动足内翻引起疼痛或使疼痛加重。

（4）肌电图检查显示：小腿前外侧肌肉纤颤，腓总神经传导功能障碍。

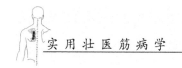

（5）局部 X 射线检查结果可正常，有些患者可合并骨折影。

【壮医摸结】

腓总神经卡压综合征的筋结形成主要以腓总神经分布区肌筋为主，经筋分型主要是足少阳经筋。

常见的筋结有外踝筋结、趾长伸肌筋结、腓骨短肌筋结、腓骨长肌筋结、膝外筋结、股二头肌筋结。

【壮医解结】

1. 经筋针法

以活血化瘀、行气止痛、疏通两路为治则。主要用壮医火针法。

操作方法：常规消毒后，用 2 寸毫针，将针尖烧红，快速点刺外踝筋结、趾长伸肌筋结、腓骨短肌筋结、腓骨长肌筋结、膝外筋结、股二头肌筋结 2～3 下，深 0.5～1.0 寸。注意避免刺伤腓总神经及血管。

2. 拔火罐

针后在针刺处拔火罐 10 分钟，隔 2～3 天治疗 1 次，5 次为一个疗程。

【其他疗法】

2％利多卡因注射液 5 mL，加地塞米松注射液 1 mL，行痛点封闭，每周 1 次，3 次为一个疗程。

第十六节　胫骨粗隆骨骺炎

【疾病概述】

胫骨粗隆骨骺炎是指外伤或牵引胫骨粗隆部所致的骨骺疾患。好发于 14～18 岁的男孩。患者多为喜跑跳、球类体育运动的学生，疼痛可持续数月至数年，直至发育完成后，疼痛多可自然消失。多为单侧，亦有双侧。正常人一般 10 岁左右胫骨上端骨骺软骨向胫骨前方伸出舌形突起，称为胫骨粗隆骨骺，是髌韧带的附着处。此骨骺于 18 岁左右与胫骨主骨融合，形成胫骨粗隆。胫骨粗隆约在胫骨关节面之下一拇指宽处，位于胫骨上端与胫骨体交接处的前面，呈三角形凸起。粗隆被微峭分成上、下两部分，上部凸隆而光滑，有韧带附着；下部粗糙，属于伸膝装置的一部分。

【病因病机】

壮医认为，本病内因是先天肾气不足，外因是关节劳损，导致复感风寒湿毒邪，筋结形成，横络盛加，阻塞两路，导致三气不得同步而引起。青少年筋骨未坚，骨骺未愈合，是伸膝系统中的薄弱点，在剧烈运动（如跳跃、奔跑、踢足球）时，股四头肌的强力频繁地收缩，通过髌韧带而牵拉胫骨粗隆骨骺。该部易受积累性损伤，使其

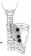

组织内压增高而致血运障碍，引起缺血性坏死。早期胫骨粗隆骨骺部充血水肿，有撕裂的痕迹，突出地反映在髌韧带与骨骺附着部。骨骺与胫骨干之间软骨板可有分离性出血、水肿现象。由于频繁发生外伤牵拉，骨骺受刺激，可使其增生活跃或骨化减缓。后期局部骨骺肥大、隆起，骨化活跃，发生骨骺分离者隆起更明显，有的骨骺被拉向上方；有的可见骨骺翻起，表现缺血、坏死的钙化等。

【临床诊断】

（1）多见于14～18岁喜欢运动的男性青少年，常有剧烈运动史。

（2）起病缓慢，双膝对比可发现患侧胫骨粗隆肿大，且隆起日渐明显，并伴有疼痛。阴雨天，行走过多，上下楼梯则使胀痛加重；猛烈伸膝（如踢球）、跪地活动压迫骨骺时，疼痛剧烈，患者不敢做伸膝活动。

（3）患膝胫骨粗隆处隆起的包块质硬，不移动，与皮肤不粘连。轻度压痛，皮温略高。伸膝抗阻试验阳性。

（4）X射线检查：早期骨质无特殊变化，粗隆部可有软组织肿胀影；中期可见胫骨粗隆骨骺与胫骨体间距加宽，髌韧带在粗隆的骨骺部变粗大、圆钝；后期可见胫骨粗隆密度增高，严重者可有碎裂或舌状翘起。

【壮医摸结】

胫骨粗隆骨骺炎的筋结形成主要以胫骨粗隆周围肌筋为主，经筋分型主要是足阳明经筋。

常见的筋结有膝外筋结、胫骨粗隆筋结、外踝筋结、趾长伸肌筋结、腓骨短肌筋结、腓骨长肌筋结、股二头肌筋结、腓肠肌筋结。

【壮医解结】

1. 经筋针法

以活血化瘀、行气止痛、疏通两路为治则。主要用壮医火针法。

操作方法：常规消毒后，用2寸毫针，将针尖烧红，快速点刺胫骨粗隆及膝周痛性筋结2～3下，深0.5～1.0寸。

2. 拔火罐

针后在针刺处拔火罐10分钟，隔2～3天治疗1次，5次为一个疗程。

第十七节 胫前综合征

【疾病概述】

胫前综合征是指胫前由于受到撞击、挤压、牵拉和其他伤引起部分韧带撕裂、不同程度出血、肿胀等急性损伤，没有得到及时的正确治疗，而遗留下来的胫前部位顽固性疼痛的一种病症。本病临床多由膝关节内侧韧带急性损伤，但没有完全断裂，未得到及时的正确治疗，韧带在修复过程中，韧带和胫骨内侧髁瘢痕粘连，使韧带局部弹性降低，不能自由滑动而影响膝部功能，当勉强走路或做其他膝部勉强活动时，瘢痕受到牵拉，引起新的损伤。

【病因病机】

壮医认为，本病是由于胫前肌筋劳损，复感风寒湿毒邪，筋结形成，横络盛加，阻塞两路，导致三气不得同步而引起。

【临床诊断】

（1）有外伤史，以小腿外翻扭伤多见。

（2）胫骨前有明显压痛点，活动后疼痛加重，疼痛部位多在内侧副韧带附着处。

（3）胫前或胫骨内侧髁可摸到皮下结节，疼痛明显。患腿完全伸直受限。

（4）内侧副韧带分离试验阳性。

（5）X射线检查结果多为正常。

【壮医摸结】

胫前综合征的筋结形成的主要以胫前肌筋为主，主要涉及足少阳经筋和足阳明经筋。

常见的筋结有内踝筋结、内侧副韧带筋结、趾背筋结、外踝筋结、趾长伸肌筋结、腓骨短肌筋结、腓骨长肌筋结、膝外筋结。

【壮医解结】

1. 经筋手法

手法的原则以松筋为主，解结为要。根据筋结的大小、硬软及位置，采取轻以松解、中以解结、重以破结的措施。

患者取仰卧位，医者用肘部及拇指指腹顺着足三阳经筋从足到腰方向全线松筋理筋，尤其是足少阳经筋及足阳明经筋。重点松解内踝筋结、内侧副韧带筋结、趾背筋结、外踝筋结、趾长伸肌筋结、腓骨短肌筋结、腓骨长肌筋结、膝外筋结。

2. 经筋针法

经筋针法包括壮医火针法和固结行针法，寒证用壮医火针法，热证用固结行针法。

壮医火针法：在经筋手法的基础上，采用火针解结。具体针法：对查找到的筋结处进行常规消毒，将毫针针尖在酒精灯上烧红，迅速刺入治疗部位，得气后迅速出针。

固结行针法：在经筋手法的基础上，采用固结行针法。针刺原则：以结为腧，固结行针，不留针。具体针法：常规消毒后，采用1.5～2寸的毫针，选取筋结处进针，可一孔多针，不留针。

3. 拔火罐

针后在针刺处拔火罐 10 分钟，隔天治疗 1 次，5 次为一个疗程。

【其他疗法】

（1）2％利多卡因注射液5 mL，加地塞米松注射液1 mL，行痛点封闭，每周 1 次，3 次为一个疗程。

（2）用小针刀松解筋结。

第十八节 股内收肌损伤

【疾病概述】

股内收肌损伤是指大腿内侧肌群受直接暴力或间接暴力引起的损伤以及长期保持某种体位引起的劳伤导致大腿内侧根部疼痛、活动不利等症状的一种病症。股内收肌包括耻骨肌、长收肌、短收肌、大收肌和股薄肌。耻骨肌髂腰肌与长收肌之间，起自耻骨梳及耻骨上支，纤维向外下后方，止于耻骨线，作用是使大腿屈曲、内收和外旋。长收肌位于耻骨肌的内下方，短腱起自耻骨上支，止于股骨粗线内侧唇的中 1/3，作用是内收大腿，并可使大腿外旋。短收肌起自耻骨下支，肌束走向下外方，止于股骨粗线内侧唇的 1/3，作用是可使大腿屈曲、内收。大收肌起于坐骨结节、坐骨下支和耻骨下支，止于收肌结节，作用是内收大腿。股薄肌起自耻骨下支的前面，肌束向下移行于长腱，在缝匠肌腱与半腱肌腱之间止于股骨粗隆内侧，作用是内收大腿，并可使腿屈曲和旋内。上述肌筋的损伤均可引起内大腿内侧疼痛。

【病因病机】

壮医认为，本病是由于内收肌劳损，肌筋失衡，筋结形成，横络盛加，阻塞两路，导致三气不得同步而引起。急性损伤多因骨盆外伤骨折、风湿病、跑跳，体育训练的劈腿、跨栏、骑马以及骑自行车滑跌时下肢被迫外展拉伤股内收肌肌群，使其起止点出现撕裂伤、出血、肌纤维断裂、渗出增多、刺激闭孔神经；或久居寒冷潮湿之所，受风寒侵袭，致内收肌变性、挛缩，使血供不足而致肌肉萎缩。

【临床诊断】

（1）有急慢性劳损史。

（2）大腿内侧疼痛为主，内收肌痉挛，耻骨上下支，股骨粗隆，坐骨结节，胫骨粗隆内下方压痛，或可触及硬结。

（3）内收肌抗阻试验结果为阳性：患者仰卧，双下肢屈膝屈髋，双足内侧靠近合并，足底着床，医者双手分置患者双膝内侧，缓缓由内向外压膝关节内侧，使大腿外展、外旋，并嘱患者内收大腿，患肢大腿内侧疼痛或加剧者为阳性。正常者可自行分

247

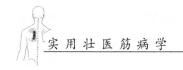

开大腿，与床面至多形成 10°~20°角。

（4）X 射线检查结果多为正常，部分可显示内收肌部位有钙化影。

【壮医摸结】

内收肌损伤的筋结形成以内收肌起止点、交叉点及肌腹为主。

常见的筋结有长收肌筋结、短收肌筋结、大收肌筋结、股薄肌筋结、耻骨肌筋结。

【壮医解结】

1. 经筋手法

手法的原则以松筋为主、解结为要。根据筋结大小、硬软及位置，采取轻以松解、中以解结、重以破结的措施。

患者取仰卧位，医者用肘部及拇指指腹顺着足三阴经筋从足到头方向全线松筋理筋。重点松解大腿内侧的长收肌筋结、短收肌筋结、大收肌筋结、股薄肌筋结和耻骨肌筋结等。

2. 经筋针法

经筋针法包括壮医火针法和固结行针法，寒证用壮医火针法，热证用固结行针法。

壮医火针法：在经筋手法的基础上，采用火针解结。具体针法：对查找到的筋结处进行常规消毒，将毫针针尖在酒精灯上烧红，迅速刺入治疗部位，得气后迅速出针。针刺的深度主要根据病情、体质、年龄、针刺部位肌肉的厚薄及神经、血管的分布而定。

固结行针法：在经筋手法的基础上，采用固结行针法。针刺原则：以结为腧，固结行针，不留针。具体针法：常规消毒后，采用 1.5~2 寸的毫针，选取筋结处进针，可一孔多针，不留针。

3. 拔火罐

针后在针刺处拔火罐 10 分钟，隔天治疗 1 次，5 次为一个疗程。

【其他疗法】

（1）中药热敷：桃仁 10 g，红花 10 g，苏木 10 g，泽兰 10 g，威灵仙 15 g，大黄 20 g。将上药加水 2000 mL，煮 20 分钟，用毛巾浸药水趁热敷于患处，每次热敷 20 分钟，每天 2 次，5 次为一个疗程。

（2）局部痛点封闭治疗。

第十九节　腘肌损伤

【疾病概述】

腘肌损伤是指腘肌损伤后出现腘窝深部酸痛，膝关节伸屈不适，过伸膝关节时疼痛加重的一种病症。据统计，约有 20% 膝关节病变伴有腘肌损伤。腘肌为一扁三角形肌，形成腘窝底的下部。该肌以一强劲的肌腱起自股骨外侧髁的外侧面，肌纤维斜向内下方，经腓侧副韧带和外侧半月板之间达到胫骨上端的后面，止于胫骨的比目肌线以上的骨面。腘肌对小腿的作用是屈和内旋小腿。当肢体负重时，其作用于股骨是一块固定大腿外旋的肌肉。其屈曲作用是在动作的早期先使股骨和外侧半月板外旋。当屈膝站起时，还可防止股骨和半月板向前滑动或脱位。在登山、爬坡、上楼时，每行走一步，大腿都要外旋而牵拉腘肌，长时间反复牵拉致腘肌损伤。

【病因病机】

壮医认为，本病是由于腘肌劳损，复感风寒湿毒邪，肌筋失衡，筋结形成，横络盛加，阻塞两路，导致三气不得同步而引起。当腘肌损伤后，出现变硬或与周围组织粘连，收缩牵扯而引起疼痛。剧烈运动后，可使损伤的腘肌及其筋膜充血水肿，炎性渗出增多，刺激紧贴其后经过的胫神经、血管而使疼痛加剧并向下放射。

【临床诊断】

（1）有膝关节急性、慢性损伤病史。

（2）腘窝深部酸痛，膝关节伸屈不适，过伸膝关节时疼痛加重。腘窝中央稍偏外下方，有深压痛，有的可向腓肠肌深部放射。胫骨内髁稍下骨缘多有压痛。

（3）膝关节 X 射线检查结果多为正常。

【壮医摸结】

腘肌损伤的筋结形成主要以在腘肌起止点及周围肌筋形成的筋结为主。

常见的筋结有腘肌筋结、内侧副韧带筋结、外侧副韧带筋结、腓骨短肌筋结、腓骨长肌筋结、膝外筋结、胫骨内髁筋结、腓肠肌筋结。

【壮医解结】

1. 经筋手法

第一步：患者取俯卧位，医者用肘部及拇指指腹顺着足三阳经筋从足到腰部方向全线松筋理筋。重点松解腘肌筋结、内侧副韧带筋结、外侧副韧带筋结、胫骨内髁筋结、腓肠肌筋结等。

第二步：患者侧卧位，医者用肘部及拇指指腹顺着足少阳经筋从足到头方向全线松筋理筋。重点松解腓骨短肌筋结、腓骨长肌筋结、膝外筋结等。

2. 经筋针法

经筋针法包括壮医火针法和固结行针法，寒证用壮医火针法，热证用固结行针法。

壮医火针法：在经筋手法的基础上，采用火针解结。具体针法：对查找到的筋结处进行常规消毒，将毫针针尖在酒精灯上烧红，迅速刺入治疗部位，得气后迅速出针。避免损伤胫神经。

固结行针法：在经筋手法的基础上，采用固结行针法。针刺原则：以结为腧，固

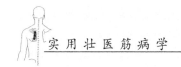

结行针，不留针。具体针法：常规消毒后，采用1.5~2寸的毫针，选取筋结处进针，可一孔多针，不留针。

3. 拔火罐

针后在针刺处加拔火罐10分钟，隔天治疗1次，5次为一个疗程。

【其他疗法】

（1）中药热敷：桃仁10 g，红花10 g，苏木10 g，泽兰10 g，威灵仙15 g，大黄20 g。将上药加水2000 mL，煮20分钟，用毛巾浸药水趁热敷于患处，每次热敷20分钟，每天2次，5次为一个疗程。

（2）用小针刀松解结筋。

第二十节　腘绳肌损伤

【疾病概述】

腘绳肌损伤是指腘绳肌受到过度牵拉出现损伤，日久失治，在损伤部位结疤、粘连，使大腿后部肌群僵硬，膝关节伸直受限，大腿后侧肿胀、疼痛的一种病症。因腘绳肌是人体最长的双关节肌，横跨髋关节和膝关节，其损伤又多影响两个关节，特别是膝关节的运动，而疼痛点也多在关节周围，故腘绳肌损伤常被认为是膝关节病变。尤其是与膝关节病、国绳肌损伤同时发病时，患者多诉膝关节疼痛及有活动障碍。

腘绳肌由股二头肌、半腱肌、半膜肌组成，位于大腿后侧，又称股后肌群。股二头肌有两个头，长头起于坐骨结节的上部，短头起于股骨粗线外侧唇的下部及外侧肌间隔。肌束向下，在下端二束相合形成肌腱，跨越腓侧副韧带的外侧，止于腓骨小头，其功能是伸股屈膝，并微使膝关节外旋。半腱肌位于大腿后内侧皮下，起自坐骨结节上部，与股二头肌长头的起腱相融合，肌束向下逐渐集中形成一长腱，止于胫骨粗隆的内侧面。半膜肌位于大腿后内侧皮下，起于坐骨结节的上外部，肌束向下，经膝关节的后内侧，止于胫骨内侧髁后方的横沟及腘肌筋膜，其功能是伸大腿、屈小腿及使小腿旋内。腘绳肌是股四头肌的协同肌，主要功能是屈膝。半蹲位时，膝关节处于135°以上时，即身体重心在前方时可伸膝，膝关节伸直时可伸髋，膝关节屈曲位时可使胫骨内转或外旋。腘绳肌的神经支配是来自腰第四、第五椎及骶第一至第三神经，大部分均来自坐骨神经的胫侧，而支配股二头肌短头的神经是来自坐骨神经的腓侧。

【病因病机】

壮医认为，本病是由于腘绳肌肌筋劳损，复感风寒湿毒邪，肌筋失衡，筋结形成，横络盛加，阻塞两路，导致三气不得同步而引起。直接外伤，从高处摔下，臀部、大腿后外侧触地或落在凸起之硬物上挫伤腘绳肌，或跑步、跳跃、做体操、跳舞等运动，如压腿、踢腿等动作或突然踏空，使腘绳肌猛烈收缩或过度牵拉，使腘绳肌上下附着点处撕伤，甚至肌腹断裂，修复过程与轻微拉伤伴行，易在伤处形成疤痕，压迫周围神经血管。或外伤使膝关节畸形，股骨和胫骨骨折，膝关节稳定性差，腘绳肌长期受不平衡力的牵拉，形成慢性劳损，在胫骨附着点处结疤粘连，牵拉刺激骨膜引起疼痛。

【临床诊断】

（1）外伤劳损史。

（2）大腿后侧肿胀，或有皮下瘀斑，局部压痛明显，触之肌腱紧缩、变硬。完全断裂者，可触到膨大的断端和凹陷，下肢不能伸直，后侧肌肉僵硬。腘绳肌骨面附着点压痛或有硬结。

（3）屈膝抗阻试验阳性：患者俯卧位，患侧膝关节屈曲至90°，医者一只手固定骨盆，另一只手按压小腿下段，令患者尽力屈膝，如疼痛加重或屈膝无力，则为阳性。

（4）直腿抬高试验阳性。

（5）X射线检查结果多为正常。

【壮医摸结】

腘绳肌损伤筋的结形成是以腘绳肌各肌筋的起止点、肌腹为主。

常见的筋结有腓肠肌筋结、比目鱼肌筋结、股二头肌筋结、半腱肌筋结、半膜肌筋结、内侧副韧带筋结、外侧副韧带筋结。

【壮医解结】

1. 经筋手法

以驱邪散瘀、松结止痛为治则。

操作方法：先运用拇指的指尖、指腹及拇指与其余四个手指的指合力，对病变区域的经筋线做浅、中、深3个层次松解，由浅至深，由轻至重，以切、循、按、摸、弹拨、推按、拔刮、掐掐、揉捏等手法进行松解。重点在于对病变部位股二头肌、半腱肌、半膜肌处肌筋进行松筋解结。然后再轻度拔伸，缓缓旋转，松解粘连。

2. 经筋针法

查找局部筋结点。皮肤进行常规消毒。用1寸毫针将针尖烧红至亮后快速点刺，深度达筋结，并重点处理腓肠肌筋结、比目鱼肌筋结、股二头肌筋结、半腱肌筋结、半膜肌筋结、内侧副韧带筋结、外侧副韧带筋结。

3. 拔火罐

针后在针刺处拔火罐10分钟，隔天治疗1次，5次为一个疗程。

【其他疗法】

（1）用武打将军酒20 mL浸湿棉花，并置于患处，用红外线灯局部加热，每次30分钟，5次为一个疗程。

（2）用小针刀松解局部形成的筋结。

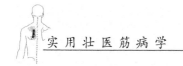

第二十一节　跗管综合征

【疾病概述】

跗管综合征是指因跗管狭窄引起胫后神经受压而出现足跟内侧及足底麻木等症状的一种病症。跗管是小腿内区及足底深部蜂窝组织间隙之骨纤维组织形成的通道，其中有肌腱、神经、血管通过。足部平常缺乏活动，突然增加活动量或踝关节反复扭伤，使跗管内肌腱摩擦而产生腱鞘炎，腱鞘继续肿胀，而跗管为骨纤维管，缺乏伸缩，不能膨胀，当管内压力增高时，产生胫后神经受压。

【病因病机】

壮医认为，本病是由于踝部肌筋劳损，复感风寒湿毒邪，筋结形成，横络盛加，阻塞两路，导致三气不得同步而引起。在未活动开或过度被动牵拉的情况下，如跑步、跳跃、做体操、跳舞等运动，使跗管内肌腱摩擦，腱鞘肿胀，而跗管为骨纤维管，缺乏伸缩，不能膨胀，当管内压力增高时，产生胫后神经受压出现足跟内侧及足底麻木疼痛。

【临床诊断】

（1）疼痛麻木区域限于足跟内侧及足底。

（2）叩击内踝后方，足部针刺感加剧；做足背极度背伸时，症状加剧。严重者出现足趾皮肤干燥、发亮，汗毛脱落及足底内在肌萎缩，走路跛行。

（3）X射线检查多结果为正常，少数病例可见距骨内侧有骨刺形成。

【壮医摸结】

跗管综合征的筋结形成以跗管周围肌筋形成筋结为主。

常见的筋结有足跟筋结、外踝筋结、内踝筋结、跗神经筋结、踝管筋结。

【壮医解结】

1. 经筋手法

以驱邪散瘀、松结止痛为治则。

操作方法：先运用拇指的指尖、指腹及拇指与其余四个手指的指合力，对病变区域的经筋线做浅、中、深3个层次的松解，由浅至深，由轻至重，以切、循、按、摸、弹拨、推按、拔刮、㧟掐、揉捏等手法进行松解。重点在于对病变部位足跟筋结、外踝筋结、内踝筋结、跗神经筋结、踝管筋结进行松筋解结。然后再轻度拔伸，缓缓旋转，松解粘连。

2. 经筋针法

查找局部筋结点。皮肤常规消毒后，用1寸毫针，将针尖烧红至亮后快速点刺。

重点处理足跟筋结、外踝筋结、内踝筋结、跖神经筋结、踝管筋结。

3. 拔火罐

针后在针刺处拔火罐 10 分钟，隔天治疗 1 次，5 次为一个疗程。

【其他疗法】

（1）用龙火筋痹散，加水、醋各等份，调匀后外敷；内服活络丸，每日 3 次，每次 6 克。

（2）外搽武打将军酒，在踝关节及其上下方用摩、揉、推、弹拨等手法进行按摩，并用指针刺激太溪、三阴交、申脉、内庭等穴位。

第二十二节 踝关节扭伤

【疾病概述】

踝关节扭伤是指包括韧带、肌腱、关节囊等软组织的损伤，以损伤部位疼痛、肿胀、皮下瘀血为主症的一种病症。踝关节周围有肌腱包绕，但缺乏肌肉和其他软组织遮盖。前面有胫前肌腱和伸拇、伸趾长肌腱及第三腓骨肌腱，后面主要为跟腱，内侧有胫后肌腱、屈拇和屈趾长肌腱，外侧有腓骨长、短肌腱。踝关节的功能主要是屈伸活动和持重。踝关节扭伤后，关节、关节囊、韧带、肌腱、局部皮肤、肌肉组织、血管和神经等均出现不同程度的损伤，导致局部出血、肿胀和疼痛。

【病因病机】

壮医认为，本病是由于关节扭伤，肌筋受损，筋结形成，致两路阻塞，导致三气不能同步而引起。

【临床诊断】

（1）有扭伤或劳损史。扭伤机制与扭伤部位有关，如足内翻扭伤为踝关节外侧韧带损伤。

（2）扭伤部位疼痛、肿胀，皮下瘀血，压痛明显。韧带完全断裂者，局部可触及凹陷缺损；患足功能障碍，疼痛性跛行；踝关节被动内翻、外翻并跖屈时，扭伤部位疼痛剧烈。如足内翻跖屈时，外踝前下方发生疼痛。

（3）X 射线检查可排除撕脱骨折。

【壮医摸结】

踝关节扭伤以与踝关节相关联的肌筋起点、止点以及相应的韧带损伤所形成的筋结为主。

常见的筋结有外踝筋结、足跟筋结、腓肠筋结、比目鱼肌筋结、内踝筋结、足底筋结、跖神经筋结、趾长伸肌筋结、踝管筋结。

【壮医解结】

1. 经筋手法

手法原则松筋为主、解结为要。

操作方法：先运用拇指的指尖、指腹及拇指与其余四个手指的指合力，对病变区域的经筋线做浅、中、深 3 个层次的松解，由浅至深，由轻至重，以切、循、按、摸、弹拨、推按、拔刮、拑掐、揉捏等手法进行松解。重点在于对病变部位足跟、腓肠肌、外踝、足底、内踝处肌筋进行松筋解结。然后再轻度拔伸，缓缓旋转，松解粘连。要注意避免二次损伤。

2. 经筋针法

查找足踝部筋结。偏内侧者，在足跟内侧定进针点；偏外侧者，在足跟外侧定进针点。皮肤常规消毒后，用 1 寸毫针，将针尖烧红至亮后快速点刺，不留针。重点处理外踝筋结、足跟筋结、腓肠筋结、比目鱼肌筋结、内踝筋结、足底筋结、跖神经筋结、趾长伸肌筋结、踝管筋结。

3. 拔火罐

针后在针刺处拔火罐 10 分钟，隔天治疗 1 次，5 次为一个疗程。

【其他疗法】

（1）药物疗法：内服三七片、跌打丸等药物；外用活络油、武打将军酒涂患处以消肿、散结、止痛。

（2）封闭疗法：可选择 2% 利多卡因注射液 2 mL，加地塞米松注射液 1 mL，行痛点封闭，每周 1 次，3 次为一个疗程。

第六章　其他筋病

第一节　慢性疲劳综合征

【疾病概述】

慢性疲劳综合征是指身体长期有原因不明的疲劳感觉或身体不适，并可伴有头晕、头痛、失眠、健忘、低热、肌肉关节疼痛和多种神经精神症状的一种病症。其临床表现主要体现在机体脑神经系统、心血管系统、骨骼肌肉系统功能的疲劳，其基本特征为长时间极度疲劳、休息后不能缓解、理化检查没有器质性病变。本病多发于20～50岁的人群，与长期脑力和体力劳动、饮食生活不规律、工作压力和心理压力过大等精神环境因素以及应激等造成的神经、内分泌、免疫、消化、循环、运动等系统的功能紊乱关系密切。

【病因病机】

壮医认为，本病是由于素体虚弱，谷道失运，水道不利，气道不足，肌筋失衡、横络盛加，以致肌筋产生广泛筋结，阻滞两路运行，故周身不适，肢节烦痛，失眠头痛等症状出现，久而久之，精神、肢体均出现重度疲劳感。

【临床诊断】

（1）有长期疲劳史。

（2）全身疲惫，四肢乏力，周身不适，活动迟缓。伴全身酸痛、头晕、失眠、心慌、易怒、记忆力下降，食欲减退，无饥饿感，便秘或大便次数增多，男子出现遗精、阳痿、早泄、性欲减退等症状，女子出现月经不调或提前闭经、性冷淡等症状。

（3）X射线检查及理化检查结果多显示正常。

【壮医摸结】

本病临床可查到广泛性的"筋结"，常见的筋结有腓肠肌筋结、比目鱼肌筋结、腘绳肌筋结、臀肌筋结、坐骨结节筋结、臀中肌筋结、臀上皮筋结、夹脊筋结、冈上肌筋结、肩胛提肌筋结、项韧带筋结、颞上线筋结、眶上筋结、大小圆肌筋结、菱形肌筋结、肩胛提肌筋结、枕大神经（风池）筋结、耳根筋结、颞上筋结等。

【壮医解结】

1. 经筋手法

手肘结合，针对十二经筋进行全线松解，使经筋体系的肌筋松软而舒筋活络，针对摸到的筋结，以点、按、揉、搓等手法重点施治，力求松筋解结。

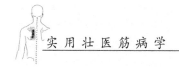

2. 经筋针法

以壮医火针法为主要治疗手段，将针尖置于酒精灯上烧红发白，针对以上触及的筋结点，快速刺入，"中结"后立即出针。手法必须快、准、稳，直达病所。

3. 拔火罐

针后在针刺处拔火罐，隔天 1 次，10 次为一个疗程。

【其他疗法】

（1）做全身肌肉拉伸训练。

（2）以武打将军酒外敷，配合红外线照射治疗。

第二节　神经衰弱

【疾病概述】

神经衰弱是指由于长期处于紧张和压力下，出现精神易兴奋和脑力易疲乏现象，常伴有情绪烦恼、易激惹、睡眠障碍、肌肉紧张性疼痛等症状的一种病症。目前大多数学者认为精神因素是造成神经衰弱的主因。凡是能引起持续的紧张心情和长期的内心矛盾，使神经活动过程强烈而持久地处于紧张状态，超过神经系统张力的耐受限度，即可发生神经衰弱。

【病因病机】

壮医认为，本病的发生与头部肌筋失衡有密切关系，壮医称头为"巧坞"，"巧坞乱"即总指挥部功能紊乱的意思，巧坞的不正常运行，肌筋的平衡也随之改变，人体心理、生理处于一个长期紧张的状况下，头部肌筋易出现紧张性状态，导致头部的相关肌筋失衡、挛缩、僵硬，形成筋结，横络盛加，阻塞两路，影响头部血液循环，血液中有害物质沉积于头部，影响脑细胞的正常工作。

【临床诊断】

（1）常见于长期疲劳工作及精神紧张的青年人。

（2）神经衰弱的表现形式有很大的差异，部分患者主诉用脑后倍感疲倦，常伴工作效率有一定程度的下降；部分患者在轻微的体力劳动后即感虚弱和极为疲乏，伴以肌肉疼痛或不能放松。

（3）常规理化检查及 X 射线检查结果多显示正常。

【壮医摸结】

神经衰弱的筋结形成主要以头颈部及腰背部形成筋结为主，头颈部常见的筋结有颞上线筋结、颞中线筋结、眶上筋结、大小皱眉肌筋结、肩胛提肌筋结、斜方肌筋结，腰背部常见的筋结有背阔肌筋结、斜方肌筋结、菱形肌筋结、十二肋骨筋结、臀上皮筋结、腰三横突筋结、腰大肌筋结、臀中肌筋结等。

【壮医解结】

1. 经筋手法

采取点、揉、按、摩、分筋、理筋等复式手法综合应用，在头部筋区、颈部筋区、背部筋区、腰臀部筋区进行松解。手法由轻到重，以患者耐受为限，直至筋结松软舒缓。

2. 经筋针法

可在筋结部位以壮医火针法治疗，重点在颞区及肋端区筋结施治。在胸腹部施针时，注意掌握深度，避免刺伤内脏。

3. 拔火罐

对颈部、背部及腰臀部，特别是膀胱经走行部位，施行拔火罐。隔日一次，10次为一个疗程。

【其他疗法】

(1) 药线点灸疗法：①常规取百会、印堂、头维、中冲、攒竹、劳宫、合谷、内关、间使、神门第等穴位。②随症加减，心脾不足加足三里穴、三阴交穴，肾阴虚加肾俞穴、腰阳关穴，肝阳上亢加太冲穴，血压偏高加曲池穴、上耳根穴（耳郭内侧上端处）。

(2) 以武打将军酒外敷，配合红外线照射治疗。

第三节　假性近视

【疾病概述】

青少年正处于生长发育成长时期，眼球内的睫状肌肌力充沛，但若使用眼的习惯不科学，致使睫状肌的调节视力产生疲劳乃至痉挛，这时晶状体的凸度加大，平行光线的焦点便移到视网膜之前，形成假性近视，即青少年早期的近视眼。假性近视如不及时防治，或防治失当，发展下去，则睫状肌痉挛可发展为眼球代偿变长，即成为真性近视。

【病因病机】

坐姿不正、光线不足是青少年近视发病的常见原因，随着社会发展，长时间上网、看电视、学习等也成为导致青少年视力下降的主要因素。壮族称眼睛为"勒答"，是天、地、人三气的精华所在。经筋相关资料记载，眼睛与手足三阳经筋有密切的关系，尤其是足太阳及足阳明经筋，分别于眼形成"目上网"及"目下网"。当长时间用眼时，会使眼周肌筋处于高度紧张状态，导致肌筋挛缩，筋结形成，进而影响眼部晶状体形状，形成近视。

【临床诊断】

（1）有长时间上网、看电视、看书史。

（2）近视眼最突出的症状是远视力降低，但近视力可正常。低度者常见视力疲劳，但不如远视眼的明显。高度近视由于注视目标距眼过近，集合作用不能与之配合，故多采用单眼注视，反而不会引起视力疲劳。由于近视眼视近时不需要调节，因此集合功能相对减弱，待到肌力平衡不能维持时，双眼视觉功能就被破坏，只靠一只眼视物，另一只眼偏向外侧，成为暂时性交替性斜视。

【壮医摸结】

青少年近视眼的经筋好发于眼眶周围的肌筋，可用手触检查法摸结，以双手拇指相配合，运用拇指指尖，切按、拨揉眼眶筋区，出现敏感、疼痛、发硬反应即为经筋穴位。

【壮医解结】

1. 经筋手法

治疗的重点在眼眶周围，以拇指指尖或偏锋对筋结点施按、压、点、揉等手法，使硬性筋结松解。

2. 经筋针法

贯彻"以痛为腧"的取穴原则，对筋结实施针刺疗法。眼为重要器官，在靠近眼球的筋结必须小心施针，如目内眦筋结，需用一只拇指将眼球推向外侧方可行针，不留针。针毕按压针孔 1～3 分钟，隔日治疗 1 次，10 次为一个疗程。

【其他疗法】

壮医药线点灸疗法：选用 4 号药线，在太阳、睛明、印堂、鱼腰、丝竹空、瞳子髎、风池、曲池、合谷等穴位施灸，隔日治疗 1 次，10 次为一个疗程。

第四节　周围性面瘫

【疾病概述】

周围性面瘫是指由于病毒感染致面神经管内面神经的非特异性炎症引起的周围性面肌瘫痪的一种病症。本病可发于任何年龄，以 20～40 岁的女青年居多。主要表现为患侧表情肌瘫痪，额纹消失，不能皱额抬眉，眼裂变大，不能闭合或闭合不全，闭眼时眼球向外上方转动，露出白色巩膜，鼻唇沟变浅，口角下垂，口角偏斜，鼓腮时漏气，等等。神经病变位于鼓索以上时，可出现同侧舌前 2/3 味觉丧失；膝状神经节受累时，还会出现乳突部疼痛、听觉过敏及外耳道感觉减退等症状。

【病因病机】

壮医认为，本病是由于患者劳累后复感风寒，湿毒邪阻滞三道两路，导致三气不得同步而引起。现代医学认为，受寒、病毒感染和自主神经功能不稳等可引起局部神经血管痉挛，导致面神经缺血水肿而致病。

【临床诊断】

（1）急性起病，病初可伴耳后乳突区、耳内和下颌角疼痛。

（2）一侧面部表情肌瘫痪为突出表现，口角㖞斜，流涎，讲话漏风，鼓腮和吹口哨漏气，食物滞留于病侧齿颊之间。可伴有味觉丧失，唾液减少，听觉过敏，患侧外耳道或鼓膜疱疹。

（3）一侧面部额纹消失，睑裂变大，鼻唇沟变浅平，病侧口角低垂，示齿时口角歪向健侧，做鼓腮和吹口哨动作时，患侧漏气。不能抬额、皱眉，眼睑闭合无力或闭合不全。闭目时眼球向上外方转动，显露白色巩膜，称 Bell 征。

（4）头部 MRI 或 CT 检查结果一般为正常。

【鉴别诊断】

（1）格林-巴利综合征：可有周围性面瘫，多为双侧性，少数在起病初期也可表现为单侧，随病程逐渐发展为双侧。应有其典型表现如对称性四肢迟缓性瘫痪。

（2）中枢性面瘫：中枢性面瘫主要是中枢神经颅内的病变引起的，多数情况下会兼有肢体症状，比如半身不遂、运动不利。面部瘫痪的肌肉主要是在眼睛以下的部分，出现口角㖞斜、腮帮子没劲等，但是绝对不会出现额纹消失或者减退。周围性面瘫仅出现患侧面部肌肉瘫痪，出现额纹变浅或者消失。

【壮医摸结】

壮医经筋摸结可在患侧面部肌筋如大皱眉肌、上提唇肌、颧肌、咬肌、口轮匝肌、降口角肌、降下唇肌等处触及筋结，常见的筋结为皱眉肌筋结、咬肌筋结、上提唇肌筋结。

【壮医解结】

1. 经筋手法

治疗的重点在患侧面部肌筋，以拇指指尖或偏锋对筋结点施按、压、点、揉等手法，使硬性筋结松解。对颧肌、提上唇肌、降口角肌等可提捏的小肌，尽可能采用提捏捻转手法加以施治；对咬肌用切按法及切拨法。

2. 经筋针法

贯彻"以结为腧"的取穴原则，对筋结点实施针刺疗法，如筋结较大者可采用火针消结。

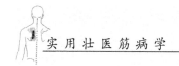

3. 拔火罐

患侧面部采用闪火拔罐法。

【其他疗法】

（1）红外线照射或局部热敷治疗，有利于改善局部血液循环、消除神经水肿。

（2）壮医药线点灸疗法：选用 4 号药线，在患者的太阳、睛明、印堂、鱼腰、丝竹空、地仓、颊车、下关、迎香、翳风、瞳子髎、风池、曲池等穴位施灸，隔日治疗 1 次，10 次为一个疗程。

第五节　不明原因下肢软瘫

【疾病概述】

下肢软瘫是一种病因未明的神经元变性疾患。临床表现主要是两下肢渐进性的乏力乃至瘫痪，多伴肢体肌筋萎软、萎缩及感觉减退等。

【病因病机】

壮医认为，本病是由于腰部肌筋劳损，复感风寒湿毒邪，筋结形成，横络盛加，阻塞三道两路，使三气不得同步引起。中医认为，外邪入侵机体，导致经络阻滞，尤其是导致经络之海的冲脉"下温足胫"的机能障碍。《灵枢·动输》云："冲脉者，十二经之海也，与少阴之大络，起于肾下，出于气街，循阴股内廉……入足下，其别者，邪（斜）入踝……注诸络，以温足胫。"

【临床诊断】

（1）患肢毛孔较正常人的粗显，下肢厥冷，皮肤温度降低，肤色苍白。

（2）肢体肌筋萎软、萎缩，感觉减弱，主动运动功能降低乃至丧失，步行艰难。

（3）各项辅助检查结果多为正常。

【鉴别诊断】

（1）脊髓髓内肿瘤：隐袭起病，逐渐进展，早期可有节段性分离性感觉障碍，随肿瘤长大而出现横贯性脊髓损害的症状，膀胱功能障碍较早出现，腰椎穿刺常提示椎管有阻塞，脑脊液蛋白含量增多。脊髓 CT 扫描或 MRI 检查可明确诊断。

（2）肌萎缩侧索硬化症：隐袭起病，逐渐进展，上肢肌无力和肌萎缩，可有后组脑神经功能障碍，容易鉴别。

【壮医摸结】

不明原因下肢软瘫的筋结好发于腰部深部的肌筋，如腰大肌、髂肋肌、下肢内侧肌群及下肢后侧肌群等。可用手触检查法摸结，以双手拇指相配合，运用拇指指尖切按、拨揉眼眶筋区，出现敏感、疼痛、发硬反应即为经筋穴位。采用足三阴及足三阳的多维检查法，详细做各经筋的循经检查时，常见足三阳经及足少阴经呈节段性的筋结形成。其中，足小腿、大腿及腰腹的气街节段性筋结尤为突出。从经筋学的角度来看，腰腹深部的筋结形成，乃是下肢不明原因性软瘫的主要根源。因为腰腹深筋形成筋结之后，既形成横络盛加，使经络之海的冲脉"下温足胫"发生阻滞。

常见的筋结有腰大肌筋结、腹股沟筋结、腘绳肌筋结、腓肠肌筋结。

【壮医解结】

1. 经筋手法

医者先用滚法对足三阴三阳经从下肢至腰部进行全面松筋，使局部肌筋充分放松、发热。然后用肘关节之鹰嘴（尖）、肱骨内髁（钝）、前臂尺骨面（硬）、前臂内侧面（软）4 个部位顺着病变部位的经筋线采取全线按、揉、点、推、弹拨、捏拿等分筋理筋手法松解，重点是对腰大肌点按、弹拨以松筋解结。

2. 经筋针法

壮医火针疗法：选取腰部进针，针向脊柱方向。

操作方法：皮肤常规消毒后，用 3 寸毫针，将针尖烧红，快速刺向腰大肌（腰痛最明显处）2～3 针。

3. 拔火罐

针后在针刺处拔火罐，隔日 1 次，5 次为一个疗程。

第六节 中风后遗症

【疾病概述】

中风后遗症是指一组以脑部缺血或出血性损伤为主要临床表现的疾病。本病主要分为出血性中风（脑出血或蛛网膜下腔出血）和缺血性中风（脑梗死、脑血栓形成）两大类。主要后遗症为运动障碍、认知障碍、言语吞咽障碍、偏瘫等。多发生于 50 岁以后，男性略多于女性。

【病因病机】

壮医认为，本病是由于患者体虚劳损，复受风寒湿毒邪，阻塞两路，使三气不得同步引起。中医认为，中风后遗症主要是由于脑卒中之后气虚血瘀，脉络瘀阻，风痰阻络，或肝肾亏虚，精血不足，筋骨失养所致。现代医学认为，本病主要是因为脑血管意外之后，脑组织缺血或受血肿压迫、推移及脑水肿等而使脑组织功能受损。

【临床诊断】

（1）肢体功能障碍主要表现为偏瘫侧感觉和运动功能障碍。

（2）部分患者伴有精神和认知障碍、言语功能障碍、吞咽功能障碍。

（3）其他症状如头疼、眩晕、恶心、失眠、多梦、注意力不集中、耳鸣、眼花、多汗、心悸、步伐不稳、颈项酸痛疲乏、食欲不振、记忆力减退、痴呆、抑郁等。

（4）结合头颅 CT 或 MRI 检查可诊断。

【鉴别诊断】

痉证：是以项背强直，四肢抽搐，甚则角弓反张为主症的病证，并可见于多种疾病的过程中。而中风可兼有筋脉拘急，口眼㖞斜，半身不遂，清醒后多有后遗症，可以鉴别之。

【壮医摸结】

中风后遗症的筋结形成循《黄帝内经》中描述左而右、右而左的"维筋相交"关系，指出"从左至右，右目不开，上过右角，并跷脉而行，左络于右，故伤左角，右足不用，命曰维筋相交"，阐明了中风的病变部位同肢体阳性体征的交叉关系。壮医经筋摸结以病变侧头部及肢体对侧摸结为主。

常见的筋结有颞部筋区及偏瘫肢体经筋线上形成的筋结。

【壮医解结】

中风在壮医属火路疾病，治疗分五个步骤：①开窍醒神；②放血治风；③拉筋柔节；④温筋散节；⑤功能训练。

1. 经筋手法

医者先用滚法对病变区头部及偏瘫肢体进行全面松筋，然后用肘关节之尖（鹰嘴）、钝（肱骨内髁）、硬（前臂尺骨面）、软（前臂内侧面）4个部位顺着病变部位的经筋线采取全线按、揉、点、推、弹拨、捏拿等分筋、理筋手法进行松筋解结。

2. 经筋针法

贯彻"固结行针"的原则。医者左手固定筋结，右手持2寸或3寸的毫针，对准筋结快速进针，以"中结调气"为目的，可根据不同筋结选用一孔多针、局部多针、透针穿刺、移行点刺、尽筋分刺、轻点刺络等多种针法，以针刺部位出现酸、麻、胀的感觉或传电感为宜，不留针。

如属寒证，可采用壮医火针法。操作方法：在选定的筋结部位上常规消毒，然后右手持2寸或3寸的毫针，将针尖在酒精灯上烧红，迅速刺入治疗部位，得气后迅速出针。

3. 拔罐法

针后在针刺部位上施闪火拔罐法，隔日1次，10次为一个疗程。

【其他疗法】

1. 中医醒脑开窍针法及高压氧治疗。

2. 配合现代康复训练。

第七节 小儿脑瘫

【疾病概述】

小儿脑瘫是指小儿内脑发育尚未成熟阶段，由于非进行性脑损伤所致的各运动功能障碍为主症的综合征。病变部位在脑，累及四肢，常伴有智力缺陷、行为异常、精神障碍及视、听觉、语言障碍等症状，属中医"五迟症""痴呆"等范畴。重度弱智者，终身需要别人护理。

【病因病机】

壮医认为，本病是由于先天禀赋不足及后来感受毒邪，筋结形成，横络盛加，阻滞三道两路，导致三气不得同步而引起。本病常见的病因有父母亲吸烟、酗酒、吸毒，母亲患精神病，孕期患糖尿病、妊娠期高血压疾病，早产、有流产史、双胎或多胎等，胎儿发育迟缓，宫内感染，宫内窘迫，胎盘早剥，胎盘功能不良、产钳分娩产程长、早产儿或过期产儿低出生体重儿，出生后窒息及吸入性肺炎，缺氧缺血性脑病、核黄疸、颅内出血、感染、中毒及营养不良等。

【临床诊断】

（1）表现为运动发育迟缓，比同龄儿童明显落后，病儿的肢体很少动作，特别是下肢更为明显，常表现为偏瘫、双侧瘫、四肢瘫等。由于自主运动困难，动作僵硬、不协调，常出现异常的运动模式。

（2）锥体外系或基底节有病变时，主要表现为异常动作、运动增强、手足蠕动症、舞蹈症、肌强直；小脑有病变时，出现共济失调、肌张力低下；大脑广泛病变时，出现肌肉强直、震颤等。

（3）以上症状持续4个月以上，排除其他器质性病变者可诊断。

【鉴别诊断】

（1）进行性脊髓肌萎缩症：多见于婴儿期，出生3～6个月后出现症状，少数患儿出生后即有异常，表现为上下肢呈对称性无力，肌无力呈进行性加重，肌萎缩明显，腱反射减退或消失，常因呼吸肌功能不全而反复患呼吸道感染，患儿哭声低微，咳嗽无力，肌肉活组织检查可助确诊。本病不会并发智力低下，面部表情机敏，眼球运动灵活。

（2）先天性肌弛缓：患儿出生后即有明显的肌张力低下，肌无力，深腱反射低下或消失的现象。平时常易并发呼吸道感染。本病有时被误诊为张力低下型脑瘫，但后者腱反射一般能引出。

【壮医摸结】

小儿脑瘫筋结的形成全身都有分布，但以头部火路及脊柱旁夹脊穴为主，壮医经

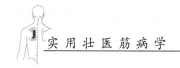

筋摸结主要以头部软性筋结及脊柱形成的筋结为主，一般以软性筋结为主。如果伴有四肢痉挛或萎缩，可配合全身手三阳、足三阳摸结。

【壮医解结】

1. 经筋手法

医者先用滚法对患者全身全面松筋，然后顺着病变部位的经筋线采取全线按、揉、点、推、弹拨、捏拿等分筋、理筋手法进行松筋解结。

2. 经筋针法

贯彻"固结行针"的原则。医者左手固定筋结，右手持2寸或3寸的毫针，对准筋结快速进针，选用一孔多针、局部多针、透针穿刺、移行点刺、尽筋分刺、轻点刺络等多种针法，不留针。

如筋结大且硬者可采用壮医火针法。操作方法：对选定的筋结部位进行常规消毒，然后右手持2寸或3寸的毫针，将针尖在酒精灯上烧红，迅速刺入治疗部位，得气后迅速出针。

3. 拔罐法

在脊柱旁施闪火拔罐法，隔日1次，5次为一个疗程。

【其他疗法】

（1）配合补肾健脾壮药内服。

（2）进行现代脑瘫康复训练。

第八节　筋性腹痛

【疾病概述】

筋性腹痛症是指腹部的肌筋病变所致的腹痛症。腹部是指躯体的胸肋以下、耻骨上缘以上的腹腔。腹腔内的实质性器官较多，既有消化系统的食道、胃、十二指肠、空肠、结肠、回肠、阑尾、直肠、肝、脾、胰腺、胆囊、胆道，以及后腹腔的肾脏、肾上腺、肾盂、输尿管等。就腹部的皮、肉、筋、脉等的组织结构而言，它虽然不属于一个独立的实质器官，但它无疑是腹部组织结构整体中的组成成分，腹部肌筋病变对脏器发生不可避免的影响。

【病因病机】

壮医认为，本病是由于腹部肌筋劳损，复感风寒湿毒邪，筋结形成，横络盛加，阻塞三道两路，导致三气不得同步而引起，尤其是以阳明经腹段筋结压迫冲脉、腹缓筋导致腹痛更为多见。

【临床诊断】

（1）位置比较恒定，多有定位反复发作病史。以钝痛性质表现为主，与气候骤变、劳动劳累关系密切，而与饮食无明显关系。

（2）可于疼痛部位，触察到病态肌筋的阳性体征。医者触及筋结时，与病人产生的异常感觉呈同步性反应。

（3）相关检验及辅助检查结果多为正常。

【鉴别诊断】

器质性腹痛：一般而言，筋性腹痛的疼痛与典型的脏器病变疼痛性质有所区别，同时缺乏脏器功能失常的主要症状表现及有关检查的阳性体征。以腹部受凉的腹痛为例，其主要是腹部肌筋挛缩，虽可伴有肠道的蠕动性增强，但各项相关检验及辅助检查结果多为正常。

【壮医摸结】

筋性腹痛的筋结形成以腹部浅筋膜、腹部半月线、腹白线、腹外斜肌、腹内斜肌、腹横肌、腹腔深部的缓筋区形成的筋结为主。常见的筋结在腹缓筋区。

常见有腹缓筋区筋结、腰大肌筋结。

【壮医解结】

1. 经筋手法

采用点、揉、按、摩、分筋、理筋等复式手法综合应用对腹部及腰背部肌筋，进行广泛的松筋解结。重点松解腹部浅筋膜、腹部半月线、腹白线、腹外斜肌、腹内斜肌、腹横肌、腹腔深部的缓筋区和腰大肌筋结等。手法轻柔，忌暴力，以免损伤内脏。

2. 经筋针法

对腹部及腰骶部的筋结点，以固结行针法，重点对腹部浅筋膜、腹部半月线、腹白线、腹外斜肌、腹内斜肌、腹横肌、腹腔深部的缓筋区。筋结较大且硬者，如腰大肌筋结，可采用火针疗法，火针解结，促进气血调和、筋脉和调。

3. 拔火罐

在腰骶部拔火罐，隔日治疗1次，5次为一个疗程。

第九节　心脏神经症

【疾病概述】

心脏神经症（又称神经官能症）是以心血管系统功能失常为主要表现，常见有心悸、心前区疼痛、胸闷、气短、呼吸困难、头晕、失眠、多梦等症状。大多发生于中年女性，尤其是更年期妇女。

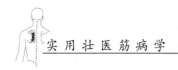

【病因病机】

壮医认为，本病是由于诸虚劳损，复感风寒湿毒邪，筋结形成，阻塞两路，使三气不得同步引起。现代医学认为，由于焦虑、紧张、情绪激动、精神创伤等因素的作用，中枢的兴奋和抑制过程发生障碍，受自主神经调节的心血管系统也随着发生紊乱。此外，过度劳累，体力活动过少，循环系统缺乏适当锻炼，以致稍活动或劳累即不能适应，因而产生过度的心血管反应。

【临床诊断】

（1）以中年女性多见，出现心血管系统的症状多种多样，时轻时重。一般由焦虑、情绪激动、精神创伤或过度劳累诱发。

（2）临床以心悸、心前区疼痛、胸闷、气短、呼吸困难、头晕、失眠、多梦等为主症。

（3）体格检查常无特殊发现。患者多呈焦虑状态或紧张表情，血压可正常或轻度升高。心脏听诊时可有心率增快、心音增强，偶有早搏（期前收缩）出现。

（4）心电图常表现为窦性心动过速，部分患者出现 ST 段压低或水平性下移，T波低平、双相或倒置，多在 Ⅱ、Ⅲ、aVF 或 V4－V6 导联出现，并经常发生变化，心得安试验阳性。运动试验阳性者亦不少见。心电图 ST－T 波改变恢复正常，并使运动负荷试验转为阴性。

【鉴别诊断】

心脏神经官能症的诊断需在排除心脏器质性病变的基础上做出，诊断时宜慎重。应排除内分泌性疾病，如甲状腺功能亢进、嗜铬细胞瘤及器质性心脏病如冠心病、心肌病或病毒性心肌炎等。冠心病患者的胸部不适常与活动或体力劳动有关，普萘洛尔试验呈阴性，运动试验呈阳性；心肌病患者心脏超声检查阳性；病毒性心肌炎患者多有上感病史，急性期血清心肌酶升高可供鉴别。

【壮医摸结】

心脏神经官能症的筋结形成与颈椎、胸椎骨错位、筋出槽有密切关系，壮医经筋摸结以颈部、前胸、后背肌筋形成的筋结为主，尤其是颈部三个交感神经节点筋结触及可出现心脏症状，以松解后心脏症状减轻为特点。

【壮医解结】

1. 经筋手法

采用点、揉、按、摩、分筋、理筋等复式手法综合应用对颈部及胸背部肌筋，进行广泛的松筋解结。重点松解颈椎、胸椎旁肌筋。如果有骨错缝，可采用手法复位修正。

2. 经筋针法

对颈部及胸背部的筋结，行固结行针法。筋结较大且硬者，可采用火针解结，疏通两路，促进气血调和、筋脉和调。注意避免穿透胸腔，引起气胸。

3. 拔火罐

在颈部、胸背部拔火罐，隔日治疗 1 次，5 次为一个疗程。

【其他疗法】

（1）部分患者有抑郁症者配合心理疏导及抗抑郁治疗。

（2）采用传统针刺及电针治疗。

第十节 高血压

【疾病概述】

高血压是指循环系统内血压高于正常而言，通常指体循环动脉血压增高引起的一种临床综合征。在未使用抗高血压药的情况下，收缩压大于140 mmHg和（或）舒张压大于90 mmHg。患者既往有高血压史，目前正在用抗高血压药，血压虽然低于140 mmHg/90 mmHg，但是亦应诊断为高血压。正常人的血压随内外环境变化在一定范围内波动。血压水平随年龄逐渐升高，以收缩压更为明显，但50岁后舒张压呈现下降趋势，脉压也随之加大。

【病因病机】

壮医认为，本病是由于情志不佳、饮食内伤、失血劳倦等病因，引起风、火、痰、瘀上扰清窍，致两路不通、三气不得同步而致病。现代医学认为，本病与遗传因素、环境因素、年龄因素、体质因素、饮食习惯有关。

【临床诊断】

（1）早期可能无症状或症状不明显，仅仅会在劳累、精神紧张、情绪波动后发生血压升高，并在休息后恢复正常。随着病程延长，血压明显的持续升高，逐渐会出现头痛、头晕、注意力不集中、记忆力减退、肢体麻木、夜尿增多、心悸、胸闷、乏力等。

（2）当血压突然升高到一定程度时甚至会出现剧烈头痛、呕吐、心悸、眩晕等症状，严重时会发生神志不清、抽搐。

【鉴别诊断】

（1）慢性肾脏疾病：早期均有明显的肾脏病变的临床表现，在病程的中后期出现高血压。肾穿刺病理检查有助于诊断慢性肾小球肾炎，多次尿细菌培养和静脉肾盂造影对诊断慢性肾盂肾炎有价值。糖尿病肾病者均有多年糖尿病病史。

（2）嗜铬细胞瘤：高血压呈阵发性或持续性。典型病例常表现为血压的不稳定和阵发性发作。发作时除血压骤然升高外，还有头痛、心悸、恶心、多汗、四肢冰冷和

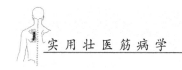

麻木感、视力减退、上腹或胸骨后疼痛等。典型的发作可由于情绪改变如兴奋、恐惧、发怒而诱发。血和尿儿茶酚胺及其代谢产物的测定、胰高糖素激发试验、酚妥拉明试验、可乐定试验等药物试验有助于做出诊断。

【壮医摸结】

高血压病的筋结形成以头部及颈部肌筋筋结为主，头部筋结主要以分布于火路、足厥阴经筋及足少阳经筋为主，一般为软性筋结；颈部肌筋以颈斜角肌及胸锁乳突肌形成的筋结为主。

常见的筋结有胸锁乳突肌筋结、颈斜解肌筋结、颈中交感神经筋结、百会区筋结。

【壮医解结】

1. 经筋手法

采用点、揉、按、摩、分筋、理筋等复式手法综合应用对颈部及头部肌筋，进行广泛的松筋解结。重点松解督脉、足厥阴经筋、足少阳经筋、颈部及头部。如果有颈椎骨错缝可采用手法复位修正。

2. 经筋针法

对颈部的筋结，行固结行针法。对软性筋结以放血为主，舒张压高者放血位置在囟门以下筋结点，收缩压高者放血位置在囟门以上的筋结点，肝火旺盛者配合肝胆经放血排毒。筋结较大且硬者，可采用火针疗法，火针解结，疏通两路，促进气血调和、筋脉和调。对头部筋结采用放血疗法。

3. 拔火罐

在颈部拔火罐，隔日治疗 1 次，5 次为一个疗程。

【其他疗法】

（1）对手法及针法无效者应做进一步检查及根据患者病情合理使用降压药。

（2）中医传统针灸治疗。

（3）采用注射针头在火路（督脉）头部分割点放血，有较好的降血压效果。

第十一节　痛风性关节炎

【疾病概述】

痛风性关节炎是指由于尿酸代谢障碍而使血清中尿酸含量增高，尿酸盐沉积在关节囊、滑囊、软骨、骨质和其他组织中而引起的病损及炎症。好发于 40 岁以上男性，多见于第一跖趾关节，也可发生于其他关节，尤其是踝部与足部关节。

【病因病机】

壮医认为，本病是由于风寒湿毒邪侵袭人体、阻滞三道两路，留滞关节，使三气不得同步引起。现代医学认为，本病是由于长期嘌呤代谢障碍、血液中尿酸含量增高引起。血液中尿酸浓度如果达到饱和溶解度，这些物质最终形成结晶体，积存于软组织中，最终导致身体出现炎症反应。痛风可以由饮食、天气变化如温度和气压突变、外伤等多方面引发。尿酸盐沉积在关节、滑囊、肌膜、皮下和其他组织内，引起局部组织坏死及纤维组织增生。在关节病变中，首先侵犯骨端，继而引起关节腔内滑膜炎性反应。久之，则使滑膜增厚、软骨面变薄、消失，骨端破坏吸收，边缘骨质增生，最终形成纤维性强直。尿酸盐沉积过多的部位，局部形成痛风石。

【临床诊断】

（1）临床以疼痛为主症。痛风发作多始于手足的指关节，尤其是第一趾近趾关节突发的激剧关节痛（其次为踝关节、足关节、髋关节）。

（2）局部红肿。急性期可持续 2 周左右，以后症状减轻。但一年左右又再次发作，且间隔时间逐渐缩短。20％～50％的患者可见痛风结节。

（3）X 射线检查见早期骨质无明显改变，晚期由于尿酸盐沉积，可见痛风石的圆形阴影。

（4）关节液镜检可发现有吞噬尿酸结晶的多核白细胞。

（5）经秋水仙碱治疗后症状明显改善。

【鉴别诊断】

类风湿性关节炎：当痛风累及多个关节时，常被误诊为类风湿性关节炎。需要通过仔细分析病史，检测类风湿因子，甚至做病理检查鉴别。

【壮医摸结】

痛风性关节炎的筋结形成全身均可出现，以关节附近的肌筋为主，第一趾近趾关节及踝、足等部位的关节附近，以红肿压痛明显者多见。

【壮医解结】

1. 经筋手法

采用点、揉、按、摩、分筋、理筋等复式手法综合应用对形成筋结肌筋进行广泛的松筋解结。如为急性期有关节红肿者，不宜进行手法治疗。

2. 经筋针法

对触及的筋结以固结行针或局部放血。筋结较大且硬者，可采用火针疗法，火针解结，疏通两路，促进气血调和。

3. 拔火罐

针后在针刺处施拔火罐治疗，隔日治疗 1 次，5 次为一个疗程。

【其他疗法】

（1）急性期首选的止痛药物，如双氯芬酸钠、塞来昔布、美洛昔康等，症状控制

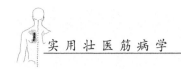

后停药。用药期间，注意监测血肌酐水平。非甾类抗炎药无效时，可考虑应用秋水仙碱，开始时小量口服，直至症状缓解或出现药物副作用时停药，用药期间要监测不良反应。如果有肾功能不全的患者，急性期可以考虑应用糖皮质激素。

（2）抑制尿酸生成的药物如别嘌呤醇，根据尿酸水平从小剂量开始逐渐加量。促进尿酸排泄的药物有苯溴马隆。

第十二节 筋性梅核气

【疾病概述】

梅核气是指咽喉中有异常感，咳之不出，吞之不下，但不影响进食为特征的一种病证。如梅核塞于咽喉，咳之不出，咽之不下，时发时止为特征。多发于青年人，以女性居多。

【病因病机】

壮医认为，本病是风寒湿毒邪侵袭人体阻滞三道两路，留滞咽喉，使三气不得同步引起。中医认为，本病主要因情志不畅，肝气郁结，循经上逆，结于咽喉或乘脾犯胃，运化失司，津液不得输布，凝结成痰，痰气结于咽喉引起。

【临床诊断】

（1）咽部异常感觉，如痰黏感、蚁行感、灼热感、梗阻感、异物感等为主要症状，但不碍饮食。症状的轻重与情志的变化有关。

（2）检查咽喉各部所见均属基本正常，也可见慢性咽喉炎。

（3）其他咽喉疾病引起的不适，基本无梅核气现象，且可检查出咽喉内病灶。

【鉴别诊断】

梅核气应与虚火喉痹，咽喉及食道肿物相鉴别。虚火喉痹觉有异物刺痛感，并觉咽喉干燥，常有发出"吭喀"声音的动作，症状与情志变化关系不大；检查时可见咽喉黏膜呈微暗红色，喉底有淋巴滤泡增生。咽喉及食道肿瘤，吞咽困难，有碍饮食，肉眼检查或X射线钡剂透视可发现肿瘤。

【壮医摸结】

梅核气筋结形成以颈部喉结两旁肌筋形成为主。颈部肌筋以颈斜角肌及胸锁乳突肌形成的筋结为主，颈部三个颈交感神经节也较常见。

常见筋结有胸锁乳突肌筋结、颈斜解肌筋结、颈中交感神经筋结。

【壮医解结】

1. 经筋手法

用手法（点、揉、按、摩、分筋、理筋等复式手法综合应用）对形成的筋结肌筋，

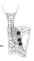

进行广泛的松筋解结。

2. 经筋针法

对触及的筋结可采用火针疗法，以火针解结，疏通两路，促进气血调和。隔日治疗1次，5次为一个疗程。

【其他疗法】

（1）保持心情舒畅，少食煎炒辛辣食物，加强体育锻炼，增强体质。

（2）壮医药线点灸疗法。

第十三节 筋性胃痛

【疾病概述】

胃脘痛又称胃痛，是指上腹部近心窝处常发生反复性疼痛为主的病症。筋性类胃脘痛是因胃脘部肌筋病变引起的疼痛，是诸多筋性病变中，类似脏腑病症表现的一种。

【病因病机】

壮医认为，本病是风寒湿毒邪侵袭人体阻滞谷道，使三气不得同步引起。中医认为，本病是胃气阻滞，胃失和降，不通则痛。早期多为实证；后期常表现为脾胃虚弱，以虚实夹杂多见。

【临床诊断】

（1）以中青年人居多，多有反复发作病史，发病前多有明显的诱因，如天气变化、恼怒、劳累、暴饮暴食、饥饿、饮食生冷干硬及辛辣之物、吸烟、喝酒或服用有损脾胃的药物等。

（2）上腹胃脘部近心窝处发生疼痛，其疼痛有胀痛、刺痛、隐痛、剧痛等性质的不同。

（3）常伴食欲不振，恶心呕吐，嘈杂泛酸，嗳气吐腐等上胃肠道症状。

（4）胃镜检查结果多为正常。

【鉴别诊断】

心绞痛与胃痛具有明显的区别。心绞痛：多见于老年人，为当胸而痛，其多刺痛，动辄加重，痛引肩背，常伴心悸气短、汗出肢冷，病情危急，其病变部位、疼痛程度与特征、伴随症状及其预后等方面，与胃痛有明显区别。胁痛：是以胁部疼痛为症状，可伴发热恶寒，或目黄肤黄，或胸闷太息，极少伴嘈杂泛酸，嗳气吐腐。肝气犯胃的胃痛有时亦可攻痛连胁，但仍以胃脘部疼痛为症状。

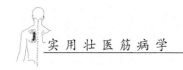

【壮医摸结】

筋性胃痛筋结形成以剑突下及胃脘部肌筋为主，以足阳明经筋和足少阴经筋形成的筋结为主。

常见筋结有：胃脘区筋结

【壮医解结】

1. 经筋手法

用手法（点、揉、按、摩、分筋、理筋等复式手法综合应用）对形成的筋结肌筋进行广泛的松筋解结。

2. 经筋针法

对触及的筋结可采用火针疗法，以火针解结，疏通两路，促进气血调和。

3. 拔火罐

在针处施拔火罐治疗。隔日治疗 1 次，5 次为一个疗程。

【其他疗法】

（1）腹针疗法。

（2）壮医药线点灸疗法。

第十四节　颈胃综合征

【疾病概述】

颈胃综合征是颈椎退变，骨质增生，刺激颈段交感神经机能亢进，同时反射导致胃交感神经机能增高，而出现颈胃病症的症候群。

【病因病机】

壮医认为，本病是颈部肌筋劳损，复感风寒湿毒邪侵袭人体阻滞三道两路，使三气不得同步引起。

【临床诊断】

（1）多表现为颈项强痛、僵硬、疲软不适，常伴头痛、头晕、眼胀耳鸣、心烦失眠等，同时出现咽喉异感、胃脘胀痛，或伴灼热泛酸、恶心欲呕、嗳气频作等症状。

（2）颈椎 X 射线检查或 CT 检查可见颈椎退变、颈椎骨质增生等。

【壮医摸结】

颈胃综合征筋结形成以颈部及胃脘部肌筋为主，以足阳明经筋和足少阳经筋形成的筋结为主。

常见筋结有肩胛提肌筋结、胸锁乳突肌筋结、颈斜解肌筋结、颈中交感神经筋结、胃脘区筋结。

【壮医解结】

1. 经筋手法

用手法（点、揉、按、摩、分筋、理筋等复式手法综合应用）对形成的筋结肌筋进行广泛的松筋解结。

2. 经筋针法

对触及的筋结可采用火针疗法，以火针解结，疏通两路，促进气血调和。

3. 拔火罐

在针处施拔火罐治疗。隔日治疗 1 次，5 次为一个疗程。

【其他疗法】

（1）颈部夹脊电针疗法。

（2）壮医药线点灸疗法。

第十五节　筋性肾绞痛

【疾病概述】

筋性病变发生于腰部肾区，出现同肾绞痛类似的症状，称为筋性类肾绞痛。本症好发青壮年男性，多在腰部肌筋劳损基础上，夏季夜卧于地板、潮湿环境，受寒及湿气所伤引起。

【病因病机】

壮医认为，本病是由于腰部肌筋劳损，复感风寒湿毒邪侵袭人体阻滞三道两路，使三气不得同步引起。

【临床诊断】

（1）除了绞痛的程度、性质及表现，与真性的肾绞痛无绝对的区别，尚伴随有下腹胀痛，尿急涩、反射性牵拉至阴部不适等。

（2）肾部 CT 检查或泌尿系彩超检查结果多为正常。

【鉴别诊断】

泌尿系结石引起的肾绞痛 疼痛一般呈刀割样，疼痛向侧腹及下腹部牵扯，常伴有尿涩痛及血尿，泌尿系彩超可见有结石及肾积水。筋性肾绞痛一般泌尿系彩超及双肾 CT 检查显示均正常。

【壮医摸结】

筋性肾绞痛筋结形成以腰背筋膜、竖脊肌、腹部肌筋及腰三横突点为主，以足太阳膀胱经、足阳明经筋和足少阴经筋形成的筋结为主。

常见筋结有腰背筋膜筋区筋结、竖脊肌筋结、腹缓筋区筋结、腰三横突点筋结。

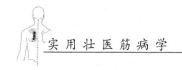

【壮医解结】

1. 经筋手法

用手法（点、揉、按、摩、分筋、理筋等复式手法综合应用）对形成的筋结肌筋进行广泛的松筋解结。

2. 经筋针法

对触及的筋结可采用火针疗法，以火针解结，疏通两路，促进气血调和。

3. 拔火罐

在针处施拔火罐治疗。隔日治疗 1 次，5 次为一个疗程。

【其他疗法】

（1）痛区周围行电针强刺激疗法。

（2）壮医药线点灸疗法。

第十六节　肋端综合征

【疾病概述】

肋端综合征指胸廓局部伤筋导致的局部疼痛，胸闷不适，呼吸困难等系列症状的一种病症。

【病因病机】

壮医认为，本病是由于胸部筋伤，复感风寒湿毒邪侵袭人体阻滞三道两路，使三气不得同步引起，尤其以气机不畅，导致足太阳经筋不通者多见。

【临床诊断】

（1）发病与工作劳累及气候变化关系密切。病情发作期间，患者多伴存情绪抑郁、失眠多梦等。

（2）隐蔽性的胸廓伤筋，可致患者自觉胸部发生不同程度症状表现，常见症状为胸闷不适、隐痛。

（3）胸部 DR 及 CT 检查可显示正常。

【鉴别诊断】

心绞痛多见于老年人，为当胸而痛，其多刺痛，动辄加重，痛引肩背，常伴心悸气短、汗出肢冷，病情危急，结合心电图可有心肌缺血等表现。

【壮医摸结】

肋端综合征筋结形成以胸肋部及腰背部肌筋为主，一般多在骨连接及肋骨边缘常见。

常见筋结有胸腹部筋区筋结、腰背部筋区筋结、软肋区筋结。

【壮医解结】

1. 经筋手法

用手法（点、揉、按、摩、分筋、理筋等复式手法综合应用）对形成的筋结肌筋进行广泛的松筋解结。

2. 经筋针法

对触及的筋结可采用火针点刺法，以火针解结，疏通两路，促进气血调和。

3. 拔火罐

在针处施拔火罐治疗。隔日治疗 1 次，5 次为一个疗程。

【其他疗法】

（1）痛区周围行电针疗法。

（2）壮医药线点灸疗法。

第十七节 筋性冷症

【疾病概述】

筋性冷症是患者自觉手足、下腹、腰部等处有寒冷感，伴见全身乏力的一种病症。

【病因病机】

壮医认为，本病是由于体质虚弱，复感风寒湿毒邪侵袭人体阻滞三道两路，使三气不得同步引起，尤其以冲脉不通、不能下温足胫者多见。

【临床诊断】

（1）手足发凉及寒冷感是冷症的主要症状。可伴有头晕头痛，全身乏力，手脚麻木等症状。

（2）四肢末梢发凉，冷天期多见紫色斑纹线，面色潮红，颈额较正常人多汗。

（3）全身检查多显示正常。

【鉴别诊断】

感冒是以受凉后出现发热、恶寒、鼻塞、流涕、全身疼痛为主症的一种病症。冷症一般为全身发冷，无发热症状。

【壮医摸结】

筋性冷症筋结形成以全身均有筋结为主，一般以颈部、腰背部、腹部缓筋区、腹股沟区的筋结常见。

常见筋结有颈部筋区筋结、腰背部筋区筋结、腹部缓筋区筋结、腹股沟筋结。

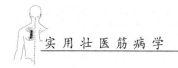

【壮医解结】

1. **经筋手法**

用手法（点、揉、按、摩、分筋、理筋等复式手法综合应用）对形成的筋结肌筋进行广泛的松筋解结。

2. **经筋针法**

对触及的筋结可采用火针点刺法，以火针解结，疏通两路，促进气血调和。

3. **拔火罐**

在针处施拔火罐治疗。隔日治疗 1 次，5 次为一个疗程。

【其他疗法】

（1）内服壮药疏通三道两路。

（2）壮医药线点灸疗法。

第七章　经筋保健

筋病的形成一般是由于肌筋劳损，复感风寒湿毒邪，筋结形成，横络盛加，阻塞三道两路，使三气不得同步引起，因此临床上筋病表现为筋缩、筋挛等特征。经筋病一方面可以通医生辨证施治，另一方面也可以通过自我锻炼和保健进行辅助治疗。道家有一种说法："筋长一寸，寿延十年。"所以通过正确的拉筋，可疏通经络，加强气血循环，从而改善各种急性、慢性疼痛，如各种肌筋劳损及骨头错位和筋缩导致的疼痛，达到延年益寿的目的。筋病的自我保健锻炼主要有拉筋疗法和拍打疗法两种。

第一节　拉筋疗法

一、常用的拉筋疗法

拉筋可以起到筋柔骨顺，疏通背部的督脉和膀胱经，并改善大腿内侧的肝脾肾三条经等作用，对筋部的保健有重大的意义。临床常用的拉筋方法如下：

1. 卧位拉筋法

（1）将两把安全稳妥、平坦的椅子摆放近墙边或门框处。

（2）坐在靠墙或门框的椅边上，臀部尽量移至椅边。

（3）躺下仰卧，右脚伸直倚在墙柱或门框上，左脚屈膝落地，脚底尽量触及地面，双手举起平放在椅上，做十分钟。其间左脚亦可作踏单车姿势摆动，有利于放松髋部的关节。

（4）移动椅子至另一面，再依上述方法，左脚、右脚转换，再做30分钟。

此法可直接或间接打通全身所有经络，包括足三阴三阳经、手三阴三阳经及任督二脉，用于防治各类痛症，如颈椎痛、腰背痛、腿痛、膝痛、脚痛、头痛等，也可减肥健身。

2. 立位拉筋法

（1）找到一个门框，双手上举扶两边门框，尽量展开双臂。

（2）一脚在前，站弓步；另一脚在后，腿尽量伸直。

（3）身体正好与门框平行，头直立，双目向前平视。

（4）以此姿势站立5～8分钟，再换一条腿站弓步，同样站立5～8分钟。

此法可拉通肩胛部、肩周围、背部、腿部及其相关部位的经络，主要用于治疗肩颈痛、肩周炎、背痛、小腿抽筋等。

3. 坐式拉筋法

（1）坐地，两腿向侧前方伸直，然后左腿弯曲，脚底贴向大腿根部。

（2）上身向前探，双手尽量去够右脚脚尖，保持此姿势5～10秒。

（3）随后，左腿向侧前方伸直，然后右腿弯曲，脚底贴向大腿根部；上身向前探，双手尽量去够左脚脚尖，保持此姿势5～10秒。

重复5～10遍，注意动作要缓慢、到位、有力。

此法可疏通肝、脾、胃三处的经络，拉伸腰背、腰骶、下肢肌筋，防治腰骶部及下肢疼痛。

4. 团身拉筋法

患者坐于地面，双腿屈膝，双臂抱住膝盖下方；身体自然卷成一团，脖颈尽量下探，够向膝盖，保持此姿势10～15秒。随后，保持团身的动作，身体后倒；下身尽量腾空，以头和肩背触地，双脚朝向天空。重复10～15遍，注意动作要缓慢、到位、有力。

此法可疏通手三阳经筋和足三阳经筋，拉伸颈肩背、腰背、腰骶、下肢肌筋，防治颈肩背、腰骶部及下肢疼痛。

5. 蹲式拉筋法

在地上蹲5～10分钟，姿势如同蹲厕所大便一样，故称"拉大便拉筋法"。两脚分开蹲下较容易，适合初学者。可慢慢增加难度，将双脚并拢，下蹲到底，双手抱腿、埋头，效果会更好，这便是道家所称的"婴儿抱"，胎儿在子宫里的姿势里就这样。

此法可拉伸脚跟、脚踝、小腿、膝盖、髋部、骶髂、尾椎、腰部、胸部、肩部、颈部，打通全身主要经络，促进气血循环和大肠、小肠蠕动，防治便秘、痔疮、肠胃炎、腰腿痛、各种关节炎等。

6. 卧位横位拉筋法

（1）躺在床上或地上，按住一条腿，将另一条腿水平向外拉开，拉到锻炼者可以忍受痛苦的极限，保持姿势3～10分钟。拉完一条腿再拉另一条腿。

（2）也可仰卧在床上，臀部和双腿贴墙，双脚朝上尽量分开，如"V"字形，拉3～15分钟。

此法可疏通连接肝、脾、胃的三条经络，拉伸腰骶部、臀部及下肢内侧肌群，防治腰骶部、臀部及下肢内侧疼痛。

7. 颈部拉筋法

面朝上平躺于按摩床上，将头伸到床沿外，双手也尽量向后伸展，让头部的重量牵引头部下垂5～10分钟。颈椎下方胸椎部分延伸至床外，可治疗肩背部病症。

此法可拉伸颈部、肩部、背部肌筋，主要用于治疗各种颈椎、肩背、胸椎的相关疾病，如颈椎强直、驼背、胸闷、头痛、头晕、心血管疾病、哮喘、肩周炎等。

8. 睡觉拉筋法

睡觉拉筋法就是睡硬板床或较硬的床垫，不用枕头，使颈椎及整个脊椎拉筋正骨。

睡觉时仰卧、平躺、侧躺皆可。因平时工作时头部长时间趋于前下方不动，导致颈椎疼痛不适，采用此法拉筋。此法是一种柔和的拉筋法。

此法可拉伸颈部、肩部、背部、腰部肌筋，使脊柱正骨，主要用于治疗各种颈椎、肩背、胸椎、腰椎等的相关疾病，如颈椎强直、驼背、胸闷、腰痛等。

二、拉筋的时间、强度及注意事项

1. 拉筋的时间和强度

拉筋的时间和强度没有绝对的标准，因为人的体质、年龄、病况不同。时间和强度是相对而言的，拉筋一定要拉到有痛、麻、胀的感觉，这些感觉越强，则疗效越好，否则拉筋无效或低效。

大量临床实践证明，拉筋时间超过 20 分钟疗效更好。部分人刚躺上拉筋凳就已经疼痛难忍，这一类人须坚持循序渐进，慢慢加时和加压。一般拉筋后身体会出现麻、酸、痛、打嗝、放屁、通便、流汗等现象，这都是"气冲筋结"的好现象。

2. 拉筋的注意事项

（1）拉筋时应避免风寒，在室内要避免直接面对着电扇或空调。拉筋时人体放松，毛孔洞开，所以切忌露膝、露腰。拉筋时出汗是好事，不必刻意降温排汗。

（2）卧位拉筋脚着地困难的人，膝腿可稍向外撇，以减轻痛苦，但着地后应尽力向上举之腿内并，直到两腿完全并拢，不能向外形成外"八"字。

（3）如在拉筋时发现手脚发麻、冰凉、脸色变青、出冷汗，拍打肘关节和内关等处，症状很快就会缓解。

第二节　拍筋疗法

拉筋有疏通经络，加强气血循环，纠正骨错位和筋缩等作用。拉伸的同时配合拍打疗法，对拉筋困难或不便的人，随时拍打关节、双手、双脚可缓解拉筋引起的疼痛，同时对疾病的防治起到事半功倍的作用。长期坚持拍打，就能起到大病改善、小病缓解、无病养生的功效。

一、操作方法

1. 拍打手法

（1）用实心掌展拍，手掌每次拍打皮肤时可加上从手掌向体内注入清气的意念，手掌离开皮肤时，可加上手掌抓出浊气的意念和动作。

（2）大面积拍打时整个手掌、手指部分全部用上，比如拍打膝盖正面。如被拍打部位面积不大，如拍打膝盖反面的腘窝，可以手指部分为主拍，拍时腕关节可灵活抖动。

（3）拍打力度越大越好，只要能忍受，越痛越好。开始拍时稍痛，随后痛感会降低。

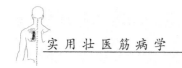

2. 拍打顺序

拍打顺序一般为从上往下拍打。

（1）先拍头顶，其次拍头两侧，再拍头后部，后拍颈部。

（2）拍双肩，可左手拍右肩，右手拍左肩，肩的前部、外部、上部、后部都要拍到。

（3）拍两侧胳肢窝及两胁内侧。

（4）拍双肘关节内侧，其范围应包括内侧全部经络，从内侧下沿心经到外侧边缘的肺经、大肠经以及正中间的心包经。

（5）拍打双膝，双手先拍双膝正面，可用整个手掌包住膝盖拍，其次拍膝内侧、外侧及膝后的腘窝。

（6）此程序完成后，可根据本人病情随意拍打全身任何部位，哪里有筋结就拍哪里，浑身无处不是穴。比如，各类痛症可拍打筋结处；痒症患者除拍打患处，还可拍血海、风市、曲池等穴位；减肥者可拍打腰腹等肥胖部位，如果配合拉筋疗效更佳。

3. 拍打时间和频率

（1）一天的任何时候都可以拍打。

（2）身体健康者，单纯保健，每次可拍打头、肩、腋下、肘、膝等处1～5分钟，每天1～2次，多次不限。

（3）自感不适或有明显筋结者，除拍打保健部位外，可重点拍打筋结处30分钟以上。如膝盖痛、肩周炎、颈椎病、头痛、失眠患者，可重点拍双膝、双肘，拍打次数不限，但每天至少拍1～2次。

（4）拍打时间和频率如同拉筋，没有绝对的标准，因人而异。无论是否有病、出痧与否，都可每天拍打。一次拍打不能完成也可分几次拍打。如果患者出现严重疲劳反应，可休息几天后接着拍。

二、临床常见病的拍打疗法

1. 拍打整个头部

拍打头部。主要对头疼、头晕、头部发麻、小脑萎缩、记忆力减退、脑血栓后遗症有显著作用。

拍打百会穴主要针对高血压、失眠，同时对颈椎有辅助治疗的作用，根据每个人的病情不同，感受也有所不同，表现症状有头胀、头闷、深度有痛点等，气血畅通后不适感会自然消失。

2. 拍打整个面部

拍打面部可舒展皱纹、祛斑、活肤、增强皮质弹性，起到美容的作用。拍打眼部主要是缓解疲劳，辅助治疗近视眼。

3. 拍打囟门及前额

拍打囟门可治疗感冒发烧、过敏性鼻炎、鼻塞以及因感冒引起的头疼等症状，轻者几十下，重者上百下就可畅通。拍打前额时有针刺的感觉，等拍到有温热感时，不适现象即可消失。

4. 揉按颈部，轻击颈椎

颈部的经络、动脉、静脉都很丰富，揉按此处能促进头部的血液循环，对落枕、扭伤、淋巴上火、嗓子痛等症状有较好的效果。轻轻拍打颈椎可缓解颈椎增生、钙化，以及供血不足引起的头痛、恶心和脖颈僵直等症状。经常用双手揉颈部是最好的护理方法，可使大脑气血充足畅通，延缓衰老。

5. 拍打中府穴

拍打中府穴对气管炎、肺气肿、支气管哮喘等有明显效果，每天坚持自己拍打 20 分钟。拍打中府穴时会出现胸闷、肺部痛、气胀、难受的感觉，坚持拍打，不适感会逐渐消失。

6. 拍打胳膊

拍打胳膊主要可以缓解肩臂酸、麻、胀痛、筋膜结节、无力和颈椎引起的血液不畅通等症状，对因类风湿引起的手腕、手指肿痛都有很好的辅助作用。拍打过后会感觉很累、无力，有肿痛或出痧的现象。

7. 拍打双肋

拍打肝胆区域和脾脏、胰脏，可达到举一反三的效果。双手用掌或拳拍打腋下两肋，左手是脾、胰，右手是肝胆，中间是胃，对脂肪肝、肝硬化、肝囊肿、肝气滞、胆囊炎、小型胆结石、息肉、糖尿病、脾虚、脾胃不和等病都有很好的疗效。

8. 拍打胃部

拍打胃部是针对胃不适的人群，如胃疼、胃酸、胃胀、胃黏膜脱落、胃痉挛、胃炎、胃溃疡等疾病。先进行揉按，再轻轻拍打，开始时有些患者不能触摸，胃部很僵硬，慢慢缓解后再进行拍打。有胃病的人要配合拍打腹部，拍打后肠胃会感觉很舒服。

9. 拍打腹部

拍打腹部首先是有减肥作用，可促进大肠、小肠蠕动，防治便秘、肠结及不孕不育症和小型子宫肌瘤等疾病，一般拍打到整个腹腔疼痛消失、有温热感即可。

10. 拍打腹股沟

腹股沟有贯通上肢下肢、主要动脉、主要静脉和淋巴主干道的作用，所以经常拍打此处可以促进腹部和下肢的血液循环，尤其是对治愈股骨头坏死有至关重要的作用。

11. 拍打环跳穴

刺激环跳穴主要是促进血液循环，辅助调理腰痛及因气血不畅引起的腿部酸痛、

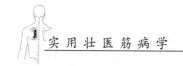

胀麻、寒凉等不适症状，同时对于治疗股骨头坏死有效。

12. 拍打肾区

拍打肾区主要是针对有肾病的人群，如肾炎、肾囊肿、肾盂肾炎、尿频、肾衰竭、肾功能减退、腰酸、腰痛、身体无力、失眠、耳聋等患者。初拍肾区时会出现酸、麻、闷、痛的感觉，总之因人而异，各有不同的感受，从轻到重，循序渐进，直至疼痛消失。

13. 拍打膝关节

拍打膝关节主要是对关节炎、膝盖痛、关节凉、抽筋、静脉曲张、骨刺、因气血不畅引起的腿部烦乱、无法入睡有很好的疗效，拍打后少数人会出现黑痧。

14. 拍打大椎穴

拍打大椎穴对咳嗽、嗓子痛、小儿惊风、颈椎病、感冒有很好的疗效。

15. 拍打肩部

拍打肩部主要可治疗肩周炎、肩肌钙化、肩酸痛、肩部抬举困难、受凉、落枕等。拍打肩周时间要长一些，由痛到不痛，由温热到肩胛骨、前肩都热透为止。

16. 拍打后背

拍打后背主要可治疗背部僵硬、沉重、强直，对长期劳作、受凉及背部气血不畅通引起的疾病有很好的效果。

17. 拍打脊柱

脊柱是支撑整个身体的重要部分，保护脊柱很重要，五脏六腑、四肢百骸都和脊柱相关。拍打脊柱对改善脊柱强直、脊柱弯曲、脊柱增生、脊柱脱臼、脊柱钙化以及增强脊髓生长效果较好。

18. 拍手

拍手能促进手部微循环，对于手指麻木、手指关节痛、手掌内脱皮等有很好的疗效。同时可调理内脏，舒缓内脏压力。

19. 跺脚

借用地面对脚底板的冲击震动整条腿部，使寒冷、麻木、抽筋、走路困难等腿部症状改善能促进下肢及内脏气血循环。

三、拍打疗法的注意事项

1. 不管拍哪里，在刚开始拍的几分钟，都会出现红色、青瘀、紫红色斑点和包块等，请继续拍至少 30 分钟，把拍出的瘀块再拍散（也就是让瘀块由紫色变回红色）才可停止。一般 2～4 天内就可以恢复。如果拍几分钟出现瘀块后就停止，恢复的时间则稍长一点，一般为 5～8 天。

2. 患者应尽量自己拍打，因为手上全是穴位，心经和心包经都在手上。一拍打就可形成一个循环的经络，气血行走更畅通。看电视时是最好的拍打时间。

参考文献

[1] 佚名. 黄帝内经 [M]. 北京：人民卫生出版社，2013.

[2] 黄瑾明，黄汉儒，黄鼎坚，等. 壮医药线点灸疗法 [M]. 南宁：广西人民出版社，1986.

[3] 黄瑾明，黄汉儒. 壮医药线点灸临床治验录 [M]. 南宁：广西人民出版社，1990.

[4] 黄瑾明，林辰. 壮医药线点灸学 [M]. 南宁：广西民族出版社，2006.

[5] 黄贤忠. 壮医针挑疗法 [M]. 南宁：广西人民出版社，1986.

[6] 黄贤忠. 壮医针挑疗法 [M]. 南宁：广西科学技术出版社，2000.

[7] 覃保霖. 陶针疗法 [M]. 南宁：广西人民出版社，1959.

[8] 孙国杰. 针灸学 [M]. 上海：上海科学技术出版社，1997.

[9] 黄汉儒，黄景贤，殷昭红，等. 壮族医学史 [M]. 南宁：广西科学技术出版社，1998.

[10] 黄汉儒. 中国壮医学 [M]. 南宁：广西民族出版社，2001.

[11] 广西百科全书编纂委员会. 广西百科全书 [M]. 北京：中国大百科全书出版社，1994.

[12] 李秋洪，蓝日基. 广西通志 [M]. 南宁：广西人民出版社，1531.

[13] 《南宁古籍文献丛书》编纂委员会. 南宁府志 [M]. 南宁：广西人民出版社，1531.

[14] 《南宁古籍文献丛书》编纂委员会. 马山县志 [M]. 南宁：广西人民出版社，1997.

[15] 《南宁古籍文献丛书》编纂委员会. 武鸣县志 [M]. 南宁：广西人民出版社，1998.

[16] 《南宁古籍文献丛书》编纂委员会. 德保县志 [M]. 南宁：广西人民出版社，1998.

[17] 张声震. 壮族通史 [M]. 南宁：广西民族出版社，1997.

[18] 黄汉儒. 发掘整理中的壮医 [M]. 南宁：广西民族出版社，1994.

[19] 钟以林. 广西贵县出土银针考 [M]. 呼和浩特：内蒙古人民出版社，1988.

[20] 广西区博物馆. 广西贵县罗泊湾汉墓 [M]. 北京：文物出版社，1988.

[21] 吴以林. 九针从南方来的实物例证 [J]. 广西中医药，1987 (3)：22-23.

[22] 叶浓新. 马头古墓出土铜针为医具试论证 [J]. 广西民族研究，1986.41-42.

[23] [唐] 王涛. 外治秘要 [M]. 北京：人民卫生出版社，1955.

[24] 牙廷艺. 壮医针挑疗法 [M]. 南宁：广西人民出版社，2009.

［25］杨文进．壮医放血疗法的作用探讨［J］．中国民族医药杂志，1998，4（3）：33.

［26］吕琳．壮医药线点灸疗法技术操作规范与应用研究［M］．南宁：广西科学技术出版社，2007.

［27］曾振东，吕琳．壮医药物竹罐疗法技术规范与应用研究［M］．南宁：广西科学技术出版社，2007.

［28］吕琳，陈永红．壮医刺血疗法技术操作规范与应用研究［M］．南宁：广西科学技术出版社，2007.

［29］黄汉儒，王柏灿，黄冬玲，等．中国壮医学［M］．南宁：广西民族出版社，2000.

［30］庞声航，王柏灿，莫滚．中国壮医内科学［M］．南宁：广西科学技术出版社，2004.

［31］潘其旭，覃乃昌．壮族百科辞典［M］．南宁：广西民族出版社，1993.

［32］石学敏．针灸学［M］．北京：中国中医药出版社，2006.

［33］朱汉章．小针刀疗法［M］．北京：中国中医药出版社，2007.

附录

一、经筋疗法科研课题成果汇总

经筋疗法科研课题成果表（2007～2015年）

科研类别	序号	课题负责人	名称（编号）	日期	级别	资金资助（万元）
经筋疗法相关课题（2007～2015年）	1	韦英才	壮医理筋术防治腰椎间盘突出症临床研究（桂科攻0719006-3-7）	2007年1月至2009年12月	自治区科学技术厅	3
	2	韦英才	壮医筋经疗法治疗肌筋膜炎的技术	2010年7月至2012年7月	国家中医药管理局	30
	3	韦英才	壮医筋经疗法治疗腰椎间盘突出症规范化研究（2007BAI48B07-2）	2008年1月至2010年12月	国家中医药管理局	19
	4	韦英才	壮医筋经疗法治疗腰椎间盘突出症的诊断标准和疗效评价体系研究（重2010116）	2011年10月至2013年12月	厅级	3
	5	韦英才	国家"十一·五"重点专科建设项目《壮医推拿科》(20J1X1L318K312)	2007年1月至2010年12月	国家中医药管理局	30
	6	韦英才	广西中医药治疗艾滋病试点项目	2005年1月至2008年12月	国家中医药管理局	20
	7	韦英才	壮医筋经疗法治疗腰椎间盘突出症的关键技术及应用研究（2012BAI27B04）	2012年1月至2014年12月	国家科技支撑计划课题	19
	8	王柏灿	广西自然科学基金课题"壮医用穴经验的发掘整理研究"	2007年5月至2010年5月	自治区科学技术厅	19
	9	梁树勇	壮医火针疗法治疗骨性关节炎的技术（2010MZJSGX03）	2010年7月至2012年7月	国家中医药管理局	30
	10	梁树勇	壮医经筋疗法治疗腰背肌筋膜炎的规范化研究（重2011025）	2011年7月至2014年7月	厅级	3
	11	梁树勇	核嘎尹（腰椎间盘突出症）壮医诊疗方案	2015年7月至2015年11月	市厅级	3.3

续表

科研类别	序号	课题负责人	名称（编号）	日期	级别	资金资助（万元）
经筋疗法相关课题（2007～2015 年）	12	梁子茂	壮医经筋手法配合火针治疗腰椎间盘突出症临床研究（YCSZ2012092）	2012 年 11 月至 2014 年 5 月	广西壮族自治区研究生教育创新计划项目	1.5
	13	王凤德	壮医经筋疗法结合康复训练治疗中风后痉挛性瘫痪的临床研究（GZLC16－43）	2015 年 11 月	自治区中医药管理局	6
	14	吴飞	小针刀经筋解结治疗腰椎间盘突出症关键技术研究	2013 年 6 月至 2016 年 6 月	市厅级	4
	15	吴飞	诺很手（腰背肌筋膜炎）壮医诊疗方案	2015 年 7 月至 2015 年 11 月	市厅级	3.3

二、经筋疗法相关论文汇总

经筋疗法相关论文汇总表

序号	作者（前 2 位）	论文题目	发表杂志	出版年份、卷号（期号）：起止页码
1	韦英才、梁树勇	壮医经筋疗法治疗椎动脉型颈椎病 108 例临床观察	中国中医药信息杂志	2008, 15（10）：68 - 69
2	韦英才	火针疗法治疗腰背肌筋膜炎 50 例疗效观察	新中医	2005, 37（5）：69
3	韦英才	从经筋论治髌骨软化症	四川中医	2006, 24（11）：78
4	韦英才	壮医经筋疗法研究进展	全国民族医药专科专病学术研讨会论文选篇	2001（12）：100 - 102
5	韦英才	经筋疗法治疗腰椎骨质增生症临床研究	四川中医	2001（9）：69 - 70
6	韦英才	经筋疗法治疗偏头痛 34 例	陕西中医	2002（10）：931 - 932
7	韦英才	壮医经筋手法的理论探讨及临床应用	第十二次全国推拿学术年会暨推拿手法调治亚健康临床应用及研究进展学习班论文集	2011（12）：50 - 51
8	王柏灿、韦英才	壮医经筋疗法加药罐治疗梨状肌综合征疗效观察	中国中医药信息杂志	2008, 15（8）：74 - 75
9	韦英才、梁树勇	经筋疗法治疗第三腰椎横突综合征 56 例疗效观察	广西中医药	2002（5）：30 - 31
10	韦英才	经筋疗法治疗肱骨外上髁炎 84 例	辽宁中医杂志	2002（10）：610
11	韦英才	经筋针刺法结合壮药外敷治疗神经根型颈椎病 128 例临床分析	甘肃中医	2001（3）：77 - 78
12	韦英才	少阳经枢转方法调治神经衰弱 56 例	广西中医药大学学报	1996（1）：24
13	韦英才	试论时间医学在中药内服法上的具体应用	黑龙江中医药	1992（2）：50
14	韦英才、朱红梅	从经筋论治坐骨神经痛	甘肃中医	1993（6）：6 - 7
15	韦英才	经筋针法治疗痹症的临床研究	2005 全国首届壮医药学术会议暨全国民族医药经验交流会论文汇编	2005 年 10 月 1 日

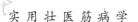

续表

序号	作者（前2位）	论文题目	发表杂志	出版年份，卷号（期号）：起止页码
16	韦英才	壮医经筋疗法治疗痹证的临床研究	世界中医骨科杂志	2006, 8 (1): 198
17	韦英才	浅释经筋的异同及其临床意义	广州中医药大学学报	2007, 24 (3): 247
18	韦英才	"燔针劫刺"配合经筋手法治疗膝关节滑膜炎58例	四川中医	2008, 6 (26): 111
19	韦英才	骆越养生文化与"治未病"理念形成的探讨	中国民族医药杂志	2008, 4 (14): 3
20	韦英才	火针配合拔火罐治疗肩周炎疗效观察	中国民族医药杂志	2008, 14 (09): 16-17
21	韦英才	腰背肌筋膜炎的中医外治概况	辽宁中医药大学学报	2008, 10 (10): 179-181
22	韦英才、梁树勇	从经筋论治治疗腰椎间盘突出症	世界中医骨科杂志	2008, 8 (10): 64
23	韦英才、梁树勇	经筋疗法治疗腰椎间盘突出症疗效观察	中国中医药信息杂志	2009, 16 (9): 58-59
24	韦英才、梁子茂	壮医经筋治疗肌筋膜炎疗效观察	辽宁中医药大学学报	2013, 15 (12): 21-22
25	韦英才	壮医经筋手法理论探讨及临床应用	辽宁中医药大学学报	2012, 14 (6): 16-17
26	梁树勇	火针治疗腱鞘囊肿28例	中国民间疗法	1999 (8): 11
27	梁树勇、韦英才	手法配合针刺拔火罐治疗偏头痛48例	广西中医药	2000 (2): 5-10
28	梁树勇	经筋挑刺治疗腰背肌筋膜炎疗效观察	中国针灸	2008, 8 (28): 621-622
29	梁树勇	经筋疗法治疗肩周炎性面瘫50例临床观察	四川中医	2008, 3 (26): 118-119
30	梁树勇、韦英才	经筋疗法治疗神经根型颈椎病128例临床观察	世界中医骨科杂志	2006, 8 (1): 169
31	梁树勇	综合治疗腰椎突出症78例	湖南中医杂志	2008, 2 (24): 55-56
32	梁树勇、韦英才	经筋疗法治疗膝关节骨性关节炎80例疗效观察	云南中医药杂志	2008, 3 (29): 9-10
33	梁树勇、韦英才	壮医目诊断腰椎间盘突出症142例临床观察	中国民间疗法	2008, 3 (16): 40
34	梁树勇	推拿手法为主治疗腰椎间盘突出症临床进展（综述）	甘肃中医	2008, 8 (21): 53-56

续表

序号	作者（前 2 位）	论文题目	发表杂志	出版年份、卷号（期号）：起止页码
35	梁树勇，韦英才	经筋论治疗神经根型颈椎病疗效观察	辽宁中医药大学学报	2008, 10 (10): 117 – 118
36	梁树勇，韦英才	经筋手法治疗腰椎间盘突出症临床观察	四川中医	2010, 8 (10): 122 – 123
37	梁树勇，梁子茂	推拿手法治疗肌筋膜炎临床进展	按摩与康复医学	2013, 4 (12): 15 – 17
38	梁树勇，梁子茂	壮医经筋经疗法治疗腰背肌筋膜炎浅析	陕西中医	2012, 33 (8): 1101 – 封 3
39	梁树勇，潘育君	壮医火针疗法治疗膝关节股性关节炎 1500 例疗效观察	云南中医药杂志	2013, 34 (10): 81 – 83
40	梁树勇，梁子茂	壮医经筋疗法治疗腰背肌筋膜炎临床疗效观察	浙江中医药大学学报	2014, 38 (10): 1183 – 1185
41	梁树勇，韦英才	腰椎间盘突出症疗效与解剖定位的相关研究	按摩与康复医学杂志	2015 (6): 23 – 25
42	雷龙鸣，韦英才	试论经筋理论对推拿治疗腰椎间盘突出症的指导意义	中华中医药杂志	2010 (9): 1384 – 1386
43	雷龙鸣	壮医经筋手法治疗腰椎间盘突出症 50 例	陕西中医	2008, 29 (4): 434 – 436
44	雷龙鸣，邱石源	壮医理筋消灶术治疗偏头痛 1360 例的临床疗效分析	中国民间医药	2013, 22 (15): 1
45	雷龙鸣，庞军	壮医手法理筋结合针刺消灶治疗偏头痛 75 例	中国民族民间医药	2014, (14): 3 – 4
46	雷龙鸣	壮医经筋疗法治疗偏头痛基本操作规程	中国中医药现代远程教育	2015, 13 (14): 21 – 22
47	吴飞，陈海艳	壮医经筋疗法治疗肩周炎 50 例	中国针灸	2014, 34 (8): 805 – 806
48	吴飞，韦英才	壮医经筋疗法治疗冈上肌肌腱炎疗效观察	中国民族民间医药	2013, 22 (1): 6 – 7
49	吴飞，陈海艳	壮医经筋疗法治疗肩周炎临床研究	辽宁中医药大学学报	2014, 16 (9): 159 – 161
50	王凤德，韦英才	壮医经筋疗法治疗腰椎间盘突出症临床观察	四川中医	已录用，待发表
51	王凤德，韦英才	经筋手法加针灸治疗梨状肌综合症 37 例	广西中医药	2000, 1 (2): 6 – 7

续表

序号	作者（前 2 位）	论文题目	发表杂志	出版年份，卷号（期号）：起止页码
52	王凤德，韦英才	三联疗法治疗肩周炎 25 例	湖南中医杂志	2000，3 (16)：40－41
53	王凤德	壮医经筋疗法治疗周围性面瘫临床观察	山西中医	2013，10 (29)：34－35
54	韦英才，梁子茂	从壮医经筋学论治慢性疲劳综合征	按摩与康复医学	2013，4 (4)：28－29
55	梁子茂，韦英才	壮医经筋疗法诊治坐骨神经盆腔出口综合征 46 例	针灸临床杂志	2013，29 (12)：4－5
56	梁树勇，梁子茂	壮医经筋疗法治疗腰背肌筋膜炎临床疗效观察	浙江中医药大学学报	2014，38 (10)：1183－1185
57	韦英才，梁子茂	壮医经筋疗法治疗肌筋膜炎疗效临床观察	辽宁中医药大学学报	2013，8 (12)：21－22
58	梁树勇，梁子茂	手法治疗肌筋膜炎的临床进展	按摩与康复医学	2013，6 (12)：112－115
59	梁子茂，韦英才	壮医经筋手法配合火针治疗腰椎间盘突出症 30 例临床观察	上海针灸杂志	2014，8 (10)：926－928
60	韦英才，梁子茂	壮医经筋疗法治疗腰椎间盘突出症 100 例临床观察	按摩与康复医学	2014，5 (4)：21－22
61	梁子茂	壮医三经筋分型论治腰椎间盘突出症的临床研究	中医药导报	2015，21 (15)：19－22
62	潘文斌，王丽荣	经筋疗法治疗腰椎间盘突出症 50 例疗效观察	中国民族民间医药	2010，7 (19)：186－191

三、附图

(一)经筋疗法示范

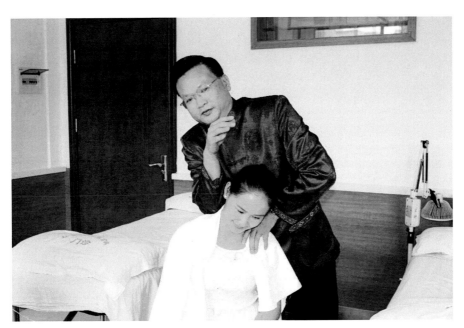

经筋手法

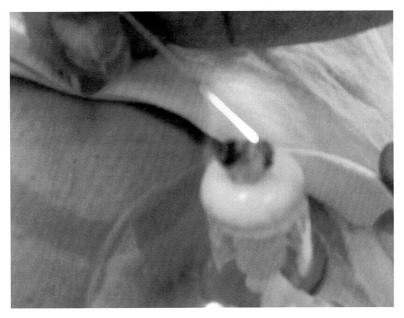

经筋针法

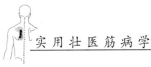

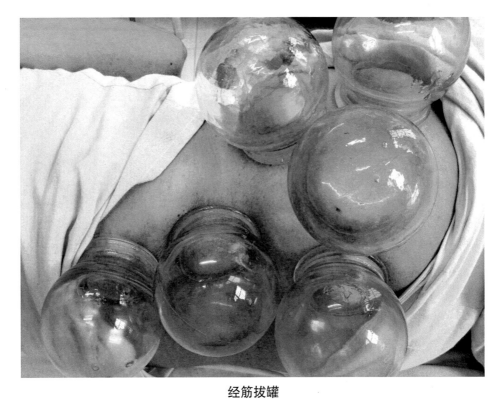

经筋拔罐

（二）拉筋疗法示范

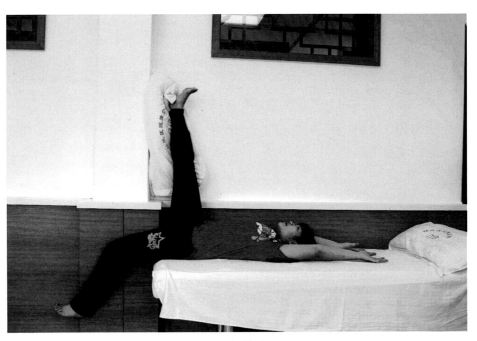

卧位拉筋法

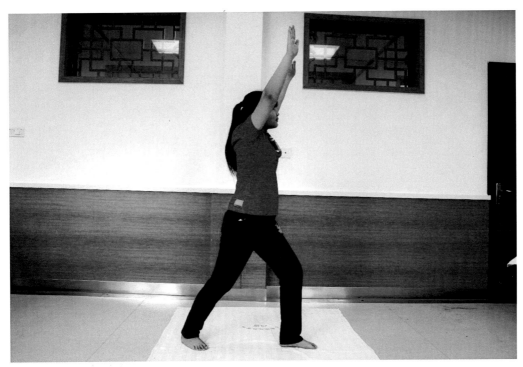

立位拉筋法

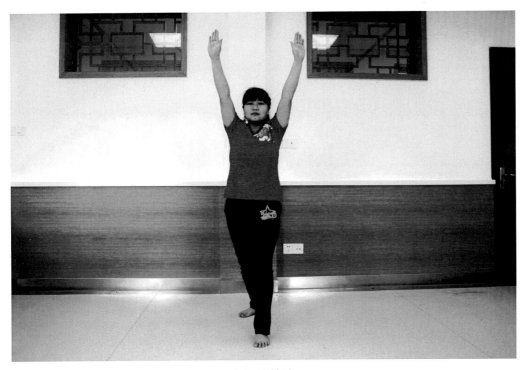

立位拉筋法

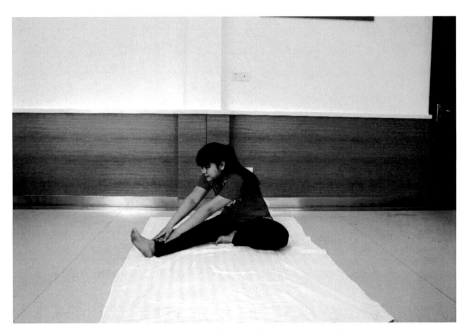

坐式拉筋法

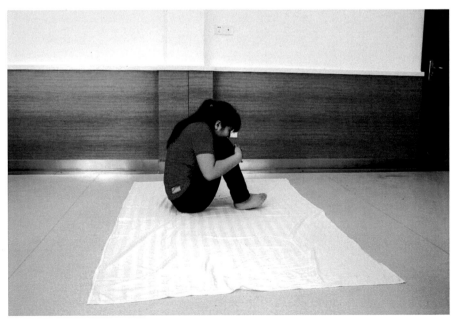

困身拉筋法

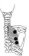

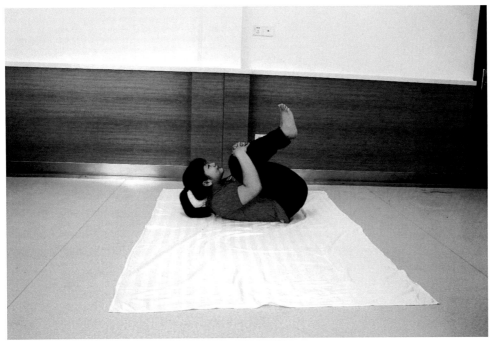

困身拉筋法

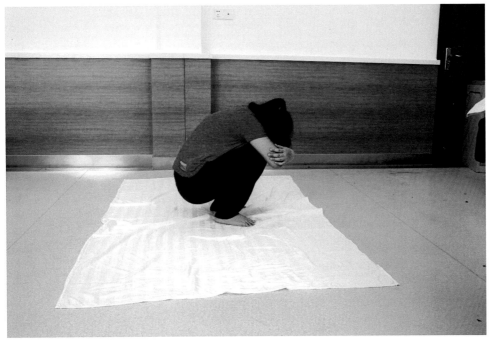

蹲式拉筋法

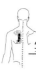

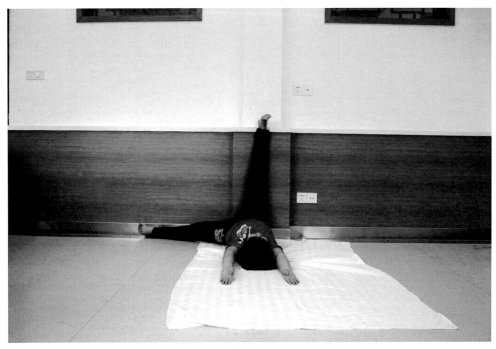

卧位横位拉筋法

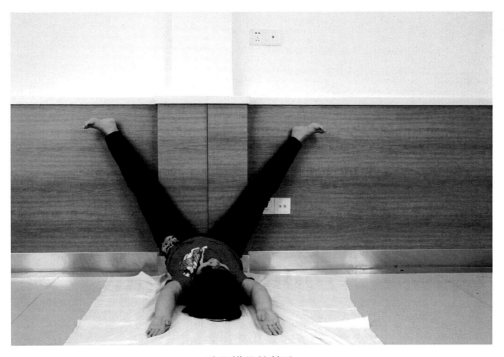

卧位横位拉筋法

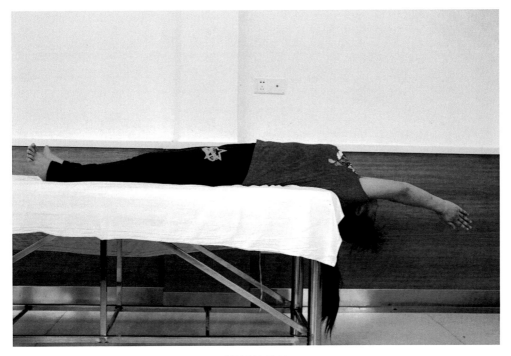

颈部拉筋法

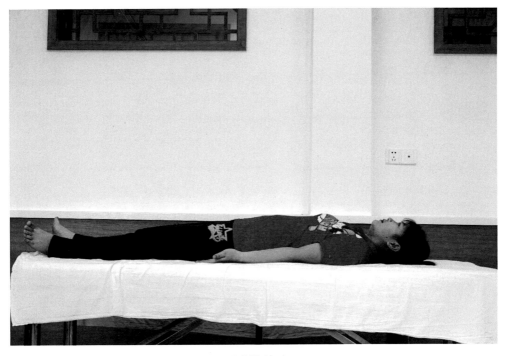

睡觉拉筋法

（三）教学示范与学术交流

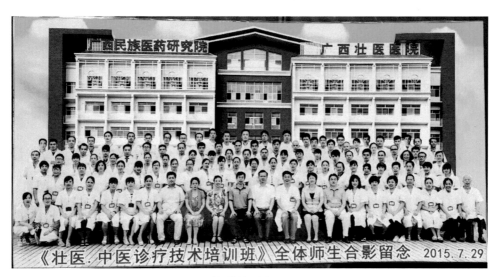

教学培训合影

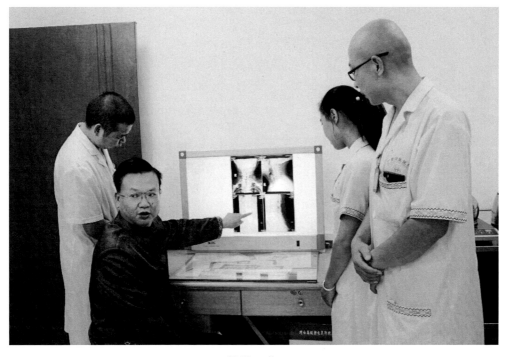

教学示范

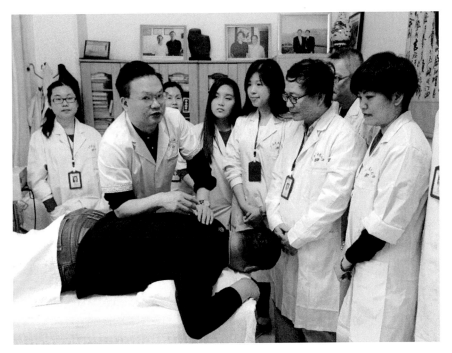

教学示范

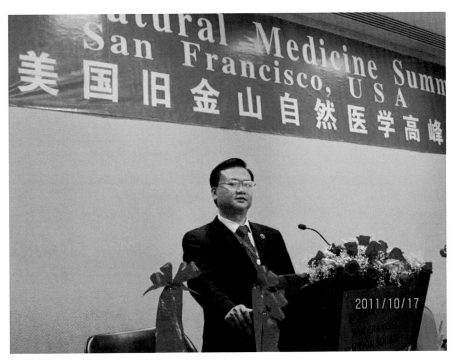

韦英才院长到美国旧金山参加学术交流活动

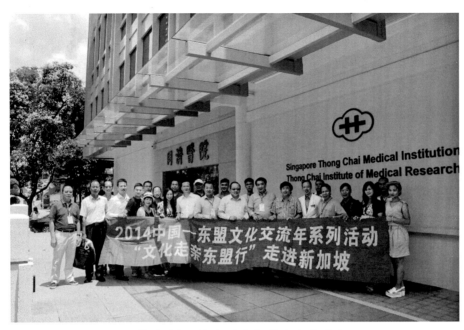

韦英才院长到新加坡参加学术交流活动

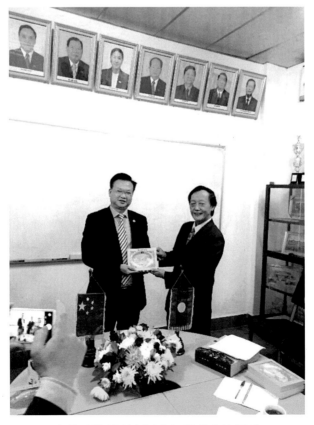

韦英才院长到老挝参加学术交流活动

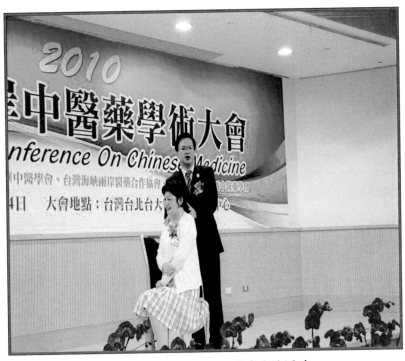

韦英才院长到台湾参加学术交流活动

（四）获奖情况及证书

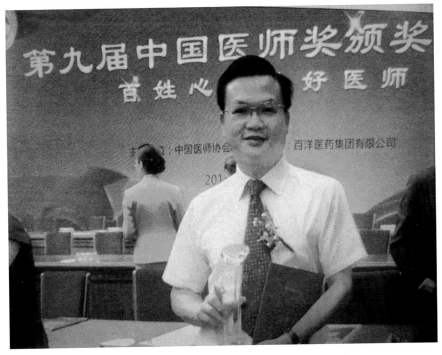

韦英才院长获"第九界中国医师奖"

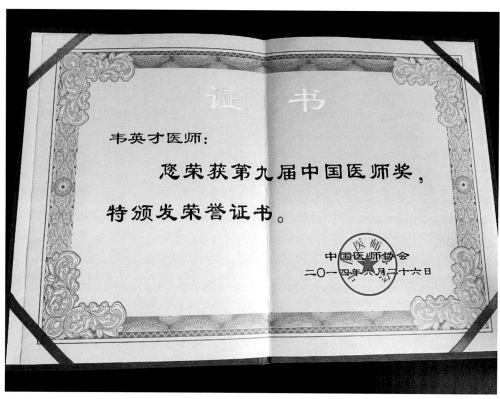

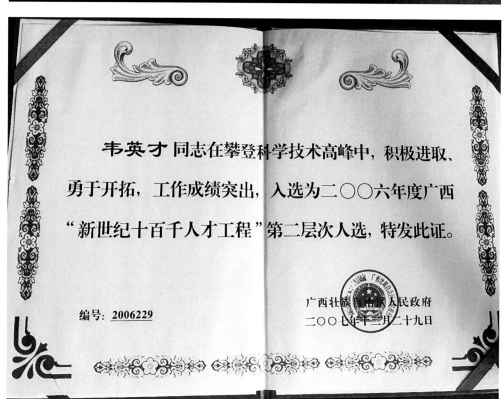

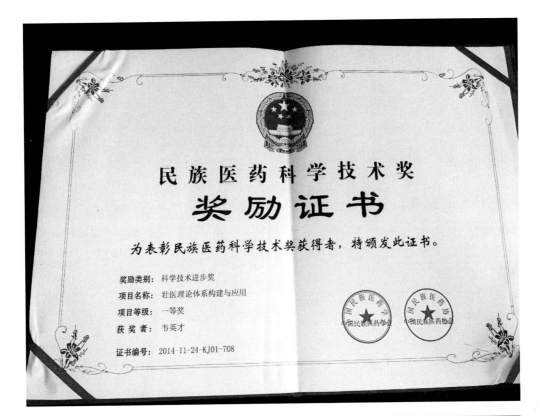

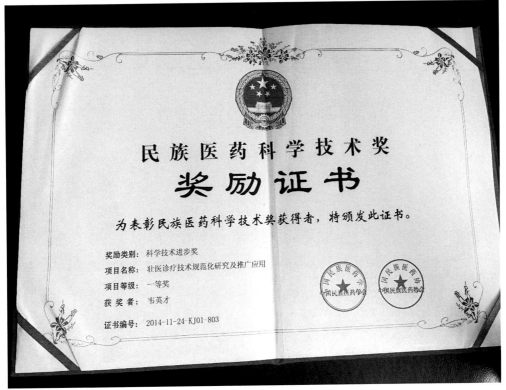

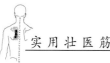

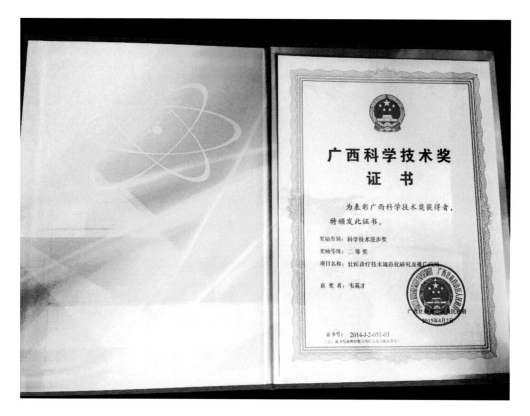

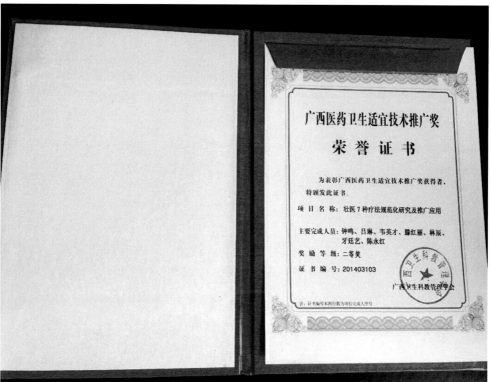

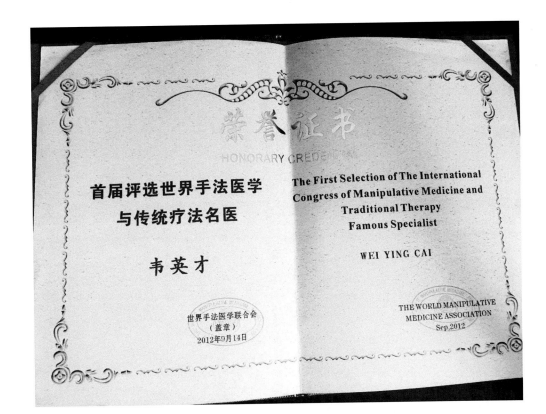

荣誉证书

HONORARY CREDENTIAL

首届评选世界手法医学
与传统疗法名医

韦英才

世界手法医学联合会
（盖章）
2012年9月14日

The First Selection of The International
Congress of Manipulative Medicine and
Traditional Therapy
Famous Specialist

WEI YING CAI

THE WORLD MANIPULATIVE
MEDICINE ASSOCIATION
Sep,2012

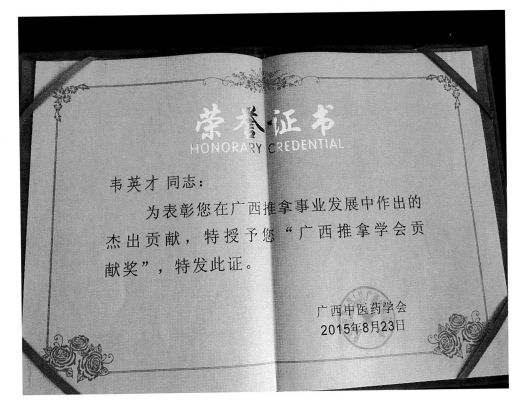

荣誉证书

HONORARY CREDENTIAL

韦英才 同志：

　　为表彰您在广西推拿事业发展中作出的
杰出贡献，特授予您"广西推拿学会贡
献奖"，特发此证。

广西中医药学会
2015年8月23日

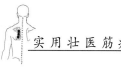
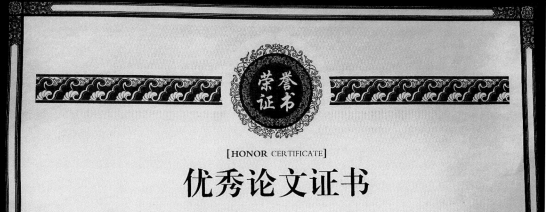

[HONOR CERTIFICATE]

优秀论文证书

　　韦英才的论文《浅释经筋与经脉的异同及其临床意义》被评为
2016年全国壮医药大会优秀论文。

　　特发此证。

广西民族医药协会

中国民族医药学会壮医药分会

2016年8月11日

证书号 第1592325号

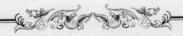

外观设计专利证书

外观设计名称：十二经筋图谱

设　计　人：韦英才

专　利　号：ZL 2010 3 0701325.5

专利申请日：2010 年 12 月 29 日

专利权人：广西壮族自治区民族医药研究院

授权公告日：2011 年 06 月 22 日

　　本外观设计经过本局依照中华人民共和国专利法进行初步审查，决定授予专利权，颁发本证书并在专利登记簿上予以登记。专利权自授权公告之日起生效。

　　本专利的专利权期限为十年，自申请日起算。专利权人应当依照专利法及其实施细则规定缴纳年费。本专利的年费应当在每年 12 月 29 日前缴纳。未按照规定缴纳年费的，专利权自应当缴纳年费期满之日起终止。

　　专利证书记载专利权登记时的法律状况。专利权的转移、质押、无效、终止、恢复和专利权人的姓名或名称、国籍、地址变更等事项记载在专利登记簿上。

局长　田力普

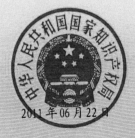

2011 年 06 月 22 日

第 1 页　（共 1 页）

309

(五)社会团体任职情况

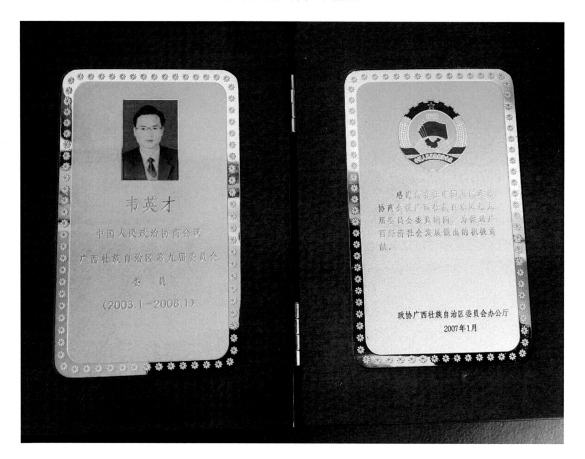

证　书

韦英才 同志：

　　鉴于您在壮医药研究治疗领域取得的成绩，经壮医药分会理事会民主选举，您当选为壮医药分会会长，任期肆年。

　　特发此证。

中国民族医药学会

2015 年 10 月 31 日

证　书

韦英才 同志：

　　鉴于您在推拿专业研究治疗方面取得的成绩，经推拿分会理事会民主选举，您当选为推拿分会执行会长，任期肆年。

　　特发此证。

中国民族医药学会

2015 年 11 月 28 日

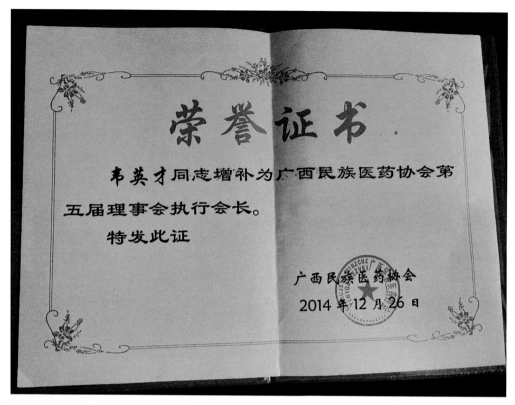

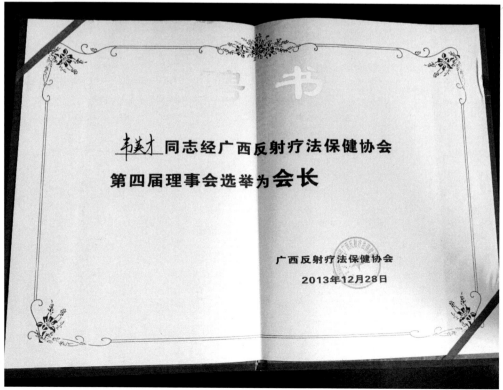